世界卫生组织西太平洋地区事务处颁布

Bureau Régional du Pacifique Occidental de l'OMS

世界卫生组织标准针灸经穴定位

（西太平洋地区）

STANDARD DE L'OMS DES LOCALISATIONS DES POINTS D'ACUPUNCTURE

(Région du Pacifique Occidental)

（汉法对照）

审订 黄龙祥

Supervision HUANG Longxiang

译者 胡卫国 胡骁维

Traduction HU Weiguo HU Xiaowei

审校 郑 群

Révision ZHENG Qun

人民卫生出版社

Édition Médicale du Peuple

Ce livre est publié par la Maison d'Édition Médicale du Peuple (PMPH) en collaboration avec l'Académie Internationale de la Culture de la Médecine Traditionnelle et du Management de la Santé (ITCHM, Suisse).

Avertissement

Cet ouvrage a des objectifs éducatifs et de référence uniquement. Du fait de la possibilité d'erreur humaine ou de modifications dans la science médicale, ni l'auteur, ni le rédacteur, ni l'éditeur, ni toute autre personne impliquée de près ou de loin dans la préparation ou la publication de cet ouvrage, ne peuvent garantir que le travail d'information contenue cidessus est en tous points précis ou complet.

Les thérapies médicales et les techniques de traitement présentées dans ce livre sont proposes uniquement en des objectifs de référence. L'éditeur n'assumera aucune responsabilité si les lecteurs souhaitent mettre en pratique les thérapies ou les techniques médicales continues dans cet ouvrage.

Il est de la responsabilité des lecteurs de comprendre et d'adhérer aux lois et aux règlements du pays où ils demeurent, concernant la pratique de ces techniques et de ces méthodes. Les auteurs, les rédacteurs et les éditeurs démentent toute responsabilité pour tous passifs, pertes, blessures ou préjudices encourus, en conséquence directe ou indirecte, de l'utilisation et de l'application du contenu de cet ouvrage.

Première édition : 2017
ISBN : 978-7-117-25339-0/R·25340
Catalogue dans les Données de Publication :
Un catalogue pour cet ouvrage est proposé par
CIP-Database Chine.
Imprimé en R. P. de Chine

汉法对照版序

为了促进中医药标准化的共同研究，2003 年由中国国家中医药管理局向 WHO/WPRO 提出了开展针灸腧穴定位国际标准化研究的建议，得到 WHO/WPRO 支持并立项启动，经过中国、日本、韩国三国专家 4 年多的讨论，2008 年 5 月由 WHO/WPRO 颁布了《世界卫生组织标准针灸经穴定位》，2009 年出版了修订版。

2010 年，我负责审订的《世界卫生组织标准针灸经穴定位（中英文对照）》在人民卫生出版社（中国北京）出版，我作为唯一一位参加该标准制定过程中全部 11 次会议的专家，在中英文对照版序中，对该标准的缘起、制定的过程、新的研究方法的引入、修订版中仍存在的问题进行了说明，并与中国国家标准《腧穴名称与定位》（GB/T12346-2006）进行了对比，具体相关内容请参看中英文对照版序。

《世界卫生组织标准针灸经穴定位（汉法对照）》被纳入人民卫生出版社“中国医学文化‘走出去’全媒体平台”项目的法文版系列图书计划，2016 年 9 月组织了专家咨询研讨会，邀请我和谭源生等曾经参与制定标准的有关专家，对标准的制定与翻译的相关问题进行说明和讨论。

本书主译胡卫国先生，针灸本科，中医博士，现在瑞士日内瓦工作。他曾在法国学习法语和人类学，并在法国几个大学讲授中医针灸，在法国参与编写和出版了法文中医专著，并主译了人民卫生出版社的法语针灸系列挂图。在中国中医科学院针灸研究所工作期间，曾参与了《耳穴名称与部位》等针灸国家标准的制定，并作为世界针联副秘书长，代表世界针联参加了 2006 年 11 月在日本筑波召开的“经穴定位国际标准制定 WHO/WPRO 扩大会议”。本书的另一位主译胡骁维，出生在中医世家，从小又在法语环境教育长大，法汉语都作为母语，目前在日内瓦大学医学院学习。他们的翻译工作非常细致认真，常常为了一些细节问题与我通信讨论。在本书翻译完成后，2017 年 7 月，人民卫生出版社又专门召开了审稿会，对涉及的人名翻译模式等具体问题进行讨论。

该标准中法文对照版的翻译出版，不仅为相关针灸图书从中文译法文工作奠定了基础，也有利于促进法语地区针灸教学和翻译出版的规范化。

值此《世界卫生组织标准针灸经穴定位（汉法对照）》及标准挂图出版之际，我们更加缅怀刚刚去世的沈志祥教授，他在担任国家中医药管理局国际合作司司长期间，参与组织制定本标准，并亲自参加审定会，在担任世界针灸学会联合会秘书长期间积极推动建立针灸标准化体系。谨以此书纪念各位推动针灸标准化的先辈们。

中国中医科学院首席研究员　黄龙祥

二〇一七年九月九日

Préface à la version comparative en langues chinoise et française

Afin de stimuler l'étude commune de la standardisation de la médecine chinoise, l'Administration d'État pour la Médecine Traditionnelle Chinoise de Chine a soumis au Bureau Régional du Pacifique Occidental de l'OMS un projet concernant l'étude d'une « standardisation internationale des localisations des points d'acupuncture » en 2003. Le projet a reçu le soutien du Bureau Régional et a rapidement débuté. Après plus de 4 ans de discussion et d'effort commun d'experts venant de la Chine, du Japon et de la République de Corée, le *Standard de l'OMS des Localisations des Points d'Acupuncture* dans la Région du Pacifique Occidental a été publié en mai 2008, suivi d'une version révisée en 2009.

En 2010, j'ai été responsable de la supervision de la version comparative en langues chinoise et anglaise du *Standard de l'OMS des Localisations des Points d'Acupuncture,* publié à Pékin par l'Édition Médicale du Peuple. En tant qu'unique expert ayant participé à l'ensemble des 11 rencontres pour la réalisation de ce standard, j'ai fourni, dans la préface de la version comparative chinois-anglais, des explications sur l'origine de ce standard, sur le déroulement de la réalisation, sur l'introduction de nouvelles méthodes d'étude ainsi que sur des problèmes figurant encore dans la version révisée. J'y ai également fait des comparaisons avec le standard national chinois *Nomenclature et Localisation des Points d'Acupuncture* (GB/T 12346-2006), veuillez vous orienter vers la préface de la version chinois-anglais pour plus de détails.

L'Édition Médicale du Peuple a lancé un programme de diffusion de la culture de la Médecine Chinoise et le *Standard de l'OMS des Localisations des Points d'Acupuncture (Version Comparative en Langues Chinoise et Anglaise)* a été sélectionné et incorporé dans la série des ouvrages en langue française de ce programme. En septembre 2016, un séminaire de consultation d'experts a été organisé, invitant moi-même, Dr TAN Yuansheng ainsi que d'autres experts ayant participé à l'élaboration du standard, afin de discuter du développement et des difficultés rencontrées lors de la traduction du standard.

Le traducteur principal de cet ouvrage, le Dr HU Weiguo, docteur en médecine chinoise, travaille actuellement à Genève, en Suisse. Il a étudié l'anthropologie en France, a notamment enseigné la médecine chinoise dans des universités françaises et a participé dans l'écriture et la publication d'ouvrages de médecine chinoise en langue française, dont une collection de planches murales d'acupuncture en français, publiée par l'Édition Médicale du Peuple. Pendant ses années de travail à l'Institut d'Acupuncture et de Moxibustion de l'Académie Chinoise des Sciences, il a participé à l'élaboration de standards nationaux tels que la *Nomenclature et les Localisations des Points d'Acupuncture Auriculaire.* En tant que vice-secrétaire général de la Fédération Mondiale des Sociétés d'Acupuncture (WFAS), il a également participé à la réunion sur le développement de ce standard même à Tsukuba en novembre 2006. Le second traducteur principal de cet ouvrage, M. Xiaowei Hu, est né dans une famille de médecins chinois et a grandi dans un environnement francophone depuis l'enfance, ce qui lui permet d'avoir les langues française et chinoise comme langues maternelles. Il étudie actuellement à la faculté de Médecine de l'Université de Genève. Ils sont très méticuleux et appliqués dans ce travail de traduction et me consultent fréquemment pour des détails dans la traduction. Après la traduction de cet ouvrage en juillet 2017, l'Édition Médicale du Peuple a organisé une rencontre pour discuter du manuscrit, du format des noms des personnes impliquées ainsi que d'autres détails.

La publication de ce standard comparatif en langues chinoise et française constitue non seulement le fondement de traductions ultérieures chinois-français d'ouvrages de médecine chinoise, mais stimule aussi la standardisation des termes utilisés dans la traduction et l'enseignement de l'acupuncture dans les régions francophones.

À l'occasion de la publication de la version comparative en langues chinoise et française de ce *Standard de l'OMS des Localisations des Points d'Acupuncture,* nous chérissons la mémoire du récemment décédé Prof. SHEN Zhixiang, qui avait, pendant ses années passées à la tête du Département de la Collaboration Internationale de l'Administration d'État pour la Médecine Traditionnelle Chinoise, activement organisé et participé à l'élaboration de ce standard et qui a participé en personne à sa validation. En tant que secrétaire général de la Fédération Mondiale des Sociétés d'Acupuncture et de Moxibustion (WFAS), il avait aussi activement promu le système de standardisation de l'acupuncture. Nous dédions cet ouvrage à la mémoire de nos prédécesseurs et pionniers de la standardisation de l'acupuncture.

HUANG Longxiang

Le 9 septembre 2017

中英文对照版序

经中国、日本、韩国3国专家4年多的共同努力，《世界卫生组织标准针灸经穴定位》（西太平洋地区）于2008年5月由世界卫生组织西太平洋地区事务处（WHO/WPRO）颁布，2009年出版修订版。我作为唯一一位参加本标准制定过程中全部11次会议的专家，特借出版中英文对照版的机会就本标准的有关问题作几点说明：

一

2003年初，中国国家中医药管理局根据国内外针灸标准化研究的现状与发展趋势，向WHO/WPRO提出“开展针灸腧穴定位国际标准化研究”的可行性研究报告和项目建议书。该报告得到WHO/WPRO的高度重视，并于当年立项启动。而中国国家中医药管理局领导更进一步提出了建立针灸标准化体系的发展战略，并于2005年与WHO/WPRO正式签署了《关于中医药标准化共同研究谅解备忘录》。

二

在研究之初，有1/4的经穴定位在中、日、韩3国之间存在分歧，最终361个经穴定位中除迎香、水沟、口禾髎、中冲、劳宫、环跳6穴外，均达成了共识。之所以能从分歧走向大同，很重要的一点在于，一开始各国专家就对中方提出的确定经穴定位的原则、方法以及经穴定位表述方法达成了共识，从而为解决各国在经穴定位上的分歧奠定了坚实的基础。

同时，在具体的研究方法上也有所突破，最大创新在于首次成功地引入严格设计的实验方法，开展了人体测量学、表面解剖学及影像学的实验研究，解决了以往单纯采用文献学研究方法难以解决或无法解决的疑难问题，正符合世界卫生组织关于国际标准基于科学证据的高标准；并在经穴定位的表述上，第一次明确分为“部位”与“取穴”两个层次，既满足了标准的规范化表述，又提高了标准的可操作性。整个项目的研究成果及实验数据，还形成了学术专著《实验针灸表面解剖学》，于2007年出版，并荣获中国首届“三个一百”科技原创著作奖。

三

本标准自2008年6月颁布之后，发现其中部分插图与标准文本不完全吻合，于是WHO/

WPRO 又组织修订，修订版于 2009 年出版。出版说明提到修订的插图如下：

LU1，LU2，L13，ST11，ST32，ST41，HT4，HT5，HT6，HT7，S17，SI13，SI15，BL5，BL6，BL7，BL8，BL36，KI10，PC7，TE10，TE15，GB2，GB25，LR9，LR10，LR11，LR12。

据我们核查，其中图 L13，系“LI3”之误，图 S17 系“SI7”之误，而图 BL5 与 2008 年版相同，未见修订。

本标准关于穴名的表述，采用 1991 年世界卫生组织总部颁布的国际标准《国际针灸命名推荐标准》（A Proposed Standard International Acupuncture Nomenclature）。根据该标准，针灸穴名包括三个要素：国际代码、汉语拼音和汉字，但目前出版的初版及修订版中均未标注汉语拼音的声调，此次中英文对照版特予补齐。

四

国际标准 WHO Standard Acupuncture Point Locations in the Western Pacific Region（2009 年修订版）与中国国家标准《腧穴名称与定位》（GB/T 12346-2006）相比，有以下 5 点差异：

（1）国际标准只规定了 361 个经穴的定位，中国国家标准还规定了 46 个经外奇穴的定位。

（2）中国国家标准将“印堂”由经外奇穴归属于督脉穴，国际标准未将此穴列入经穴。

（3）中国国家标准的“水沟”、“口禾髎”两穴在国际标准中作为第二方案推荐。

（4）中国国家标准中解剖学分区术语主要采用国际标准《国际解剖学术语》，国际标准采用《国际解剖学术语》与传统针灸分部术语相结合的方案。希望中国国家标准修订时能与国际标准的术语系统一致。

（5）关于插图，国际标准采用线条图，一穴对应一图。中国国家标准《腧穴定位图》（GB/T 22163-2008）在图形制作上采用实景图，并通过综合实验方法，实现了人体表面与深层结构的解剖学叠加定位：除了表现单个穴位的定位外，还反映了所描述穴位与相邻穴位的位置关系。关于二者的异同，除有显著差异者，中英文对照版不一一用脚注说明，读者也可参考中国国家标准《腧穴定位图》。本中英文对照版中脚注内容包括以下几种情况：本国际标准中文图不对应者；本国际标准的勘误；补充说明。另外，对于本国际标准 2009 年英文版中的明显字词错误，本中英文对照版予以径改而不作说明。

五

通过《世界卫生组织标准针灸经穴定位》（西太平洋地区）的研究，中国与日本、韩国等国加强了交流，增进了友谊。自该标准文本颁布以来，本项目的参与国开展针灸国际标准化的意识日益增强，并纷纷向有关国际标准化组织建言提案，呼吁为针灸等传统医学建立专门的标准化机构，以加强协调与合作。由此，传统医学标准化的研究呈现出空前的大好局面。

为完成本项目而开展的系列实验研究，有力地促进了表面解剖学、影像解剖学、人体测量学的研究，同时也为其他中医标准化研究提供了方法学的参考。

通过几年的国际合作与研究，培养了中国在这方面的专门人才，并在中国中医科学院成立了针灸标准化研究基地——针灸标准化研究中心和全国针灸标准化技术委员会，为未来针灸标准化研究提供了人才与基地保障。

六

值此《世界卫生组织标准针灸经穴定位》（西太平洋地区）中英文对照版及标准挂图出版之际，我们更加缅怀为此作出重要贡献的我的老师王雪苔先生，以及为此做了许多幕后工作的我的学生王勇博士。书未问世，人先逝世，不尽的怅然，就此搁笔而思念却难以搁下，谨以此书此图作为他俩逝世一周年的纪念吧。

中国中医科学院首席研究员　黄龙祥

二〇〇九年九月九日

Préface à la version comparative en langues chinoise et anglaise

Après l'effort commun d'experts venant de la Chine, du Japon et de la République de Corée pendant plus de 4 ans, le *Standard de l'OMS des Localisations des Points d'Acupuncture* dans la Région du Pacifique Occidental a été publié en mai 2008 par le Bureau Régional du Pacifique Occidental de l'OMS et une version révisée est sortie en 2009. En tant qu'unique expert ayant participé à l'ensemble des 11 rencontres pour la réalisation de ce standard, je souhaite faire quelques explications avec la publication de cette version comparative en langues chinoise et anglaise :

1. Au début de l'année 2003, suite à l'état des recherches concernant la standardisation de l'acupuncture ainsi qu'aux tendances du développement, l'Administration d'État pour la Médecine Traditionnelle Chinoise de Chine a soumis au Bureau Régional du Pacifique Occidental de l'OMS un projet concernant l'étude d'une « standardisation internationale des localisations des points d'acupuncture » ainsi qu'une étude sur sa faisabilité qui ont obtenu une grande attention et le projet a été débuté l'année même. Les responsables de l'Administration d'État pour la Médecine Traditionnelle Chinoise de Chine ont en plus demandé l'élaboration d'une stratégie de développement quant à la standardisation systémique de l'acupuncture et a signé avec le Bureau Régional du Pacifique Occidental le *Mémorandum d'entente sur la recherche commune sur la standardisation de la médecine chinoise* en 2005.

2. Au début de l'élaboration, 1/4 des points était controversé entre la Chine, le Japon et la République du Corée et finalement, nous sommes arrivés à un consensus pour l'ensemble des 361 points à l'exception de Li20, GV26, LI19, PC9, PC8 et GB30. La raison principale pour laquelle un tel consensus a pu être réalisé est que les experts de chaque pays étaient d'accord dès le début sur les propositions chinoises concernant les principes de la localisation, les méthodes, ainsi que l'expression des points d'acupuncture, ce qui a permis d'avoir des bases solides pour la résolution des différends.

De plus, nous avons également réalisé des percées dans les manières précises dans la recherche, le plus innovant étant la première intégration d'une méthode rigoureuse de recherche basée sur l'anthropométrie, l'anatomie de surface ainsi que l'imagerie, ce qui a permis la résolution de certains problèmes difficiles, voire impossibles à résoudre auparavant en se basant uniquement sur les travaux littéraires, correspondant ainsi aux standards élevés de l'OMS vis-à-vis de l'aspect scientifique des standards internationaux. Concernant l'expression des localisations des points d'acupuncture, c'est également la première fois qu'elle est différenciée distinctement en « localisation physique » et « technique de localisation », ce qui permet une expression standardisée spécifique tout en améliorant la maniabilité. L'ensemble des données expérimentales et résultats d'étude ont également permis de publier l'ouvrage académique *Anatomie de surface expérimentale d'acupuncture* en 2007, qui a reçu le premier prix d'ouvrage original scientifique dans le cadre du programme « Trois Fois Cent » en Chine.

3. Suite à la publication de ce standard en juin 2008, des incohérences entre certaines illustrations et leur texte respectif ont été constatées. Le Bureau Régional du Pacifique Occidental a donc organisé sa révision et la version révisée a été publiée en 2009. Les illustrations dont la révision a été annoncée à la publication sont les suivantes : LU1, LU2, L13, ST11, ST32, ST41, HT4, HT5, HT6, HT7, S17, SI13, SI15, BL5, BL6, BL7, BL8, BL36, KI10, PC7, TE10, TE15, GB2, GB25, LR9, LR10, LR11 et LR12.

Après vérification de notre part, L13 a été noté par erreur comme « LI3 » et S17 comme « SI7 » tandis que l'image de BL5 est restée identique à celle de la version de 2008 sans aucune correction constatée.

Concernant l'expression des points, ce standard utilise le standard international promulgué par l'OMS en 1991, *A Proposed Standard International Acupuncture Nomenclature.* D'après ce standard, le nom d'un point d'acupuncture comprend trois éléments : le code international, le Pinyin phonétique chinois ainsi que les caractères chinois. Cependant, les versions initiale et révisée publiées actuellement ne comprennent pas d'annotation quant à la tonalité des Pinyins, ce qui a été ajouté dans cette version comparative en langues chinoise et anglaise.

4. Le *Standard de l'OMS des Localisations des Points d'Acupuncture* dans la Région du Pacifique Occidental (version révisée de 2009), en comparaison avec le Standard National Chinois *Nomenclature et Localisation des Points d'Acupuncture* (GB/T 12346-2006), possède les 5 différences suivantes :

(1) Le Standard International répertorie seulement la localisation de 361 points tandis que le Standard National Chinois décrit en plus la localisation de 46 points extraordinaires hors méridiens.

(2) Le Standard National Chinois attribue Yintang au le méridien du Vaisseau Gouverneur, tandis que ce point n'est pas répertorié dans le Standard International.

(3) Les points GV26 et LI19 du Standard National Chinois correspondent aux localisations alternatives proposées dans le Standard International.

(4) Les termes anatomiques utilisés dans le Standard National Chinois proviennent essentiellement du standard international *Nomenclature natomique internationale* tandis que le Standard International adopte une approche mélangeant la *Nomenclature anatomique internationale* et des termes techniques traditionnelles d'acupuncture. J'espère que le Standard National Chinois pourra adopter une nomenclature identique au

Standard International lors de sa prochaine révision.

(5) Concernant les illustrations, le Standard International utilise des illustrations linéaires avec une illustration pour chaque point. Le Standard National *Localisation des Points d'Acupuncture* (GB/T 22163-2008) utilise des images réelles qui, à travers des procédés expérimentaux, reflètent la superposition anatomique des éléments de surface ainsi que des structures profondes du corps humain : à l'exception de certains points isolés, elles reflètent également la corrélation entre la localisation du point décrit et celle des points voisins. Concernant les différences entre ces deux versions, elles ne seront pas toutes expliquées en note de bas de page, sauf en cas de différence majeure. Les lecteurs peuvent aussi se référer au Standard National Chinois *Nomenclature et Localisation des Points d'Acupuncture*. Dans cette version comparative en langues chinoise et anglaise, les notes en bas de page concernent les situations suivantes : illustrations du Standard International ne correspondant pas au texte, erreurs du Standard International ou explications supplémentaires. De plus, concernant les fautes de frappe flagrantes présentes dans la version révisée de 2009, nous nous réservons le droit de les corriger dans cette version sans explication particulière.

5. À travers l'élaboration du *Standard de l'OMS des Localisations des Points d'Acupuncture* dans la Région du Pacifique Occidental, la Chine, le Japon, la République de Corée ainsi que d'autres pays ont pu intensifier les contacts et renforcer leur amitié. Depuis la promulgation de ce Standard, les États participant à ce projet ont exprimé un souhait croissant pour la standardisation de l'acupuncture et ont soumis de nombreuses propositions aux organismes internationaux de standardisation concernés, sollicitant la création d'un organisme dédié à la standardisation de l'acupuncture et des autres médecines traditionnelles afin de renforcer la coordination et la coopération. Ainsi, l'étude de la standardisation des médecines traditionnelles se trouve dans une excellente position sans précédent.

6. À l'occasion de la publication de cette version comparative en langues chinoise et anglaise du Standard de l'OMS des Localisations des Points d'Acupuncture dans la Région du Pacifique Occidental ainsi que des planches murales standardisées, nous chérissons la mémoire de mon professeur M. WANG Xuetai qui a fait des contributions importantes pour la publication de ces ouvrages ainsi que mon élève WANG Yong, Ph. D qui a fait beaucoup de travail derrière les coulisses. Étant décédés avant même la naissance de cet ouvrage, mes pensées pour eux ne s'arrêtent pas avec la fin de cette rédaction. Dédions ce livre et ces illustrations à leur mémoire en souvenir de l'anniversaire de leur décès.

HUANG Longxiang

Professeur principal de l'Académie Chinoisedes Sciences Médicales Chinoises

Le 9 septembre 2009

目　　录

前　言

针灸和草药一样，作为传统医学的一种重要治疗手段，在西太平洋地区应用已有2500多年的历史。因此，世界卫生组织西太平洋地区委员会分别于1985年和1987年正式通过了指导针灸和草药合理使用的决议。

为实现针灸标准化，1981年，世界卫生组织西太平洋地区事务处（WHO/WPRO）组织成立了针灸命名标准化工作组。经过10年的努力，关于针灸命名国际标准的提案取得共识。1991年，世界卫生组织总部出版发行了《国际针灸命名推荐标准》（*A Proposed Standard International Acupuncture Nomenclature*），WHO/WPRO 出版了《针灸命名标准》（*Standard Acupuncture Nomenclature*）修订版。

然而，据报道，近1/4常用经穴定位在西太平洋地区不同成员国间存在分歧，由此产生了对针灸治疗有效性和安全性的怀疑。尽管无人知晓这种分歧何时开始出现，但近几十年来，为满足针灸研究、教育和临床治疗的需要，经穴定位国际标准化的需求逐渐增加。然而，由于每个成员国均有各自传统的经穴定位方法，因此，经穴定位国际标准化的开展非常困难。

作为经穴定位标准化的第一步，2003年10月，WHO/WPRO组织召开了关于制定WHO经穴定位标准的第一次非正式会议。来自中国、日本和韩国的专家参加了会议，随后WPRO又先后组织召开了10次会议。起初，几乎不可能协调不同参加国之间的意见。然而，经过一段时间的协调和磋商，增进了各方之间的相互理解与信任，专家们对多数定位有分歧的腧穴逐一达成了共识。经过3年的努力，完成了经穴定位国际标准，为针灸的发展奠定了坚实基础。

近年来，虽然现代化科技仪器，如磁共振功能成像（f-MRI）和正电子发射体层显像（PET）已应用于针灸研究，然而，这些研究的重点不在经穴定位标准化方面。因此，参会专家制定了以文献分析、专家临床应用及实测比量相结合的方式确定经穴定位的原则与方法。专家的努力及其取得的成果，必将进一步促进经穴定位的科学研究。

我们应铭记参加该项目的专家，不仅为他们为经穴定位标准化所作出的贡献，更为这些传统医学领域中各国学者间的精诚合作。

世界卫生组织西太平洋地区事务局局长

尾身茂博士

Shigeru Omi

Avant-propos

Tout comme la phytothérapie, l'acupuncture a été utilisée pendant plus de 2500 ans comme l'un des piliers principaux de la médecine traditionnelle dans la région du Pacifique occidental. Par conséquent, le Comité régional de l'OMS du Pacifique Occidental a adopté des résolutions soutenant l'utilisation correcte de l'acupuncture et de la phytothérapie en 1985 et 1987.

Avec le but de standardiser le domaine de l'acupuncture, le Bureau Régional du Pacifique Occidental de l'OMS a organisé un groupe de travail pour la standardisation de la nomenclature de l'acupuncture en 1981 et, après 10 ans d'efforts, un consensus a été trouvé autour du proposé standard international de nomenclature de l'acupuncture. En 1991, A Proposed Standard International Acupuncture Nomenclature a été publié par le siège de l'OMS et une version révisée de Standard Acupuncture Nomenclature a été publié par le Bureau Régional du Pacifique Occidental de l'OMS.

Il a été cependant signalé qu'il y avait des controverses parmi les États Membres concernant approximativement un quart des localisations des points d'acupuncture courants, soulevant des doutes concernant l'efficacité et la sûreté du traitement à l'acupuncture. Le début de cette disparité sur la localisation des points d'acupuncture n'est pas connu, mais, dans les décennies récentes, il y a eu une demande internationale croissante pour la standardisation de la localisation des points d'acupuncture pour l'éducation, la recherche ainsi que la pratique clinique. Cependant, étant donné que chaque État Membre possède leurs propres initiatives et traditions, la standardisation internationale de la localisation des points d'acupuncture s'est avérée particulièrement difficile.

En tant que premier pas dans la standardisation des localisations des points d'acupuncture, le Bureau Régional du Pacifique Occidental de l'OMS a convoqué la première Consultation Informelle sur le Développement du Standard de l'OMS de localisation des points d'acupuncture en octobre 2003. Des experts venus de la Chine, du Japon et de la République de Corée ont participé à cette consultation et 10 autres rencontres conséquentes ont été organisées par le Bureau Régional. Initialement, il paraissait presque impossible d'harmoniser les activités des différents participants. Cependant, avec le temps et le développement d'une compréhension et une confiance mutuelles, les experts ont réussi à obtenir un consensus sur la plupart des localisations des points d'acupuncture controversés. Après trois ans d'effort, un standard international de localisation des points d'acupuncture a été accompli, ce qui constitue une base ferme et solide dans le domaine de l'acupuncture.

Récemment, des appareils scientifiques modernes, tels que l'imagerie à résonance magnétique fonctionnelle (f-IRM) ou la tomographie par émission de positrons (PET) ont été utilisées pour la recherche en acupuncture. Cependant, cette recherche n'a pas été concentrée sur le développement d'un standard de localisation des points d'acupuncture. Par conséquent, les experts participant aux consultations se sont mis d'accord concernant les principes et méthodes de détermination de la localisation des points d'acupuncture en combinant l'analyse de textes, l'expérience clinique d'experts ainsi que les mesures factuelles. Leurs efforts et les résultats qui en aboutissent renforceront sûrement davantage la recherche scientifique sur la localisation des points d'acupuncture.

Nous devrions garder en mémoire les experts ayant participé à ce projet, non seulement pour leur contribution dans une standardisation de la localisation des points d'acupuncture, mais aussi pour leur esprit d'équipe et de collaboration entre chercheurs internationaux dans le domaine de la médecine traditionnelle.

Shigeru OMI, MD, Ph. D

Directeur Régional

致　　谢

世界卫生组织西太平洋地区事务处（WHO/WPRO）感谢为本标准成功发行作出贡献的所有人。

地区事务处感谢先后支持和参加 11 次经穴定位国际标准制定会议的专家，如王雪苔教授、黄龙祥教授、形井秀一教授、筱原昭二教授、姜成吉教授、金容奭教授。

此外，我们还感谢韩国保健福利部的经济支持，中国国家中医药管理局、日本东洋医学联合会、世界针灸学会联合会、中国中医科学院针灸研究所、韩国经络经穴研究会、医道的日本社及第二届日本经穴委员会的技术支持。

Remerciements

Le Bureau Régional du Pacifique Occidental de l'Organisation mondiale de la Santé tient à exprimer son appréciation à tous ceux qui ont contribué à la production de ce document.

Le Bureau Régional est reconnaissant envers les experts ayant soutenu et participé à onze rencontres sur le développement de la standardisation des localisations des points d'acupuncture tels que Prof. WANG Xuetai, Prof. HUANG Longxiang, Prof. KATAI Shuichi, Prof. SHINOHARA Shoji, Prof. KANG Sung-keel et Prof. KIM Yong-suk.

Nous souhaitons également étendre notre gratitude au Ministère de la Santé, du Bien-Être et des Affaires Familiales de la République de Corée pour leur soutien financier, à l'Administration d'État pour la Médecine Traditionnelle Chinoise de Chine, à la Liaison de la Médecine Orientale du Japon, à la Fédération Mondiale des Sociétés d'Acupuncture et de Moxibustion, à l'Institut d'Acupuncture et de la Moxibustion de l'Académie Chinoise des Sciences Médicales Chinoises, à la Société Coréenne pour le Méridien et les Points d'Acupuncture, et à l'IDO-NO-NIPPON-SHA avec le 2e Comité des Points d'Acupuncture du Japon pour leur soutien technique.

针灸经穴定位总则

在西太平洋地区，针灸应用已有 2500 多年的历史。近几十年来，针灸已成为一种世界范围内的治疗方法。然而，据报道，不同的针灸医生使用的腧穴多达 25% 互不相同，由此产生了对针灸有效性和安全性的怀疑，给针灸研究和教育带来了不便。西太平洋地区成员国对经穴定位标准化的需求逐渐增加。鉴于此，世界卫生组织西太平洋地区事务处（WHO/WPRO）启动了经穴定位标准化项目，并召开了 11 次国际会议，制定了本标准。

本标准穴位命名依据 WHO 90/8579-Atar-8000《国际针灸命名推荐标准》（*A Proposed Standard International Acupuncture Nomenclature*）。一般标准中所涉及的长度、宽度的计量都要求采用国际单位制，但是人体高矮胖瘦的差异很大，无法采用绝对的标准值描述腧穴部位，只有通过等分折量的方法——骨度折量法描述腧穴部位，才能适用于所有人群和所有个体。这种方法已于 1987 年由世界卫生组织在韩国汉城召开的国际会议上被确定为针灸经穴标准计量单位。因此，本标准的经穴定位采用这种计量单位。

Ⅰ. 范围

本标准规定了人体腧穴体表定位的方法和 361 个经穴的定位。

本标准适用于针灸教学、科研、医疗、出版及针灸学术交流。

Ⅱ. 术语和定义

下列术语和定义适用于本标准。

1. 标准计量单位

<u>骨度分寸</u>

将标准人体的高度设定为 75 等分寸，依此比例以体表骨节为主要标志折合全身各部的长度和宽度。具体方法：将人体的高度定为 75 等分寸，再将人体一定区段的长度和宽度，折合为一定的等份，一份即为“一寸”。全身常用骨度分寸见“‘骨度’折量定位法”节。

<u>手指同身寸</u>

依据被取穴者本人手指所规定的分寸以量取腧穴的方法。常用的折算方法见“‘指寸’定位法”节。

<u>横指寸</u>

以中指末节的宽度为 1 寸，与中指寸有别，这种方法应用很少，如见于颊车（ST6）和丰隆（ST40）的定位。

2. 标准体位和方位术语

传统腧穴定位所规定的人体体位与方位术语与现代解剖学不完全相同。例如：将上肢的掌侧即屈侧称为“内侧”，是手三阴经穴所分布的部位；将上肢的背侧即伸侧称为“外侧”，是手三阳经穴所分布的部位。将下肢向正中线的一侧称为“内侧”，是足三阴经穴分布的部位；将下肢远离正中线的一侧称为“外侧”，下肢的后部称为“后侧”，是足三阳经穴分布的部位。头面躯干部的前后正中线分别为任脉穴和督脉穴的分布部位，是确定分布于其两侧腧穴的基准。

本标准经穴定位的描述采用标准解剖学体位，即：身体直立，两眼平视前方，两足并拢，足尖向前，上肢下垂于躯干两侧，掌心向前。对于某些特殊腧穴的定位，需要采用其他体位，如胸膝位（会阳穴）、侧位屈髋屈膝（环跳穴）等。

方位术语（图1、图2）

方位术语采用标准解剖学术语。

- 内侧与外侧：近于正中矢状面者为内侧，远于正中矢状面者为外侧。在描述前臂时，相同的概念用“尺侧”、“桡侧”表示；描述小腿时，用“胫侧”和“腓侧”表示。
- 上与下：靠近身体的上端（头）者为上，靠近身体下端（足）者为下。上下也用于描述位于同一直线上的腧穴之间或解剖标志之间的上下关系。
- 前与后：距身体腹面近者为前，距身体背面近者为后。
- 近侧（端）与远侧（端）：距躯干部近者为近侧（端），距躯干部远者为远侧（端）。

3. 定穴体表标志

头部	
① 前发际正中（图3、图5）	头部有发部位的前缘正中
② 后发际正中（图4、图5）	头部有发部位的后缘正中
③ 额角发际（图3、图5）	前发际额部曲角处
④ 眉间（图3）	两眉头之间的中点
⑤ 耳尖（图3、图4、图5）	当耳向前折时耳的最高点处
上肢	
⑥ 腋窝正中央（图6）	腋窝正中央
⑦ 腋前纹头（图7）	腋窝皱襞前端
⑧ 腋后纹头（图7）	腋窝皱襞后端
⑨ 肘横纹（图7、图8）	屈肘90°时肘窝处横纹
⑩ 腕掌侧横纹（图7、图8）	屈腕时，连接尺骨茎突和桡骨远端的横纹，如多于1条时，以远端为准
⑪ 腕背侧横纹（图7）	伸腕时，连接尺骨茎突和桡骨远端的横纹，如多于1条时，以远端为准
⑫ 赤白肉际（图9、图14）	手掌、手背皮肤移行处；足底、足背皮肤移行处
⑬ 甲根角（图10）	指甲或趾甲侧缘和甲体基底缘所形成的夹角
下肢	
⑭ 臀沟（图11）	臀部和股后侧之间的皱褶
⑮ 腘横纹（图11）	腘窝处横纹
⑯ 外踝尖（图12、图13）	外踝最凸起处
⑰ 内踝尖（图12、图13）	内踝最凸起处

4. 人体分区

经穴定位表述中有关解剖分区采用1998年由解剖名词联合委员会（FCAT）制定的最新版《国际解剖学术语》（*International Anatomical Terminology*），其中部分内容不适用于经穴定位。因此，本标准将人体分区为：头部、颈部、背部、胸部、腹部、上肢、下肢及会阴部。具体分区如下：

分区		界线
头部	头部	眶上缘、颧弓上缘、外耳门上缘、乳突尖端、上项线与枕外隆凸的连线
	面部	眶上缘、颧弓上缘、外耳门上缘、乳突尖端、上项线与下颌骨下缘的连线
颈部	颈前部	上界：头部与面部的下界线 下界：锁骨 后界：斜方肌前缘
	颈后部	上界：头部的下界线 下界：第 7 颈椎（C7）棘突与肩峰的连线 前界：斜方肌前缘
背部	背部	上界：第 7 颈椎（C7）棘突与肩峰的连线 外侧界：腋后线 下界：第 12 肋尖端与第 12 胸椎（T12）棘突的连线
	肩胛部	用表面解剖术语无法描述以下分区：肩胛部、腹股沟、肩带部、会阴部、腋区、臀部，宜遵循常规分法
	腰部	上界：第 12 肋尖端与第 12 胸椎（T12）棘突的连线 外侧界：腋后线 下界：第 5 腰椎（L5）棘突与髂嵴的连线
	骶部	上界：第 5 腰椎（L5）棘突与髂嵴的连线 外侧界：骶骨外侧缘 下界：尾骨
胸部	前胸部	上界：锁骨 下界：剑胸结合、肋弓与第 11、12 肋骨下缘的连线 外侧界：腋前线
	侧胸部	上界：腋前、后纹头的连线 下界：肋弓与第 11、12 肋下缘的连线 前界：腋前线 后界：腋后线
腹部	上腹部	上界：剑胸结合、肋弓与肋骨下缘的连线 下界：脐水平线 外侧界：腋前线
	下腹部	上界：脐水平线 下界：耻骨联合上缘 外侧界：腹股沟斜纹、腋前线
	侧腹部	上界：侧胸部的下界 下界：髂嵴 前界：腋前线 后界：腋后线
	腹股沟	参见肩胛部
上肢	肩带部	参见肩胛部
	腋区	参见肩胛部
	上臂	分为臂前侧、后侧、内侧、外侧
	肘部	分为肘前侧、后侧、内侧、外侧
	前臂部	分为前臂前侧、后侧、内侧、外侧
	手	手背、手掌

分区		界线
下肢	臀部	参见肩胛部
	股	分为股前侧、后侧、内侧、外侧
	膝部	分为膝前侧、后侧、内侧、外侧
	小腿	分为小腿前侧、后侧、内侧、外侧
	足	足背、足底，足内侧、外侧
	踝	分为踝前侧、内侧、外侧
	足趾	
会阴部		参见肩胛部

位于界线上的腧穴属于上区。

脐属于上腹部，臀沟属于臀部。

5. 基准穴

基准穴的性质、作用与体表解剖标志点相同。

基准穴：

尺泽 Chǐzé（LU5）：在肘前侧，肘横纹上，肱二头肌腱桡侧缘凹陷中。（图 15）

太渊 Tàiyuān（LU9）：在腕前外侧，桡骨茎突与手舟骨之间，拇长展肌腱尺侧凹陷中。（图 15）

阳溪 Yángxī（LI5）：在腕后外侧，腕背侧横纹桡侧，桡骨茎突远端，解剖学“鼻烟窝”凹陷中。（图 16）

曲池 Qūchí（LI11）：在肘外侧，尺泽（LU5）与肱骨外上髁连线的中点处。（图 16）

肩髃 Jiānyú（LI15）：在肩带部，肩峰外侧缘前端与肱骨大结节两骨间凹陷中。（图 15）

头维 Tóuwéi（ST8）：在头部，额角发际直上 0.5 寸，头正中线旁开 4.5 寸。（图 16）

气冲 Qìchōng（ST30）：在腹股沟，耻骨联合上缘，前正中线旁开 2 寸，股动脉搏动处。（图 15）

梁丘 Liángqiū（ST34）：在股前外侧，髌底上 2 寸，股外侧肌与股直肌肌腱之间。（图 15）

犊鼻 Dúbí（ST35）：在膝前侧，髌韧带外侧凹陷中。（图 15）

解溪 Jiěxī（ST41）：在踝前侧，踝关节前面中央凹陷中，拇长伸肌腱与趾长伸肌腱之间。（图 15）

阴陵泉 Yīnlíngquán（SP9）：在小腿内侧，胫骨内侧髁下缘与胫骨内侧缘之间的凹陷中。（图 15）

冲门 Chōngmén（SP12）：在腹股沟，腹股沟斜纹中，股动脉搏动处的外侧。（图 15）

昆仑 Kūnlún（BL60）：在踝后外侧，外踝尖与跟腱之间的凹陷中。（图 16）

太溪 Tàixī（KI3）：在踝后内侧，内踝尖与跟腱之间的凹陷中。（图 16）

翳风 Yìfēng（TE17）：在颈前部，耳垂后方，乳突下端前方凹陷中。（图 16）

角孙 Jiǎosūn（TE20）：在头部，耳尖正对发际处。（图 16）

曲鬓 Qūbìn（GB7）：在头部，耳前鬓角发际后缘的垂线与耳尖水平线的交点处。（图 16）

天冲 Tiānchōng（GB9）：在头部，耳根后缘直上，入发际 2 寸。（图 16）

完骨 Wángǔ（GB12）：在颈前部，耳后乳突的后下方凹陷中。（图 16）

风池 Fēngchí（GB20）：在颈前部，枕骨之下，胸锁乳突肌上端与斜方肌上端之间的

凹陷中。（图 16）

百会 Bǎihuì（GV20）：在头部，前发际正中直上 5 寸。（图 15、图 16）

Ⅲ. 腧穴体表定位的原则和方法

1. 腧穴体表定位的原则

采用文献分析、临床实际应用及实测比量相结合的方式确定经穴定位。在文献的选择上，特别注重古今具有国家标准性质的腧穴定位文献，如《黄帝明堂经》《针灸甲乙经》《备急千金要方》《铜人腧穴针灸图经》。当古代文献定位文字描述不明确时，根据以下 4 条原则综合判定：

- 体表解剖标志定位法与“指寸”定位法不吻合时，优先考虑体表解剖标志定位法。
- 充分考虑原文献中包括腧穴排列区域及次序、穴名、取穴法在内的一切相关信息。
- 在确定某一经穴定位时，综合考察其相关腧穴的定位。
- 如原文献存有相应的穴位图或腧穴模型，则需参照穴位图或腧穴模型理解原文献。

2. 腧穴体表定位的方法

腧穴定位方法分三种：①体表解剖标志定位法；②“骨度”折量定位法；③“指寸”定位法。三者在应用时需互相结合，即主要采用体表解剖标志定位法、“骨度”折量定位法，而对少量难以完全采用上述两种方法定位的腧穴，则配合使用“指寸”定位法。

体表解剖标志定位法

指以各种体表标志为依据来确定经穴定位的方法。体表解剖标志，可分为固定标志和活动标志两种。

固定标志，指由骨节和肌肉所形成的突起或凹陷、五官轮廓、发际、指（趾）甲、乳头、脐窝等。例如，于腓骨头前下方定阳陵泉（GB34）。

活动标志，指各部的关节、肌肉、肌腱、皮肤随着活动而出现的空隙、凹陷、皱纹、尖端等。例如：微张口，耳屏正中前缘凹陷中取听宫（SI19）。

常用定穴解剖标志的体表定位：

a）第 2 肋：平胸骨角水平；锁骨下可触及的肋骨即第 2 肋。（图 17）

b）第 4 肋间隙：男性乳头平第 4 肋间隙。（图 17）

c）第 7 颈椎棘突：颈后隆起最高且能随头旋转而转动者为第 7 颈椎棘突。（图 18）

d）第 3 胸椎棘突：直立，两手下垂时，两肩胛冈内侧端连线与后正中线的交点。（图 18）

e）第 7 胸椎棘突：直立，两手下垂时，两肩胛骨下角的水平线与后正中线的交点。（图 18）

f）第 12 胸椎棘突：直立，两手下垂时，后正中线上横平肩胛骨下角与髂嵴最高点连线的中点。（图 18）

g）第 4 腰椎棘突：两髂嵴最高点连线与后正中线的交点。（图 18）

h）第 2 骶椎：两髂后上棘连线与后正中线的交点。（图 18）

i）骶管裂孔：取尾骨上方左右的骶角，与两骶角平齐的后正中线上。（图 18）

“骨度”折量定位法

指以体表骨节为主要标志折量全身各部的长度和宽度，定出分寸，用于经穴定位的方法。即以《灵枢·骨度》规定的人体各部的分寸为基础，并结合历代学者创用的折量分寸（将设定的两骨节点之间的长度折量为一定的等份，每 1 等份为 1 寸，10 等份为 1 尺），作为定穴的依据。全身主要“骨度折量寸”见下表。

骨度折量寸表(图19、图20、图21)

头面部	出处
前发际正中→后发际正中：12寸	《灵枢》
眉间→前发际正中：3寸	《圣惠方》
两额角发际之间：9寸	《针灸甲乙经》
耳后两乳突之间：9寸	《灵枢》
胸腹胁部	
胸骨上窝→剑胸结合中点：9寸	《灵枢》
剑胸结合中点→脐中：8寸	《灵枢》
脐中→耻骨联合上缘：5寸	《针灸甲乙经》
两乳头之间：8寸	《针灸甲乙经》
背腰部	
两肩胛骨内侧缘之间：6寸	《针灸甲乙经》
上肢	
腋前、后纹头→肘横纹：9寸	《针灸甲乙经》及《循经考穴编》
肘横纹→腕横纹：12寸	《灵枢》
下肢	
耻骨联合上缘→髌底：18寸	《灵枢》
髌尖（腘窝中点）→内踝尖：15寸 （胫骨内侧髁下方阴陵泉→内踝尖：13寸，胫骨内侧髁下方→髌尖：2寸）	《灵枢》
股骨大转子→腘横纹：19寸	《灵枢》
臀沟→腘横纹：14寸	《铜人腧穴针灸图经》
腘横纹（平髌尖）→外踝尖：16寸	《灵枢》
内踝尖→足底：3寸	《灵枢》

“指寸”定位法

是指依据被取穴者本人手指所规定的分寸以量取腧穴的方法。此法主要用于下肢部。在具体取穴时，医者应当在骨度折量定位法的基础上，参照被取穴者自身的手指进行比量，以确定腧穴的标准定位。

中指同身寸：以被取穴者的中指中节桡侧两端纹头（拇指、中指屈曲成环形）之间的距离作为1寸。(图22)

拇指同身寸：以被取穴者拇指指间关节的宽度作为1寸。(图23)

横指同身寸（一夫法）：被取穴者四指并拢，以其中指中节背侧远端横纹为准，其四指的宽度作为3寸。(图24)

Ⅳ. 经穴定位的表述

经穴定位“部位”尽量采用明确的纵横两坐标法，即两线相交定一点，先确定纵坐标（Y轴）上的距离，再确定横坐标（X轴）上的距离。经穴定位表述中有关解剖分区采用最新版《国际解剖学术语》（*International Anatomical Terminology*）。

经穴定位的表述中不涉及“取穴法”内容。根据需要，将有关经穴定位所要求的特定体位、解剖标志的体表定位的技法、骨度寸的折取方法等“取穴法”内容，以及与相邻经穴的位置关系等内容，以注文的形式说明。

将取穴的一般体位集中说明，而只将某些经穴定位所需的特殊体位，在相关经穴定位条目下，加注具体说明。

“注”是根据经穴定位文字描述，给出相应的取穴要领，补充说明以下相关信息：

- 取穴所要求的特殊体位。
- 骨度分寸的折取方法。
- 对于某些解剖标志取法的说明。
- 与相邻穴或标志穴的毗邻关系。
- 体表标志的性别及个体差异情况的说明。

V. 定位有分歧的腧穴

世界卫生组织西太平洋地区事务处（WHO/WPRO）组织了多次会议讨论 92 个定位有分歧的腧穴，结果 86 个腧穴的定位达成共识。然而，针对 6 个尚未达成共识的腧穴，专家形成了临时决议：应开展进一步的科学研究，如多中心临床试验，以解决这 6 个有分歧腧穴的定位。

有分歧的 6 个腧穴分别是：口禾髎（LI19），迎香（LI20），劳宫（PC8），中冲（PC9），环跳（GB30）和水沟（GV26）。本标准中以“备注”的形式表述 6 个有分歧腧穴的不同定位。

INSTRUCTIONS GÉNÉRALES POUR LA LOCALISATION DES POINTS D'ACUPUNCTURE

L'acupuncture est pratiquée dans la Région du Pacifique Occidental depuis plus de 2500 ans et est devenue une méthode thérapeutique globale lors des dernières décennies. Cependant, il a été signalé que les acupuncteurs différaient par les points d'acupuncture qu'ils utilisaient de jusqu' à 25%, provoquant un doute concernant l'efficacité et la sûreté des traitements d'acupuncture, ce qui a causé notamment une certaine gêne dans les domaines de recherche et d'enseignement de l'acupuncture. Le besoin d'une standardisation de la localisation des points d'acupuncture pour les États Membres a donc commencé à croître. Ainsi, le Bureau Régional du Pacifique Occidental de l'OMS a initié un projet dans le but d'atteindre un consensus sur la localisation des points d'acupuncture et a pour cela organisé 11 rencontres internationales, aboutissant à ces instructions.

Cette standardisation des noms des points d'acupuncture est basée sur le rapport de l'OMS 90/8579-Atar-8000, *A Proposed Standard for International Acupuncture Nomenclature*. Cependant, bien que la mesure des longueurs et largeurs dans les standards nécessite généralement l'adoption d'un système international d'unités, il est impossible d'utiliser une valeur absolue pour décrire la localisation des points d'acupuncture sur le corps humain à cause des différences physiologiques importantes entre les personnes. C'est seulement en utilisant une méthode de mesure à proportions égales telle que la méthode de mesure proportionnelle osseuse, qu'il est possible d'établir une description de la localisation des points d'acupuncture adaptée pour tous les groupes populationnels et individus. Cette méthode a été adoptée par l'OMS en tant qu'unité de mesure standard pour les points d'acupuncture lors d'une conférence internationale ayant eu lieu à Séoul, République de Corée, en 1987. Cette unité de mesure a donc été adoptée dans ce standard pour la localisation des points d'acupuncture.

Ⅰ. Portée

Ce standard stipule la méthodologie pour localiser les points d'acupuncture sur la surface du corps humain, ainsi que la localisation des 361 points d'acupuncture. Le Standard est applicable pour l'enseignement, la recherche, l'utilisation clinique, la publication ainsi que les échanges académiques impliquant l'acupuncture.

Ⅱ. Termes et définitions

Les termes et définitions suivants sont utilisés dans ce Standard.

1. Unités de mesure standard

Mesure proportionnelle osseuse (B-cun) : cette méthode divise la longueur du corps humain en 75 unités de taille égale. En utilisant les articulations du corps comme points de repère principaux, la longueur et la largeur des parties du corps sont mesurées à l'aide de ces proportions. D'une manière plus spécifique : diviser la longueur du corps en 75 unités de taille égale puis estimer la longueur et la largeur d'une partie du corps selon cette unité qui est égale à un B-cun. Pour les valeurs courantes du corps humain, se référer à la section « méthode de mesure proportionnelle osseuse ».

Mesure selon les doigts (F-cun) : cette méthode se base sur les doigts de la personne mesurée. Concernant les techniques communes de mesure selon les doigts (F-cun), se référer à la section « méthode de mesure selon les doigts (F-cun)».

Mesure par la largeur du doigt : méthode considérant la largeur de la phalange distale du majeur comme un cun, ce qui est différent du F-cun du majeur. Cette méthode est rarement appliquée et s'utilise principalement pour la localisation de ST6 et ST40.

2. Position anatomique standard et qualificatifs d'orientation

La nomenclature utilisée pour la localisation traditionnelle des points d'acupuncture n'est pas complètement similaire à celle qui est utilisée pour l'anatomie moderne en ce qui concerne les positions de référence et la terminologie anatomique. Par exemple, selon la méthode traditionnelle, la face antérieure des membres supérieurs est appelée la « face interne », sur laquelle se trouvent les points des trois méridiens Yin du membre supérieur. La face postérieure des membres supérieures est quant à elle appelée « face externe », sur laquelle se trouvent les points des trois méridiens Yang du membre supérieur. La face des membres inférieures proche de la ligne médiane corporelle est appelée « face interne », sur laquelle se trouvent les points des trois méridiens Yin du membre inférieur. La face des membres inférieurs éloignée de la ligne médiane corporelle est appelée « face externe » et la face postérieure des membres inférieurs est appelée « face arrière », sur laquelle se trouvent les points des trois méridiens Yang du membre inférieur. Les régions du visage, de la tête, du thorax et du dos des lignes médianes antérieure et postérieure contiennent les points des Méridiens Ren et Du qui représentent une base importante pour la localisation des points d'acupuncture se situant latéralement.

La description de la localisation des points d'acupuncture de ce standard utilise la position anatomique standard, soit : sujet en position debout, le regard à l'horizontale, les membres inférieurs joints, les pieds pointant vers l'avant, les bras pendant le long du corps, avant-bras et mains en supination. Pour la localisation de certains points d'acupuncture particuliers, d'autres positions anatomiques sont requises (par exemple, position genu-pectorale pour BL35, décubitus latéral avec flexion de la cuisse pour GB30).

Qualificatifs d'orientation (figures 1 et 2)

Les qualificatifs d'orientation suivent la terminologie anatomique standard :

- Médial et latéral : un élément proche du plan sagittal médian est médial; un élément qui en est éloigné est latéral. Sur l'avant-bras, les mêmes concepts sont remplacés par *ulnaire* et *radial,* ainsi que *tibial* et *fibulaire* pour le mollet.
- Supérieur et inférieur : un élément proche de l'extrémité crâniale (rostrale) est supérieur; un élément qui se rapproche de l'extrémité caudale est inférieur. « Supérieur » et « inférieur » sont aussi utilisés pour décrire la localisation des points d'acupuncture par rapport à d'autres points d'acupuncture se situant sur une même ligne droite ou pour décrire la relation entre points de repère anatomiques.
- Antérieur et postérieur : un élément proche de la surface ventrale est antérieur; un élément proche de la surface dorsale est postérieur.
- Proximal et distal : un élément proche du tronc est proximal; un élément éloigné du tronc est distal.

3. Points de repère corporels pour la localisation des points d'acupuncture

Tête	
① Milieu de la ligne antérieure du cuir chevelu (Fig. 3, 5)	Milieu de la ligne antérieure formée par la partie chevelue de la tête
② Milieu de la ligne postérieure du cuir chevelu (Fig. 4, 5)	Milieu de la ligne postérieure formée par la partie chevelue de la tête
③ Angle du cuir chevelu frontal (Fig. 3, 5)	Partie angulaire de la ligne antérieure du cuir chevelu
④ Glabelle (Fig. 3)	Milieu entre les deux sourcils
⑤ Apex auriculaire (Fig. 3, 4, 5)	Point le plus rostral de l'oreille lorsqu'elle est repliée vers l'avant
Membres supérieurs	
⑥ Centre du creux axillaire (Fig. 6)	Centre du creux axillaire
⑦ Strie antérieure du creux axillaire (Fig. 7)	Extrémité antérieure du creux axillaire
⑧ Strie postérieure du creux axillaire (Fig. 7)	Extrémité postérieure du creux axillaire
⑨ Fosse cubitale (Fig. 7, 8)	Pli du coude en flexion à 90°
⑩ Pli palmaire du poignet (Fig. 7, 8)	Pli reliant les extrémités distales des processus styloïdes de l'ulna et du radius lorsque le poignet est en flexion. Lorsqu'il y a plus d'un pli, considérer le pli le plus distal.

⑪ Pli dorsal du poignet (Fig. 7)	Pli reliant les extrémités distales des processus styloïdes de l'ulna et du radius lorsque le poignet est en extension. Lorsqu'il y a plus d'un pli, considérer le pli le plus distal.
⑫ Jonction de la peau rouge et de la peau blanche (Fig. 9, 14)	Jonction de la peau palmaire/plantaire et de la peau dorsale
⑬ Coin latéral de la base de l'ongle (Fig. 10)	Angle formé par le rebord latéral/médial de l'ongle et la base de l'ongle
Membres inférieurs	
⑭ Pli interfessier (Fig. 11)	Sillon entre les fesses et la partie postérieure des cuisses
⑮ Fosse poplitée (Fig. 11)	Creux de la fosse poplitée
⑯ Proéminence de la malléole latérale (Fig. 12, 13)	Point le plus proéminent de la malléole latérale
⑰ Proéminence de la malléole médiale (Fig. 12, 13)	Point le plus proéminent de la malléole médiale

4. Régions du corps

Les régions du corps humain utilisées dans la description des points d'acupuncture se basent principalement sur la dernière version de *International Anatomical Terminology*, conçu par le Comité Fédératif de la Terminologie Anatomique (FCAT) en 1998. Une partie de son contenu n'est pas adapté pour la localisation des points d'acupuncture. Ainsi, ce standard divisera le corps en parties suivantes : tête, cou, dos, torse, abdo men, membres supérieurs, membres inférieurs et périnée. Les détails des subdivisions sont les suivants :

Régions		Limites
Tête	Tête	Ligne reliant l'extrémité supérieure de l'orbite, le rebord supérieur de l'arcade zygo-matique, la limite supérieure de l'oreille externe, la pointe du processus mastoïde, la limite supérieure du cou ainsi que la protubérance occipitale externe.
	Visage	Ligne reliant l'extrémité supérieure de l'orbite, le rebord supérieur de l'arcade zygo-matique, la limite supérieure de l'oreille externe, la pointe du processus mastoïde ainsi que la limite inférieure de la mandibule.
Cou	Région antérieure du cou	Limite supérieure : rebord inférieur de la tête et du visage Limite inférieure : clavicule Limite postérieure : rebord antérieur du muscle trapèze
	Région postérieure du cou	Limite supérieure : rebord inférieur de la tête Limite inférieure : ligne reliant le processus épineux de la 7e vertèbre cervicale (C7) et l'acromion. Limite antérieure : rebord antérieur du muscle trapèze.
Dos	Région dorsale	Limite supérieure : ligne reliant le processus épineux de la 7e vertèbre cervicale (C7) et l'acromion. Limite latérale : ligne verticale partant du pli axillaire postérieur Limite inférieure : courbe reliant le processus épineux de la 12e vertèbre thoracique (Th12) et l'extrémité de la 12e côte
	Région scapulaire	Les régions suivantes ne peuvent pas être décrites clairement par l'anatomie de surface : région scapulaire, région de l'aine, ceinture scapulaire, périnée, région axillaire, région glutéale. Pour ces régions, suivre les conceptions conventionnelles.

Régions		Limites
Dos	Région lombaire	Limite supérieure : ligne reliant le processus épineux de la 12e vertèbre thoracique (Th12) et l'extrémité de la 12e côte Limite latérale : ligne verticale partant du pli axillaire postérieur Limite inférieure : ligne reliant le processus épineux de la 5e vertèbre lombaire (L5) à la crête iliaque
	Région sacrée	Limite supérieure : ligne reliant le processus épineux de la 5e vertèbre lombaire (L5) à la crête iliaque Limite latérale : rebord latéral du sacrum Limite inférieure : coccyx
Torse	Région thoracique antérieure	Limite supérieure : clavicule Limite inférieure : courbe reliant la symphyse sterno-xiphoïde, l'arc costal et le rebord inférieur des 11e et 12e côtes Limite latérale : ligne verticale partant du pli axillaire antérieur
	Région thoracique latérale	Limite supérieure : ligne traversant les plis axillaires antérieur et postérieur Limite inférieure : ligne reliant l'arc costal et le rebord inférieur des 11e et 12e côtes Limite antérieure : ligne verticale partant du pli axillaire antérieur Limite postérieure : ligne verticale partant du pli axillaire postérieur
Abdomen	Région abdominale supérieure	Limite supérieure : courbe traversant la symphyse sterno-xiphoïde, l'arc costal et le rebord inférieur des côtes Limite inférieure : ligne transversale au niveau de l'ombilic Limite latérale : ligne verticale partant du pli axillaire antérieur
	Région abdominale inférieure	Limite supérieure : ligne transversale au niveau de l'ombilic Limite inférieure : rebord supérieur de la symphyse pubienne Limite latérale : pli de l'aine, ligne verticale partant du pli axillaire antérieur
	Région abdominale latérale	Limite supérieure : limite inférieure de la région thoracique latérale Limite inférieure : crête iliaque Limite antérieure : ligne verticale partant du pli axillaire antérieur Limite postérieure : ligne verticale partant du pli axillaire postérieur
	Région de l'aine	*Voir région scapulaire*
Membres supérieurs	Ceinture scapulaire	*Voir région scapulaire*
	Région axillaire	*Voir région scapulaire*
	Bras	Divisé en : faces antérieure, postérieure, médiale et latérale du bras
	Coude	Divisé en : faces antérieure, postérieure, médiale et latérale du coude
	Avant-bras	Divisé en : faces antérieure, postérieure, médiale et latérale de l'avant-bras
	Main	Divisée en : faces dorsale et palmaire de la main
Membres inférieurs	Région glutéale	*Voir région scapulaire*
	Cuisse	Divisée en : faces antérieure, postérieure, médiale et latérale de la cuisse
	Genou	Divisé en : faces antérieure, postérieure, médiale et latérale du genou
	Mollet	Divisé en : faces antérieure, postérieure, médiale et latérale du mollet
	Pied	Divisé en : faces dorsale, palmaire, médiale et latérale du pied
	Cheville	Divisée en : faces antérieure, médiale et latérale de la cheville
	Orteil	
Périnée		*Voir région scapulaire*

5. Points d'acupuncture de référence

La nature et la fonction d'un point d'acupuncture de référence sont identiques à celles des points de repère corporels.

Points d'acupuncture de référence :

- LU5 : sur la face antérieure du coude, dans la fosse cubitale, au bord du tendon du biceps brachial. (Fig. 15)
- LU9 : sur la face antérolatérale du poignet, entre le processus styloïde du radius et l'os scaphoïde, dans la dépression à côté du tendon du muscle long abducteur du pouce. (Fig. 15)
- LI5 : sur la face postérolatérale du poignet, sur le bord radial de la strie transversale du dos de la main, distal à l'hypophyse styloïde du radius, dans la dépression de la tabatière anatomique. (Fig. 16)
- LI11 : sur la face latérale du coude, au centre de la ligne reliant LU5 et l'épicondyle latéral de l'humérus. (Fig. 16)
- LI15 : sur la ceinture scapulaire, dans la fosse entre l'extrémité antérieure du rebord latéral de l'acromion et le tubercule majeur de l'humérus. (Fig. 15)
- ST8 : sur la tête, supérieur à l'angle du cuir chevelu frontal de 0,5 B-cun, latéral à la ligne médiane antérieure de 4,5 B-cun. (Fig. 16)
- ST30 : dans la région de l'aine, au même niveau que le rebord supérieur de la symphyse pubienne, latéral à la ligne médiane antérieure de 2 B-cun, sur l'artère fémorale. (Fig. 15)
- ST34 : sur la face antérolatérale de la cuisse, entre le muscle vaste latéral et le bord latéral du tendon du muscle droit fémoral, supérieur à la base de la rotule de 2 B-cun. (Fig. 15)
- ST35 : sur la face antérieure du genou, dans la dépression latérale au ligament patellaire. (Fig. 15)
- ST41 : sur la face antérieure de la cheville, dans la dépression au centre de la surface frontale de l'articulation de la cheville, entre les tendons du muscle long extenseur de l'hallux et du muscle long extenseur des orteils. (Fig. 15)
- SP9 : sur la face médiale du mollet, dans la dépression entre le rebord inférieur du condyle médial du tibia et le rebord médial du tibia. (Fig. 15)
- SP12 : dans la région de l'aine, au pli inguinal, latéral à l'artère fémorale. (Fig. 15)
- BL60 : sur la face postérolatérale de la cheville, dans la dépression entre la proéminence de la malléole latérale et le tendon calcanéen. (Fig. 16)
- KI3 : sur la face postéromédiale de la cheville, dans la dépression entre la proéminence de la malléole médiale et le tendon calcanéen. (Fig. 16)
- TE17 : dans la région antérieure du cou, postérieur au lobe de l'oreille, dans la dépression antérieure à l'extrémité inférieure du processus mastoïdien. (Fig. 16)
- TE20 : sur la tête, juste supérieur à l'apex de l'oreille. (Fig. 16)
- GB7 : sur la tête, à la jonction entre la ligne verticale du bord postérieur de la ligne temporale du cuir chevelu et la ligne horizontale de l'apex de l'oreille. (Fig. 16)
- GB9 : sur la tête, directement supérieur au bord postérieur de la racine auriculaire, supérieur à la ligne chevelue de 2 B-cun. (Fig. 16)
- GB12 : dans la région antérieure du cou, dans la dépression postéro-inférieure au processus mastoïdien. (Fig. 16)

- GB20 : dans la région antérieure du cou, inférieur à l'os occipital, dans la dépression entre les origines des muscles sterno-cléido-mastoïdien et trapèze. (Fig. 16)
- GV20 : sur la tête, supérieur à la ligne chevelue postérieure de 5 B-cun, sur la ligne médiane postérieure. (Fig. 15, 16)

III. Principes et méthodes de localisation des points d'acupuncture sur la surface du corps

1. Principes de localisation des points d'acupuncture sur la surface du corps

Une approche combinant l'analyse littéraire, la pratique clinique ainsi que les mesures actuelles et proportionnelles est utilisée pour localiser un point d'acupuncture. Lors de la sélection de la littérature à analyser, une importance particulière est attribuée à la littérature ancienne et moderne ayant un statut de standard national en ce qui concerne la localisation des points d'acupuncture, comme *Huangdi Mingtang Jing, Zhenjiu Jiayi Jing, Beiji Qianjin Yaofang* ou *Tongren Shuxue Zhenjiu Tujing.* Lorsque la description de la localisation des points d'acupuncture dans la littérature ancienne n'est pas claire, les quatre principes suivants sont utilisés :

- Lorsque les mesures obtenues par la méthode de localisation par points de repère corporels et les mesures indiquées par cun ne correspondent pas, la priorité est donnée à la méthode par points de repère corporels.
- Toute information pertinente de la littérature originale concernant les points d'acupuncture, leurs localisations, séquence et nom doit être intégralement prise en compte.
- Lors de la localisation d'un point d'acupuncture, il est important de considérer la relation de sa localisation avec celle des autres points pertinents.
- Si la littérature originale contient des planches ou des modèles correspondants, la compréhension du texte doit être faite avec l'aide de ces planches ou modèles.

2. Méthode de localisation des points d'acupuncture sur la surface du corps

Trois méthodes sont utilisées pour la localisation des points d'acupuncture :

- Méthode des points de repère corporels
- Méthode de mesure proportionnelle osseuse
- Méthode de mesure selon les doigts (F-cun)

En pratique, il est nécessaire de combiner ces trois méthodes afin de localiser un point d'acupuncture. En utilisant principalement les méthodes des points de repère corporels et de la mesure proportionnelle osseuse, la méthode de mesure selon les doigts (F-cun) est utilisée dans les rares cas où il est difficile d'utiliser uniquement les deux premières méthodes.

Méthode des points de repère corporels

Cette méthode utilise les points de repère corporels sur la surface du corps pour localiser les points d'acupuncture. Ces points de repère peuvent être classés en deux types : points de repère fixes et points de repère mobiles.

Les points de repère fixes se réfèrent à des protubérances ou des dépressions formées par les articulations et les muscles, au contour des yeux, de la bouche, des oreilles, du nez et des sourcils, à la limite du cuir chevelu, aux ongles des doigts et orteils, aux mamelons, à l'ombilic, etc. Par exemple, la localisation de GB34 est décrite comme antérodistale à la tête de la fibula.

Les points de repère mobiles se réfèrent à des espacements, dépressions, plis et saillies qui apparaissent avec le mouvement d'articulations, muscles, tendons ou de la peau. Par exemple, SI19 se trouve dans la dépression antérieure au centre du tragus lorsque la bouche est légèrement ouverte.

La localisation des points de repère de la surface corporelle couramment utilisés pour la localisation des points d'acupuncture comprend notamment :

a. Seconde côte : au niveau de l'angle sternal, peut être palpée inférieurement à la clavicule. (Fig. 17)

b. Quatrième espace intercostal : au même niveau que le mamelon d'un sujet masculin. (Fig. 17)

c. Processus épineux de la septième vertèbre cervicale (C7): le processus le plus proéminent sur la ligne médiane postérieure du cou, se déplace lorsque l'on tourne la tête. (Fig. 18)

d. Processus épineux de la troisième vertèbre thoracique (Th3): à l'intersection de la ligne médiane postérieure et de la ligne reliant les extrémités médiales des deux épines scapulaires. (Fig. 18)

e. Processus épineux de la septième vertèbre thoracique (Th7): à l'intersection de la ligne médiane postérieure et de la ligne reliant les deux angles inférieurs des omoplates lorsque le sujet se tient en position debout avec les bras pendant le long du corps. (Fig. 18)

f. Processus épineux de la douzième vertèbre thoracique (Th12): sur la ligne médiane postérieure, au même niveau que le milieu de la ligne reliant l'angle scapulaire inférieur et le point le plus élevé de la crête iliaque lorsque le sujet se tient en position debout avec les bras pendant le long du corps. (Fig. 18)

g. Processus épineux de la quatrième vertèbre lombaire (L4): à l'intersection de la ligne médiane postérieure et de la ligne reliant les points les plus élevés des crêtes iliaques. (Fig. 18)

h. Processus épineux de la seconde vertèbre sacrée (S2): à l'intersection de la ligne médiane postérieure et de la ligne reliant les rebords inférieurs des épines iliaques postéro-supérieures. (Fig. 18)

i. Hiatus sacré : sur la ligne médiane postérieure, au même niveau que les deux cornes à la base du coccyx. (Fig. 18)

Méthode de mesure proportionnelle osseuse

La méthode de mesure proportionnelle osseuse consiste à mesurer la longueur et la largeur des parties du corps en utilisant principalement les articulations comme points de repère. Les critères pour la détermination de la localisation d'un point d'acupuncture se réfèrent ici à l'utilisation combinée des mesures des différentes parties du corps inscrites dans le livre *Lingshu* (chapitre *Gudu*) comme base et des mesures proportionnelles créées par les générations de chercheurs (cette méthode consiste à diviser la distance entre deux points définis d'articulations en portions égales, chaque portion équivaut à un cun et dix portions valent un chi). Les principales mesures de distance proportionnelle osseuses sont les suivantes :

Mesures proportionnelles aux os (figures 19, 20 et 21)

Région de la tête et du visage	**Source**
Du milieu de la ligne antérieure du cuir chevelu au milieu de la ligne postérieure du cuir chevelu : 12 B-cun	*Lingshu*
De la glabelle au milieu de la ligne antérieure du cuir chevelu : 3 B-cun	*Shenghui Fang*
Entre les rebords bilatéraux de la ligne antérieure du cuir chevelu : 9 B-cun	*Zhenjiu Jiayi Jing*
Entre les processus mastoïdes bilatéraux : 9 B-cun	*Lingshu*
Région thoracique, abdominale et de l'hypochondre	
De la fourchette sternale au centre de la symphyse sterno-xiphoïde : 9 B-cun	*Lingshu*
Du centre de la symphyse sterno-xiphoïde au centre de l'ombilic : 8 B-cun	*Zhenjiu Jiayi Jing*
Du centre de l'ombilic au rebord supérieur de la symphyse pubienne : 5 B-cun	*Zhenjiu Jiayi Jing*
Entre les deux mamelons : 8 B-cun	*Zhenjiu Jiayi Jing*
Région dorso-lombaire	
Entre les rebords médiaux bilatéraux scapulaires : 6 B-cun	*Zhenjiu Jiayi Jing*
Membres supérieurs	
De la strie antérieure ou postérieure du creux axillaire à la fosse cubitale : 9 B-cun	*Zhenjiu Jiayi Jing* et *Xujing Kaoxue Bian*
De la fosse cubitale au pli palmaire du poignet : 12 B-cun	*Lingshu*
Membres inférieurs	
Du rebord supérieur de la symphyse pubienne à la base de la rotule : 18 B-cun	*Lingshu*
De l'apex de la rotule (centre de la fosse poplitée) à la proéminence de la malléole médiale : 15 B-cun Note : du rebord inférieur du condyle médial du tibia (SP9) à la proéminence de la malléole médial : 13 B-cun.Du rebord inférieur du condyle médial du tibia à l'apex de la rotule : 2 B-cun.	*Lingshu*
De la proéminence du grand trochanter à la fosse poplitée : 19 B-cun	*Lingshu*
Du pli interfessier à la fosse poplitée : 14 B-cun	*Tongren Shuxue Zhenjiu Tujing*
De la fosse poplitée à la proéminence de la malléole latérale : 16 B-cun	*Lingshu*
De la proéminence de la malléole médiale à la plante du pied : 3 B-cun	*Lingshu*

Méthode de mesure selon les doigts (F-cun)

La mesure selon les doigts (F-cun) se réfère à une méthode de mesure basée sur les dimensions des doigts du sujet mesuré. Cette méthode est principalement utilisée pour les membres inférieurs. Lors de la localisation d'un point d'acupuncture, le praticien peut utiliser cette méthode en plus de la méthode proportionnelle osseuse afin de vérifier la localisation standard d'un point d'acupuncture.

- F-cun du majeur : la distance entre les deux extrémités radiales des plis des articulations interphalangiennes du majeur est considérée comme 1 F-cun lorsque le pouce et le majeur sont fléchis de sorte à former un cercle. (Fig. 22)

- F-cun du pouce : la largeur de l'articulation interphalangienne du pouce est considérée comme un 1 F-cun. (Fig. 23)
- F-cun de largeur : lorsque l'index, le majeur, l'annulaire et l'auriculaire du sujet sont en extension et alignés, la largeur des quatre doigts au niveau du pli dorsal de l'articulation interphalangienne proximale du majeur est considérée comme 3 F-cun. (Fig. 24)

Ⅳ. Description de la localisation des points d'acupuncture

Lors de la description de la localisation d'un point d'acupuncture, il faut utiliser autant que possible une approche comportant des coordonnées verticales et horizontales, ce qui est réalisé en faisant croiser deux lignes après avoir vérifié la distance verticale (axe Y) puis la distance horizontale (axe X). La dernière édition de *International Anatomical Terminology* est utilisée pour décrire les parties anatomiques pertinentes lors de la description d'un point d'acupuncture.

La description de la localisation d'un point d'acupuncture ne contient pas le contenu de la méthode utilisée pour localiser le point. Des notes peuvent être ajoutées selon les besoins afin d'expliquer les positions corporelles spécifiques nécessaires à la localisation de certains points d'acupuncture, ainsi que les techniques utilisées pour localiser certains points de repère sur la surface corporelle, les mesures proportionnelles osseuses et les relations par rapport aux points d'acupuncture adjacents.

La position corporelle standard à adopter doit être expliquée globalement. Seuls les points nécessitant une position corporelle particulière devraient posséder des notes spécifiques dans leur description pertinente.

Les notes se basent sur la description littérale de la localisation des points d'acupuncture afin d'indiquer des informations supplémentaires concernant les éléments suivants :

- Position corporelle particulière nécessaire à la localisation du point d'acupuncture
- Méthode de mesure proportionnelle osseuse
- Explications concernant la localisation de certains points de repère anatomiques
- Relation avec des points d'acupuncture adjacents ou de référence
- Explications concernant les différences des points de repère de surface entre les différents sexes et individus

Ⅴ. Localisation des points d'acupuncture controversés

Le Bureau Régional du Pacifique Occidental de l'OMS a organisé de nombreuses réunions afin d'examiner 92 points d'acupuncture dont la localisation était controversée, résultant en un consensus sur 86 de ces points. Cependant, concernant les 6 points restants, les experts ont fait la décision temporaire suivante : la recherche scientifique doit continuer afin de résoudre la controverse concernant la localisation de ces points, à travers par exemple des essais cliniques multicentriques.

Les 6 points d'acupuncture en question sont LI29, LI20, PC8, PC9, GB30 et GV26. Dans ce standard, leurs localisations alternatives sont décrites sous la rubrique « remarque ».

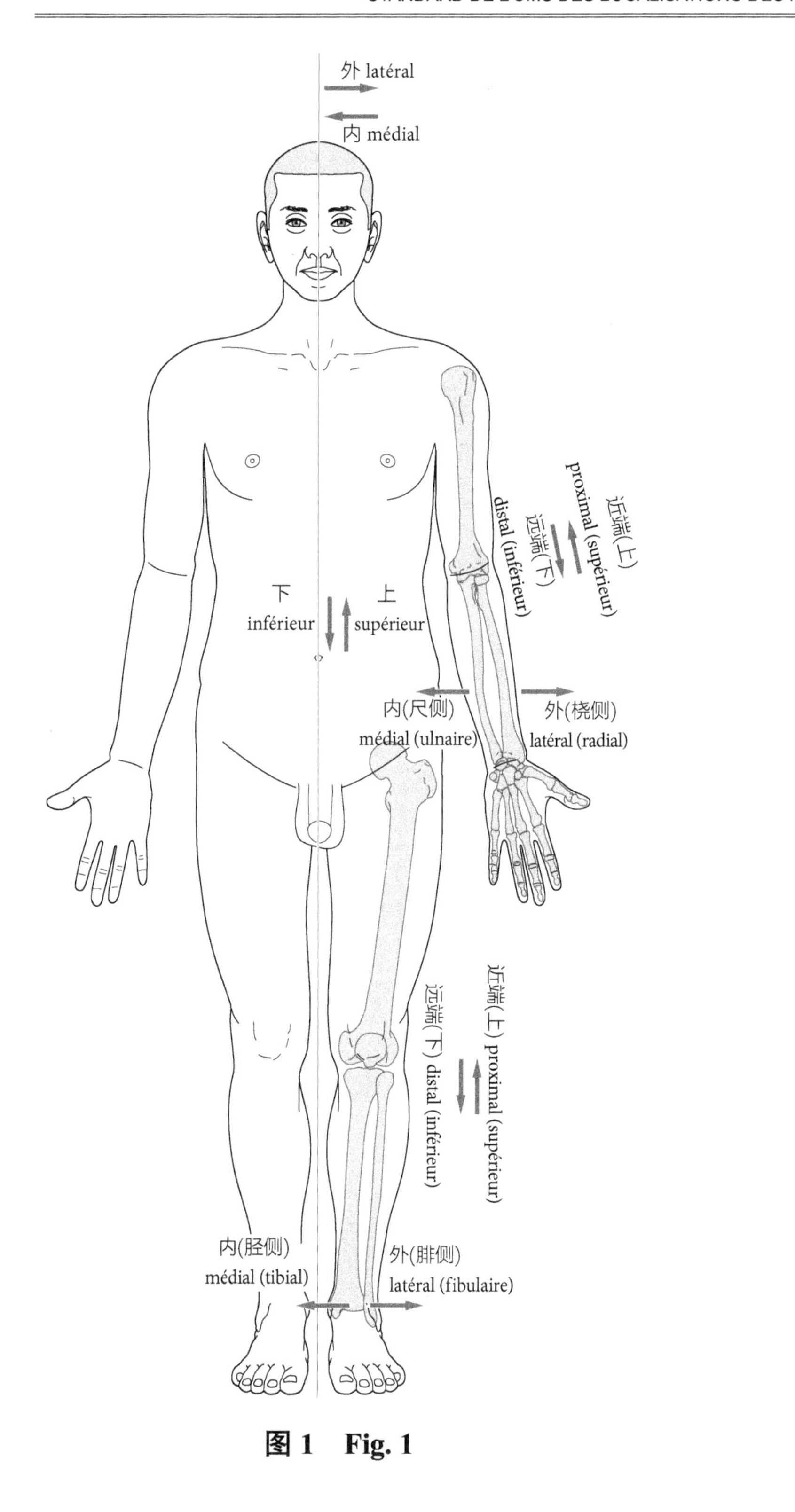

图 1 Fig. 1

后 postérieur 前 antérieur

图 2 Fig. 2

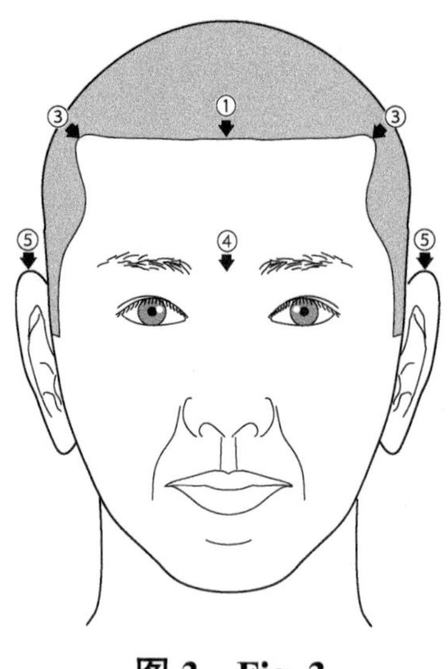

图 3 Fig. 3

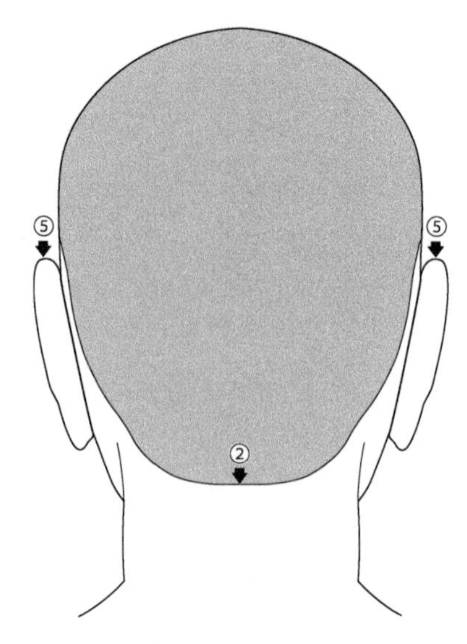

图 4 Fig. 4

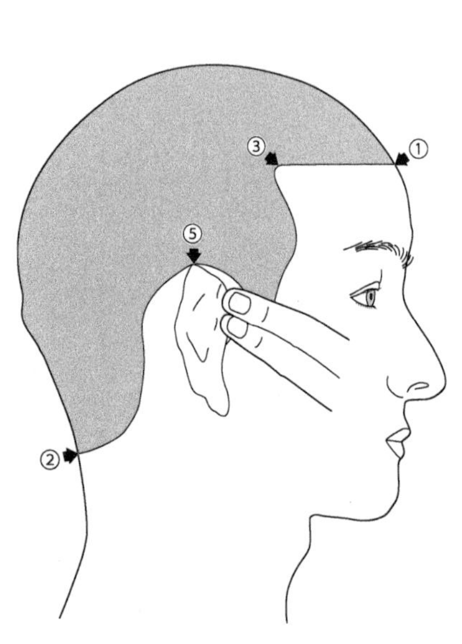

图 5 Fig. 5

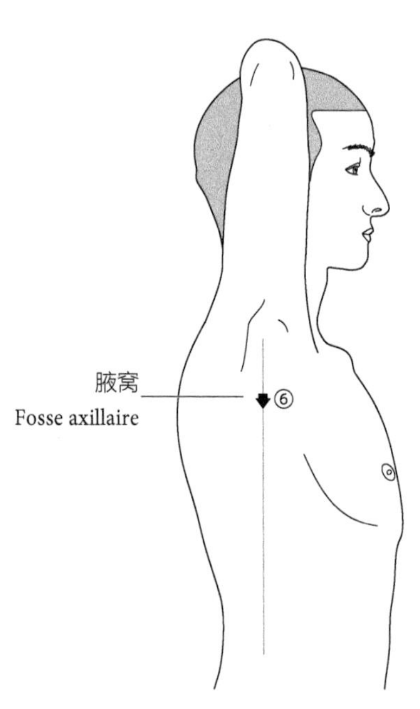

图 6 Fig. 6

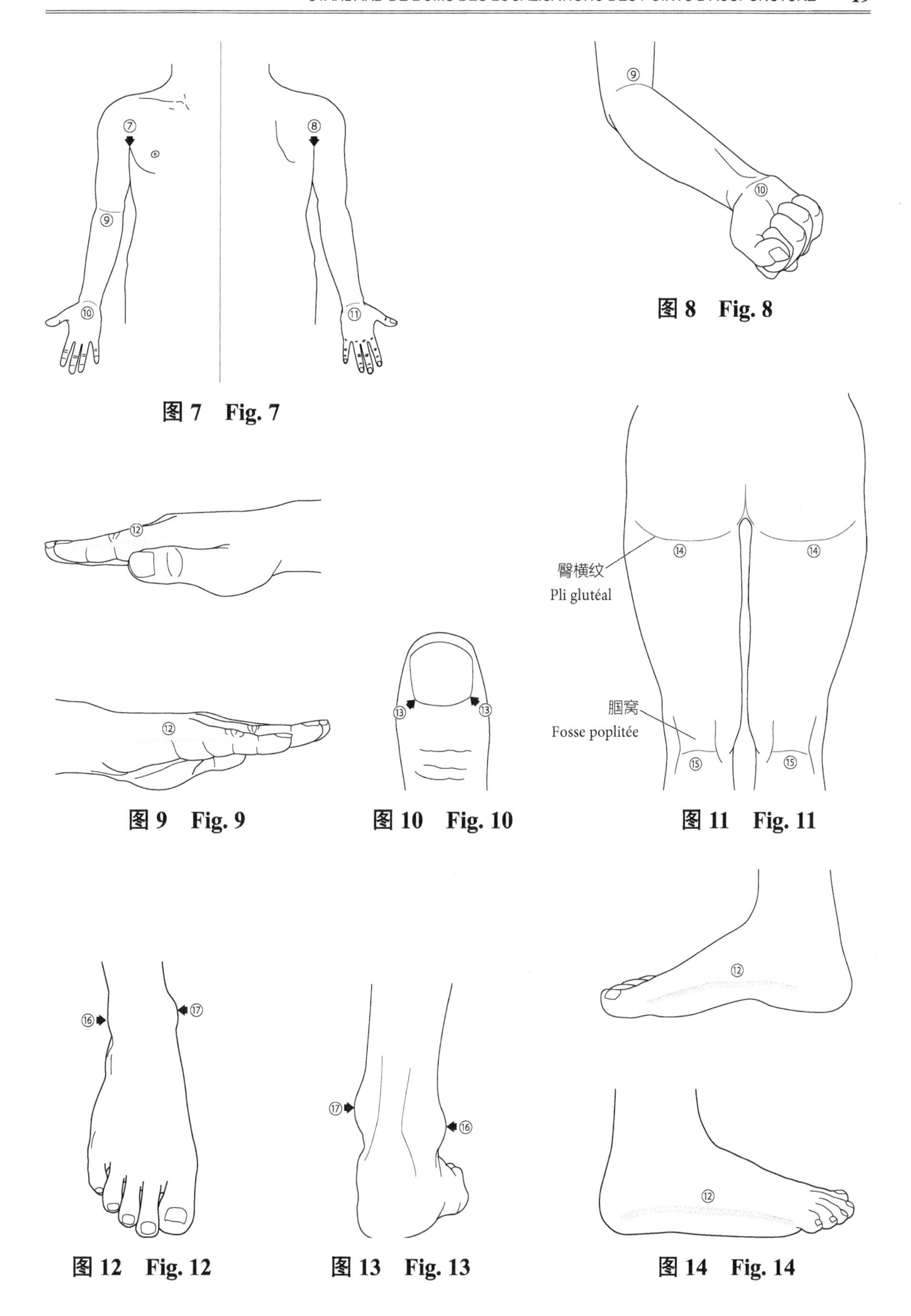

图 7 Fig. 7

图 8 Fig. 8

图 9 Fig. 9

图 10 Fig. 10

图 11 Fig. 11

图 12 Fig. 12

图 13 Fig. 13

图 14 Fig. 14

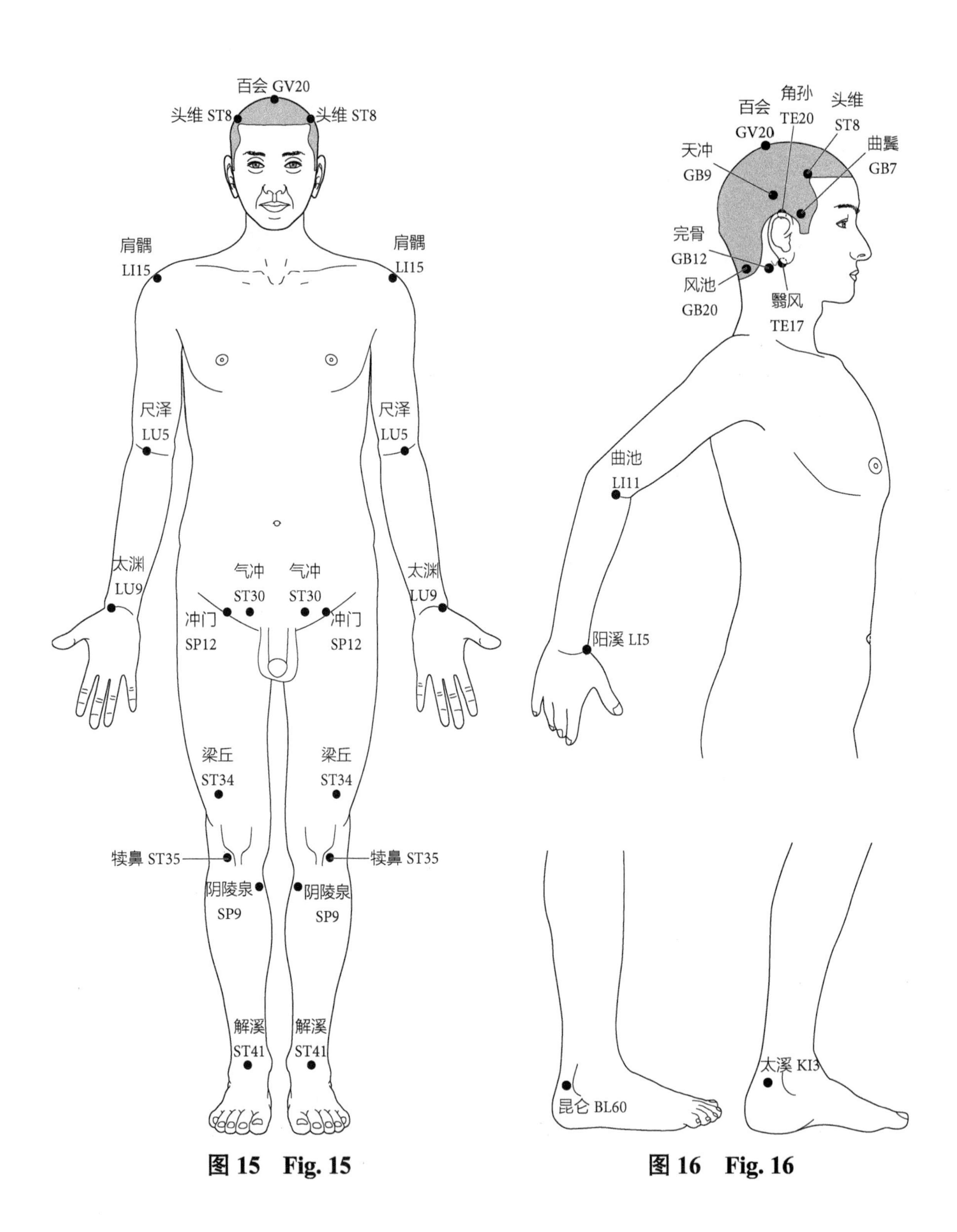

图 15 Fig. 15

图 16 Fig. 16

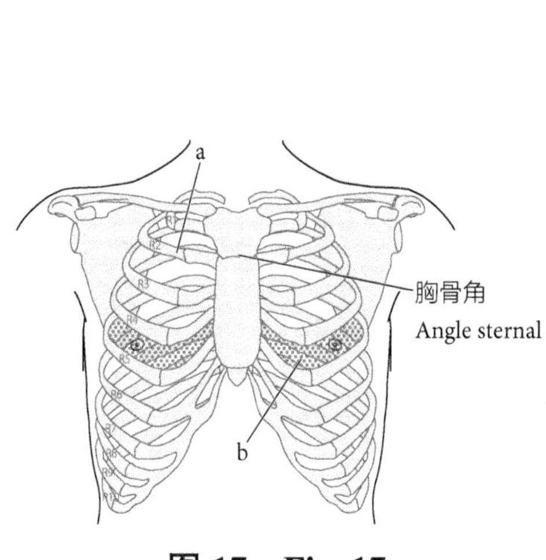

图 17 Fig. 17

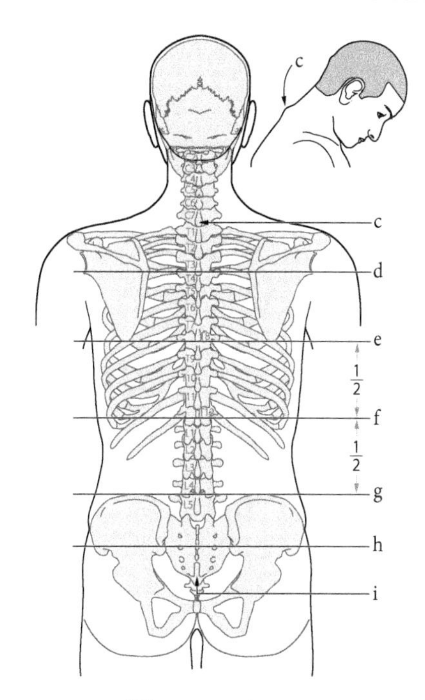

图 18 Fig. 18

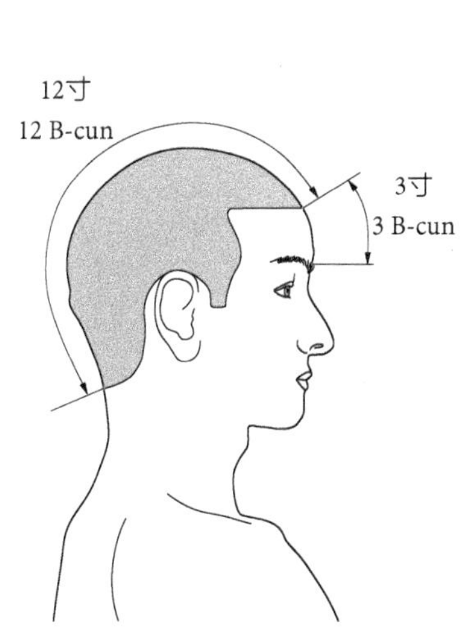

图 19 Fig. 19

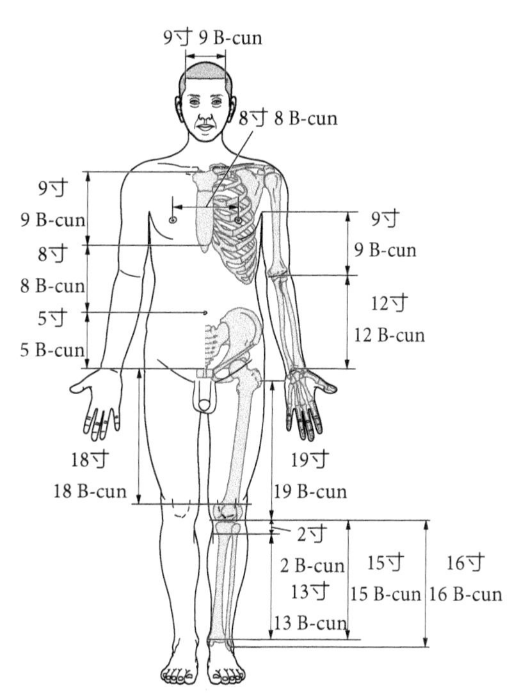

图 20 Fig. 20

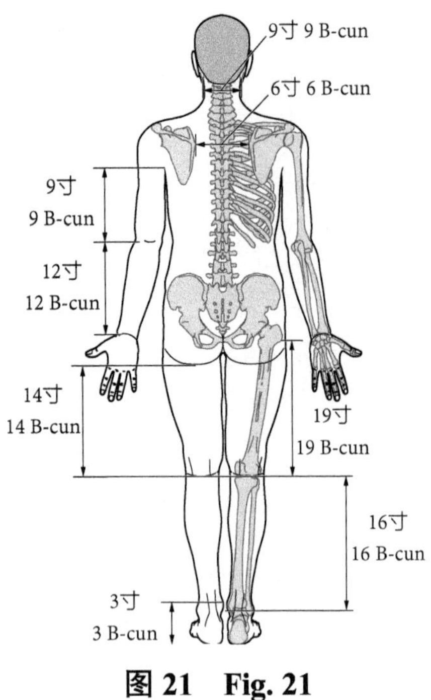

图 21 Fig. 21

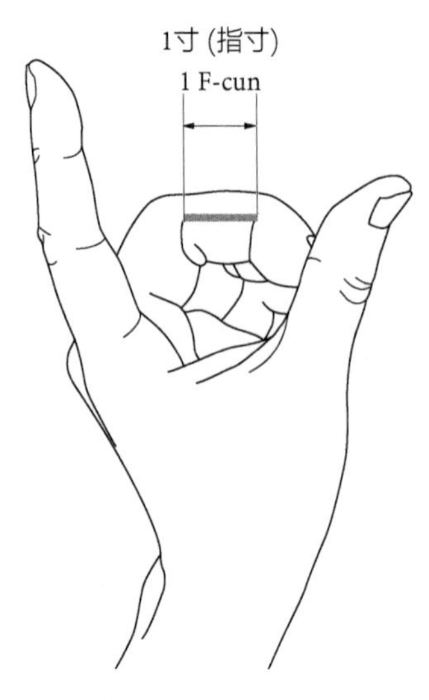

图 22 Fig. 22

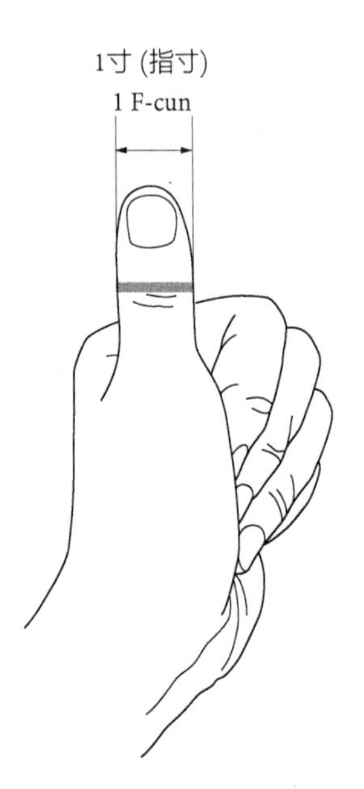

图 23 Fig. 23

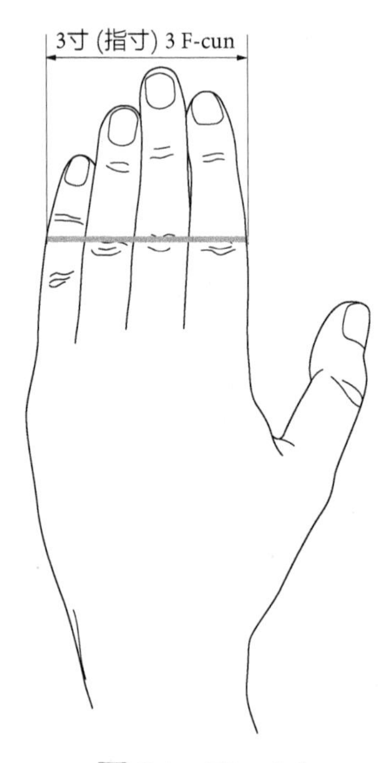

图 24 Fig. 24

世界卫生组织标准针灸经穴定位

STANDARD DE L'OMS DES LOCALISATIONS DES POINTS D'ACUPUNCTURE

手太阴肺经 Méridien des Poumons Tai Yin de la main

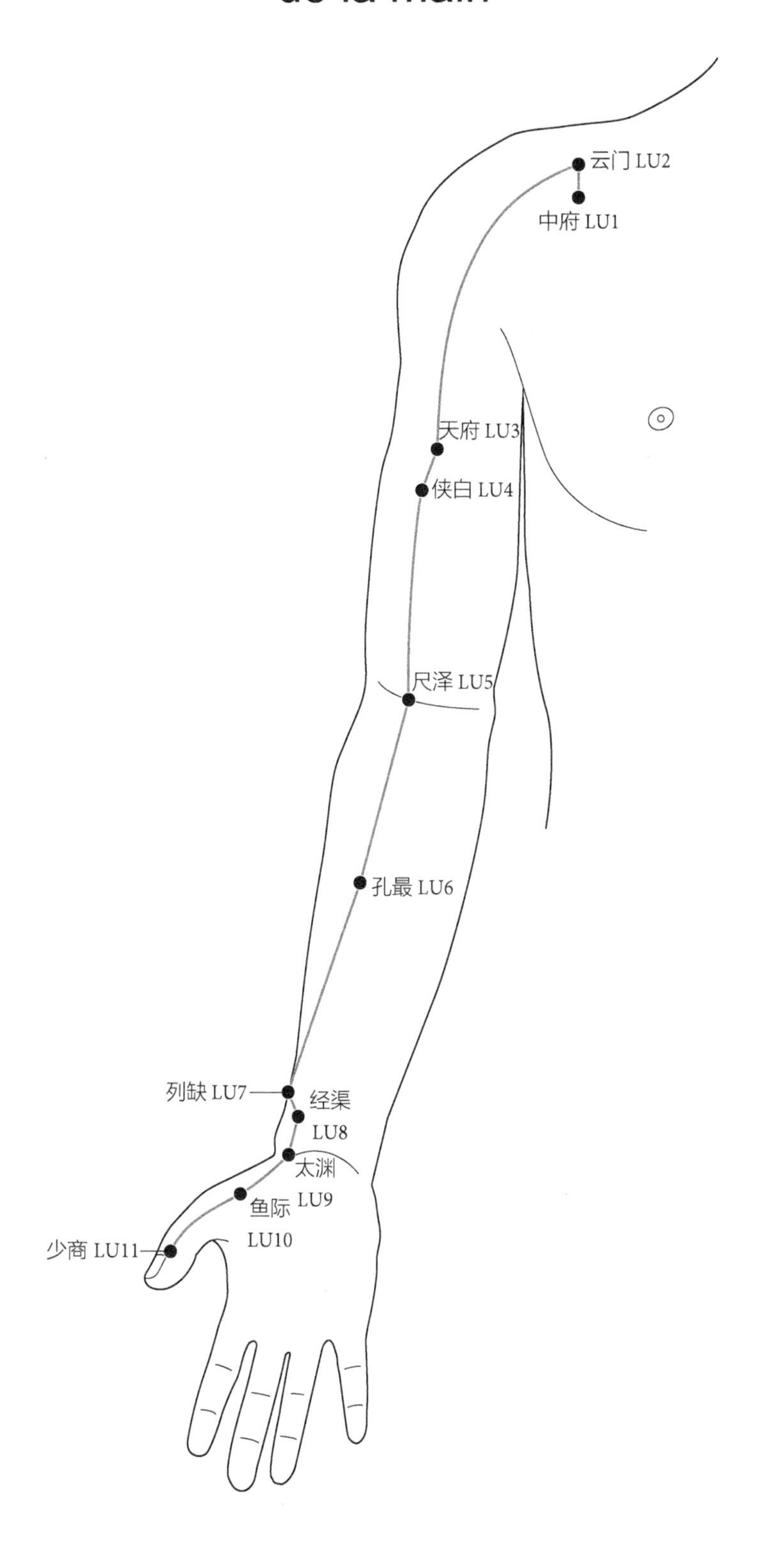

中府 Zhōngfǔ(LU1)

在前胸部，横平第1肋间隙，锁骨下窝外侧，前正中线旁开6寸。

注1：先确定云门(LU2)，中府即在云门下1寸。

注2：本穴与内侧的库房(ST14)、彧中(KI26)、华盖(CV20)，4穴略呈一弧形分布，其弧度与第1肋间隙弧度相应。

Sur la région thoracique antérieure, au niveau du premier espace intercostal, latéral à la fosse intraclaviculaire, latéral à la ligne médiane antérieure de 6 B-cun.

Note 1 : après avoir localisé LU2, LU1 est inférieur à LU2 de 1 B-cun.

Note 2 : ST14, KI26, CV20 et LU1 se trouvent sur la ligne transverse le long du premier espace intercostal.

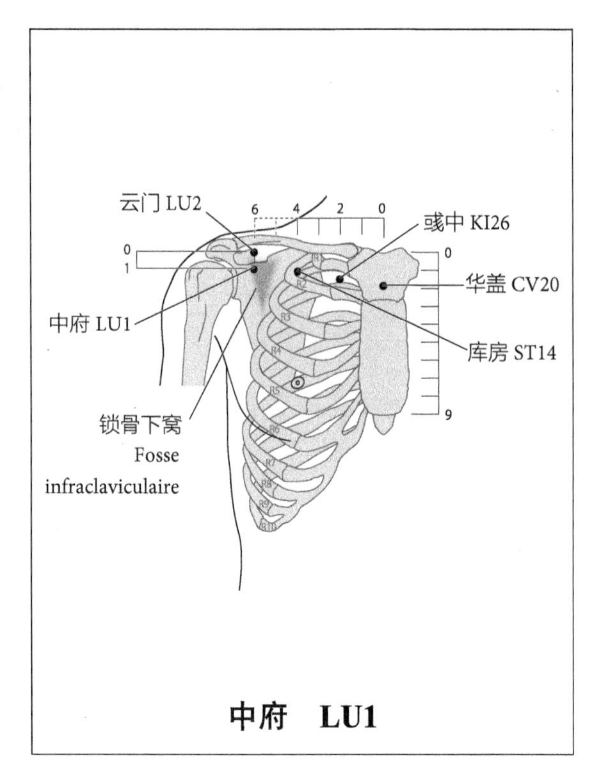

中府 LU1

云门 Yúnmén(LU2)

在前胸部，横平第1肋间隙，锁骨下窝外侧，前正中线旁开6寸。[1]

注1：先确定云门(LU2)，中府即在云门下1寸。

注2：本穴与内侧的库房(ST14)、彧中(KI26)、华盖(CV20)，4穴略呈一弧形分布，其弧度与第1肋间隙弧度相应。

Sur la région thoracique antérieure, dans la dépression de la fosse sous-claviculaire, médial au processus coracoïde, latéral à la ligne médiane antérieure de 6 B-cun.

Note 1 : lorsque le bras est légèrement fléchi et soumis à une résistance, afin de révéler le triangle deltopectoral, LU2 se trouve dans le centre de ce triangle.

Note 2 : ST13, KI27, CV21 et LU2 se trouvent sur la ligne transverse le long du rebord inférieur de la clavicule.

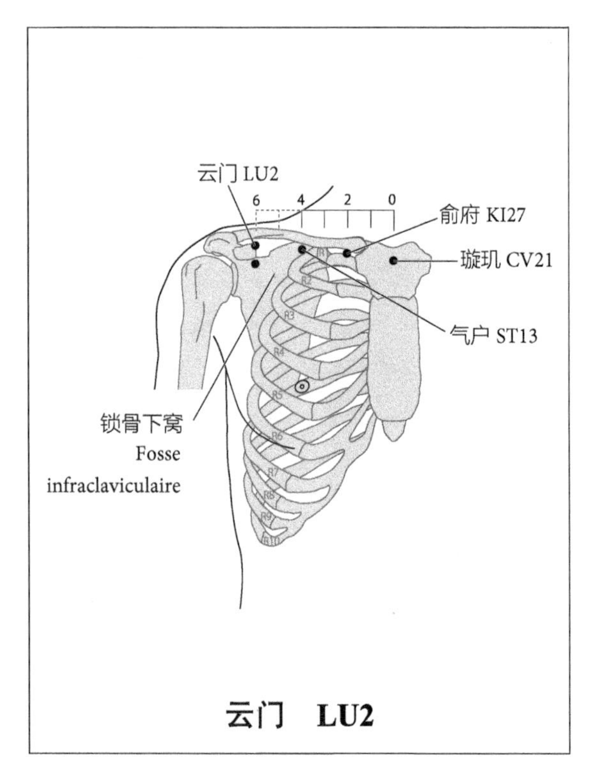

云门 LU2

[1] 云门穴应在喙突内缘，而在图中被标在了内上缘。LU2 devrait être sur le rebord médial du processus coracoïde, tandis qu'il est présenté ici comme supéromédial.

天府 Tiānfǔ（LU3）

在臂前外侧，腋前纹头下 3 寸，肱二头肌桡侧缘处。[2]

注：肱二头肌外侧沟平腋前纹头处至尺泽（LU5）连线的上 1/3 与下 2/3 的交界处。

Sur la face antérolatérale du bras, latéralement au bord du biceps brachial, 3 cun sous la strie antérieure du creux axillaire.

Note : longitudinalement, LU3 se trouve au même niveau que la jonction entre le tiers supérieur et les deux tiers inférieurs de la ligne connectant la dépression axillaire à LU5.

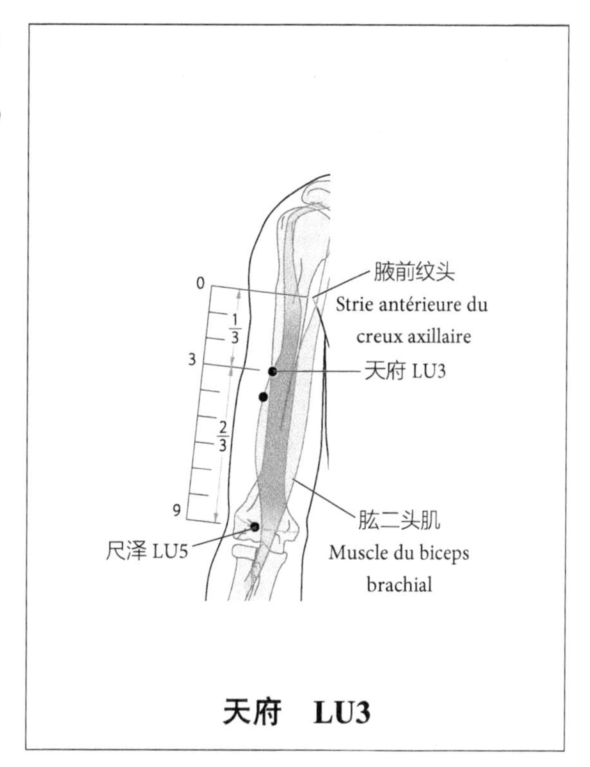

天府 LU3

[2] 在真人上，肱二头肌较图中所示明显要宽，而且在天府、侠白穴，肱二头肌内侧缘宽度没有突然的变化，二穴基本呈一直线排列。Sur un sujet réel, le muscle du biceps brachial est plus large que sur l'illustration et la largeur du muscle ne varie pas significativement au niveau de LU3 et LU4.Ces deux points se situent alors sur une ligne droite.

侠白 Xiábái（LU4）

在臂前外侧，腋前纹头下 4 寸，肱二头肌桡侧缘处。

Sur la face antérolatérale du bras, latéralement au bord du biceps brachial, 4 cun sous la strie antérieure du creux axillaire.

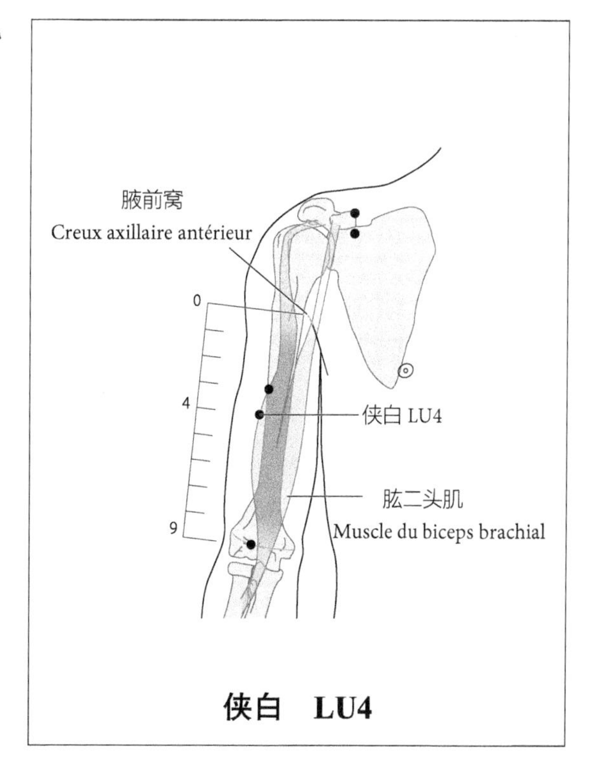

侠白 LU4

尺泽 Chǐzé（LU5）

在肘前侧，肘横纹上，肱二头肌腱桡侧缘凹陷中。

注：屈肘，肘横纹上曲池（LI11）与曲泽（PC3）之间，与曲泽相隔一肌腱（肱二头肌腱）。

Sur la face antérieure du coude, dans la fosse cubitale, au bord du tendon du biceps brachial.

Note : lorsque le coude est fléchi, LU5 se trouve dans la fosse cubitale, entre LI11 et PC3, séparé de ce dernier par le tendon du biceps brachial.

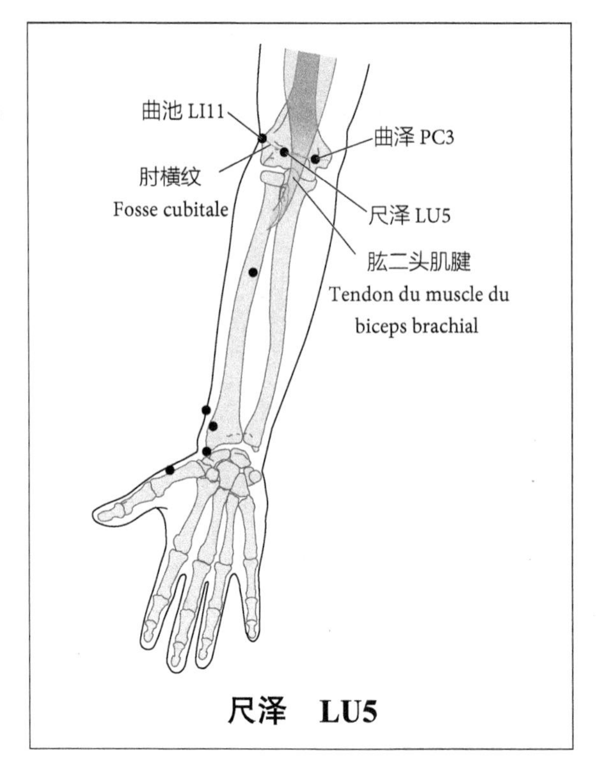

尺泽 LU5

孔最 Kǒngzuì（LU6）

在前臂前外侧，腕掌侧横纹上7寸，尺泽（LU5）与太渊（LU9）连线上。

注：尺泽（LU5）下5寸，即尺泽（LU5）与太渊（LU9）连线的中点上1寸。

Sur la face antérolatérale de l'avant-bras, sur la ligne reliant LU5 à LU9, supérieur au pli du poignet de 7 B-cun.

Note : LU6 est inférieur à LU5 de 5 cun et supérieur au milieu de la ligne entre LU5 et LU9 de 1 cun.

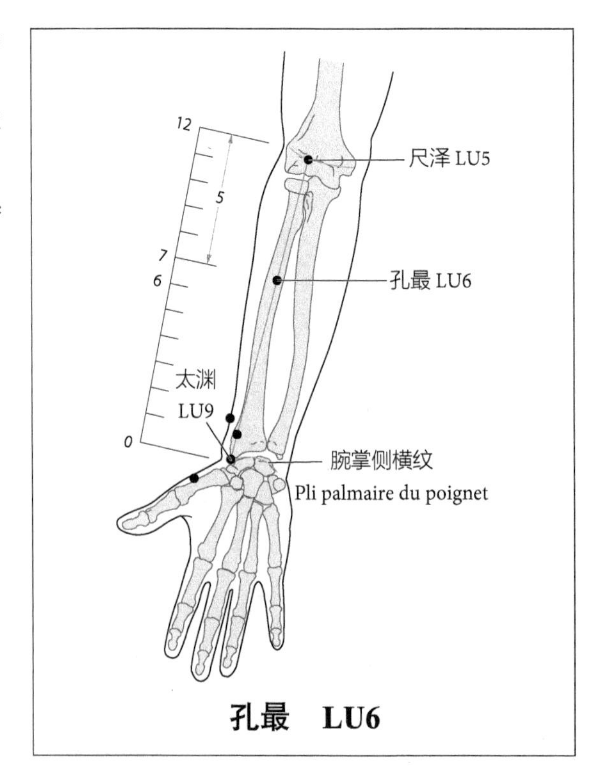

孔最 LU6

列缺 Lièquē（LU7）

在前臂桡侧，腕掌侧横纹上 1.5 寸，拇短伸肌腱与拇长展肌腱之间，拇长展肌腱沟的凹陷中。

Sur le bord radial de l'avant-bras, entre les tendons du muscle long abducteur du pouce et du muscle court extenseur du pouce, dans la dépression du tendon du muscle abducteur long du pouce, supérieur au pli du poignet de 1,5 B-cun.

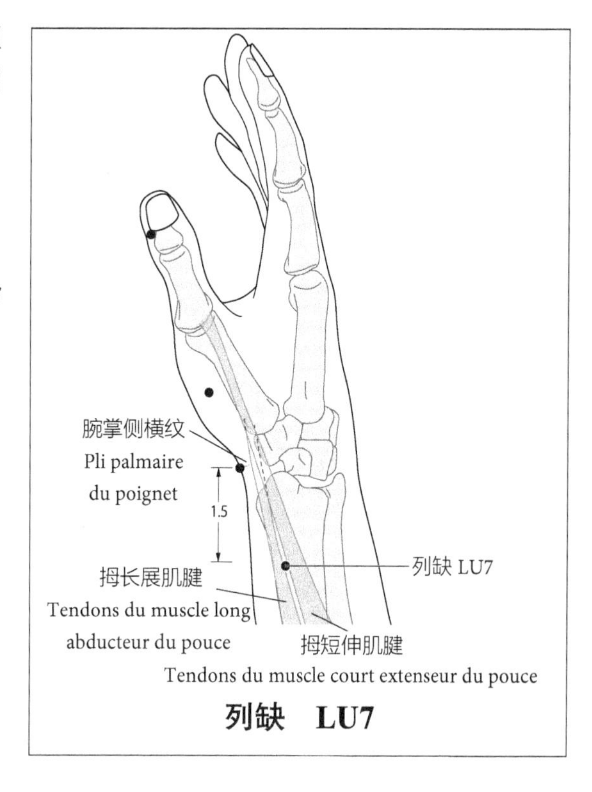

列缺 LU7

经渠 Jīngqú（LU8）

在前臂前外侧，腕掌侧横纹上 1 寸，桡骨茎突与桡动脉之间。

注：太渊上 1 寸。

Sur la face antérolatérale de l'avant-bras, entre le processus styloïde du radius et l'artère radiale, supérieur au pli du poignet de 1 B-cun.

Note : supérieur à LU9 de 1 B-cun.

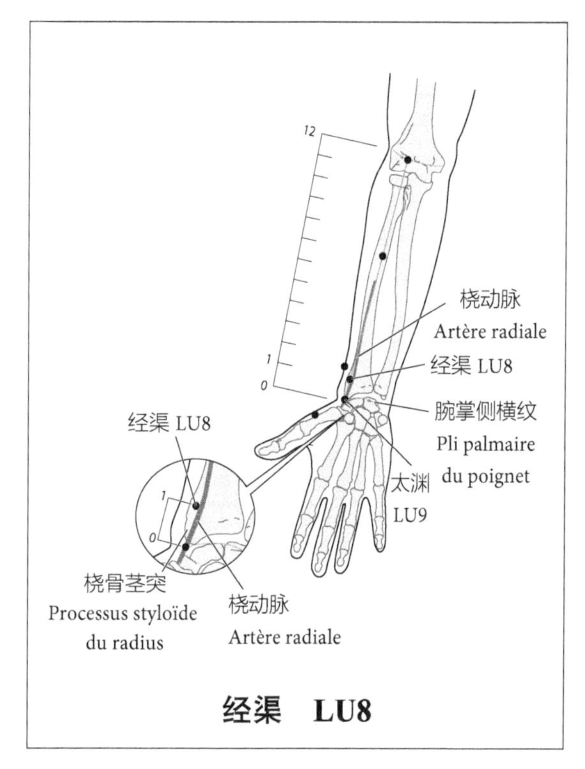

经渠 LU8

太渊 Tàiyuān（LU9）

在腕前外侧，桡骨茎突与手舟骨之间，拇长展肌腱尺侧凹陷中。

注：在腕掌侧横纹桡侧，桡动脉搏动处

Sur la face antérolatérale du poignet, entre le processus styloïde du radius et l'os scaphoïde, dans la dépression à côté du tendon du muscle long abducteur du pouce.

Note : sur la face radiale du pli du poignet, au niveau de l'artère radiale.

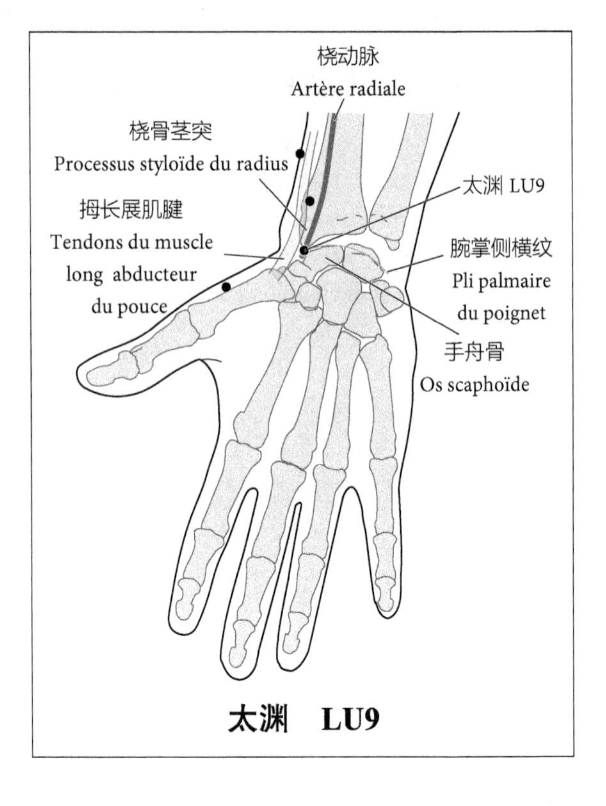

太渊 LU9

鱼际 Yújì（LU10）

在手掌，第1掌骨桡侧中点，赤白肉际处。

Sur la paume, radial au centre du premier os métacarpien, à la limite entre la chair rouge et blanche.

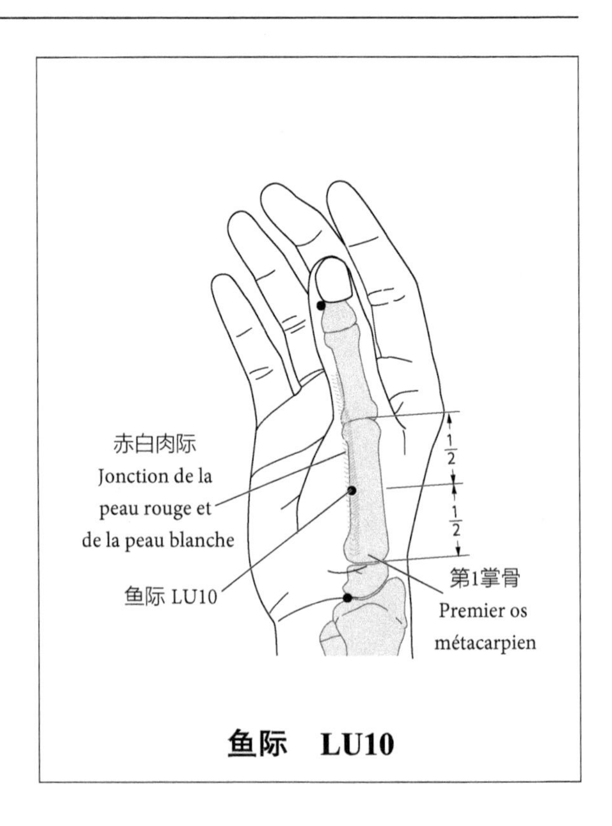

鱼际 LU10

少商 Shàoshāng（LU11）

在手指，拇指末节桡侧，指甲根角侧上方 0.1 寸（指寸），沿指甲桡侧画一垂线与指甲基底缘水平线交点处。

Sur le pouce, radial à la phalange distale, proximolatéral au coin radial de l'ongle de 0,1 F-cun, à l'intersection entre la ligne verticale du rebord radial de l'ongle et la ligne horizontale de la base de l'ongle.

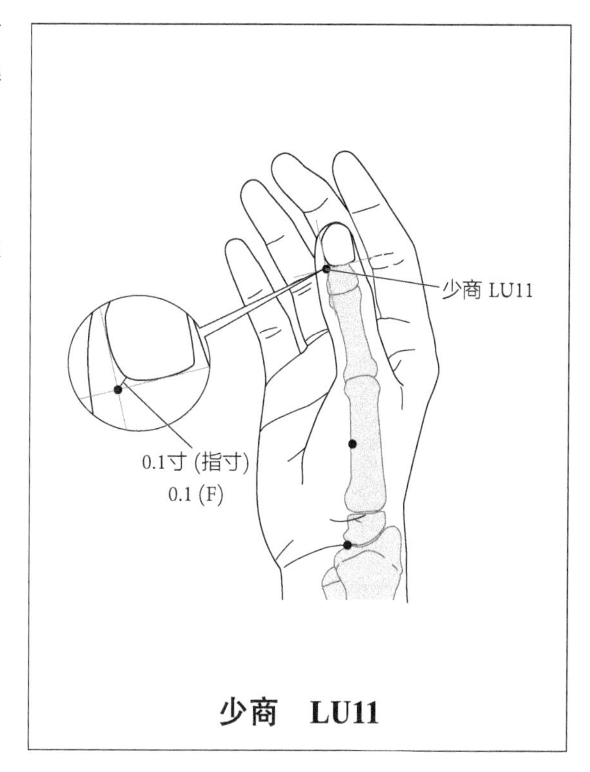

少商 LU11

手阳明大肠经 Méridien du Gros Intestin Yang Ming de la main

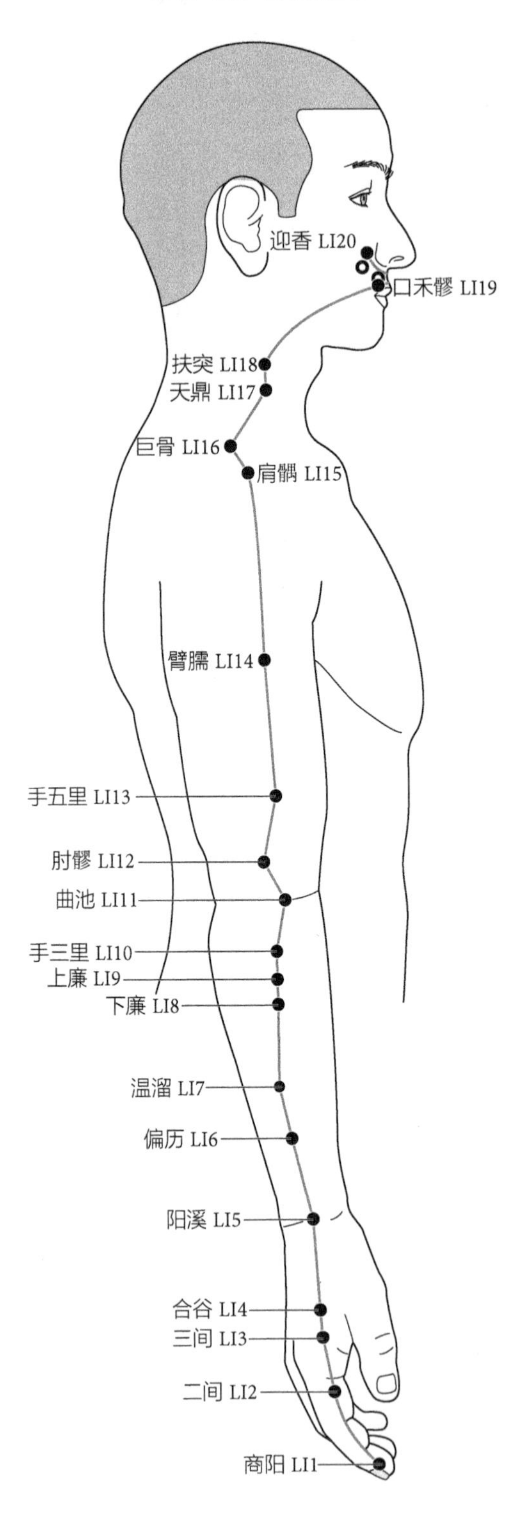

商阳 Shāngyáng（LI1）

在手指，示指末节桡侧，指甲根角侧上方 0.1 寸（指寸），沿指甲桡侧画一垂线与指甲基底缘水平线交点处。

Sur l'index, radial à la phalange distale, proximolatéral au coin radial de l'ongle de l'index de 0,1 F-cun, à l'intersection entre la ligne verticale du rebord radial de l'ongle et la ligne horizontale de la base de l'ongle.

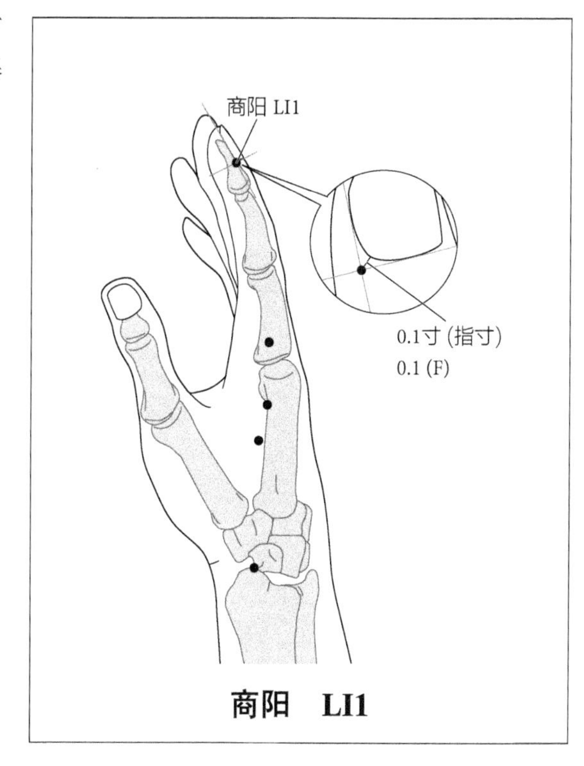

商阳 LI1

二间 Èrjiān（LI2）

在手指，第 2 掌指关节桡侧远端赤白肉际凹陷处。

Sur l'index, sur le bord radial de la deuxième articulation métacarpo-phalangienne, à la jonction de la peau rouge et de la peau blanche.

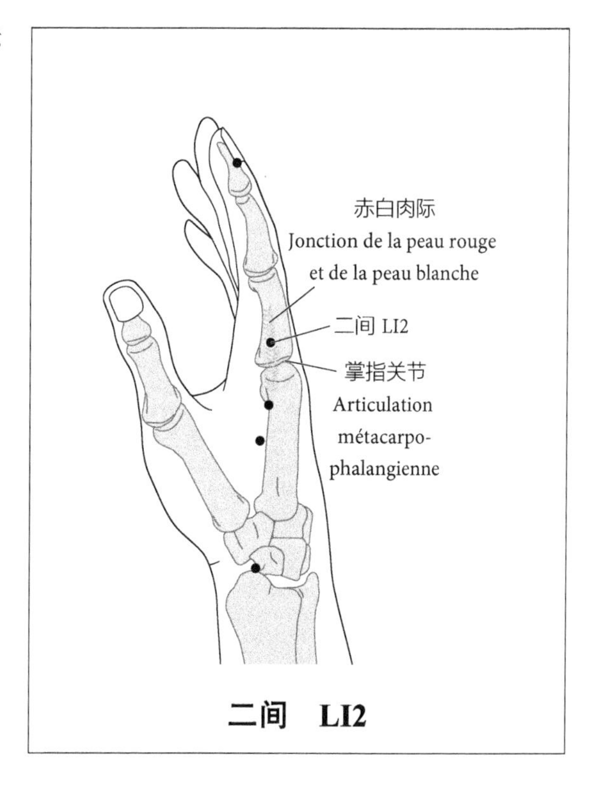

二间 LI2

三间 Sānjiān（LI3）

在手背，第 2 掌指关节桡侧近端凹陷中。

Sur le dos de la main, dans la dépression radiale et proximale à la deuxième articulation métacarpo-phalangienne.

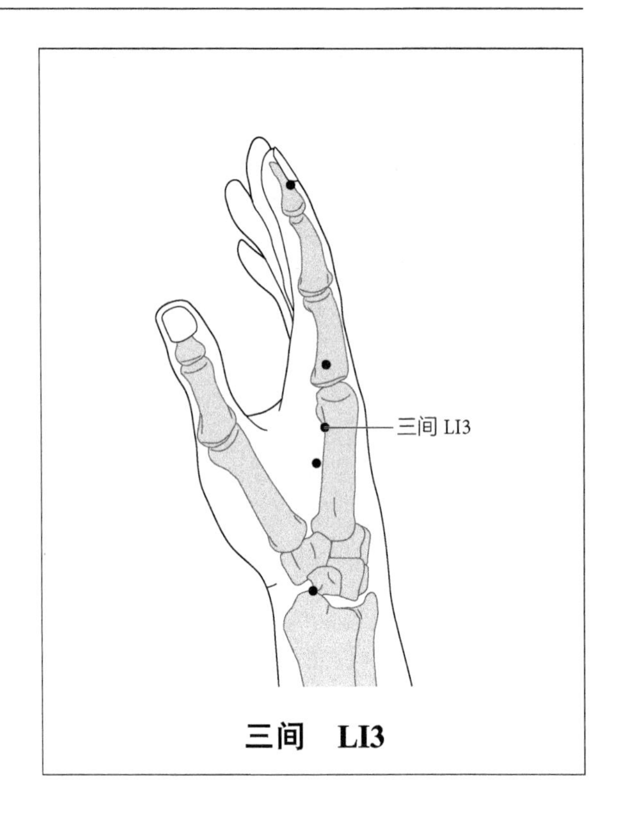

三间 LI3

合谷 Hégǔ（LI4）

在手背，第 2 掌骨桡侧的中点处。

Sur le dos de la main, radial au centre du second os métacarpien.

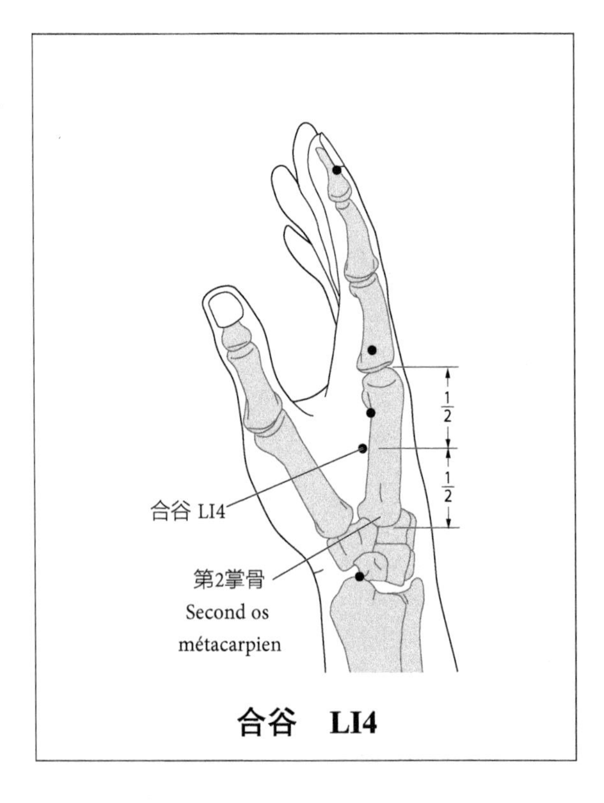

合谷 LI4

阳溪 Yángxī（LI5）

在腕后外侧，腕背侧横纹桡侧，桡骨茎突远端，解剖学“鼻烟窝”凹陷中。

注：手拇指充分外展和后伸时，手背外侧部拇长伸肌腱与拇短伸肌腱之间形成一明显的凹陷即是解剖学“鼻烟窝”。

Sur la face postérolatérale du poignet, sur le bord radial de la strie transversale du dos de la main, distal à l'hypophyse styloïde du radius, dans la dépression de la tabatière anatomique.

Note : la dépression de la tabatière anatomique est formée lorsque le pouce est en abduction totale et se trouve entre les tendons des muscles long et court extenseurs du pouce.

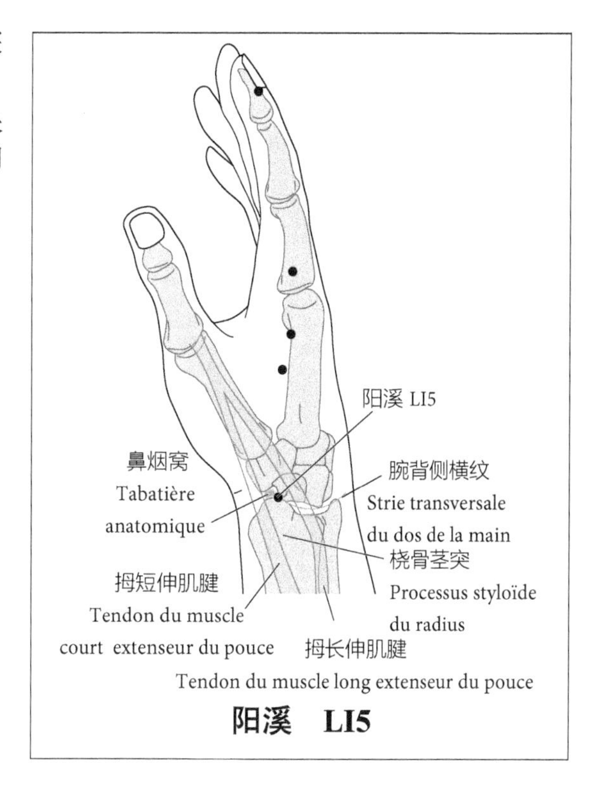

阳溪 LI5

偏历 Piānlì（LI6）

在前臂后外侧，腕背侧横纹上 3 寸，阳溪（LI5）与曲池（LI11）连线上。[3]

注：阳溪（LI5）至曲池（LI11）连线的上 3/4 与下 1/4 的交点处。

Sur la face postérolatérale de l'avant-bras, sur la ligne reliant LI5 et LI11, supérieur à la strie transversale du dos de la main de 3 B-cun.

Note : GI6 se trouve à la jonction entre les trois quarts supérieurs et le quart inférieur de la ligne reliant LI5 et LI11.

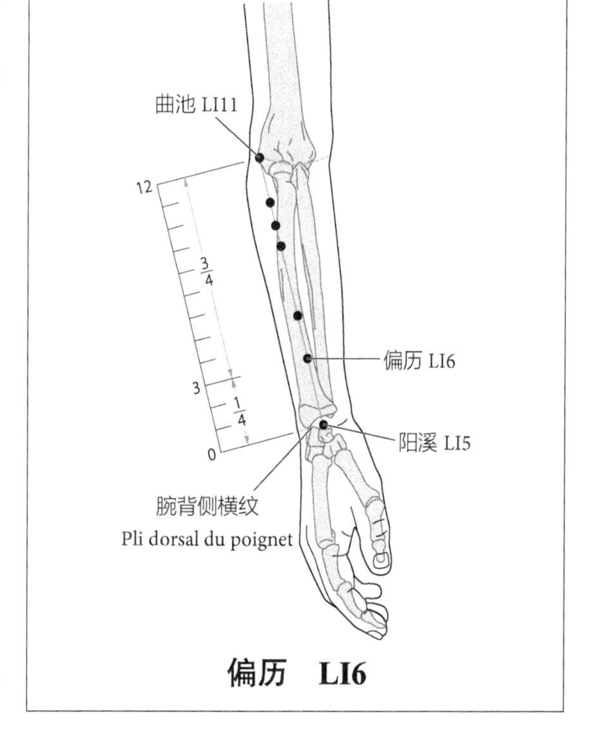

偏历 LI6

[3] 图 LI6 ~ LI10 应当是标准解剖姿势的侧视图，或者是横肱屈肘拇指向上姿势。Sur l'illustration, LI6 – LI10 sont en vue latérale standard anatomique

温溜 Wēnliū（LI7）

在前臂后外侧，腕背侧横纹上 5 寸，阳溪（LI5）与曲池（LI11）连线上。

Sur la face postérolatérale de l'avant-bras, sur la ligne reliant LI5 à LI11, supérieur à la strie transversale du dos de la main de 5 B-cun.

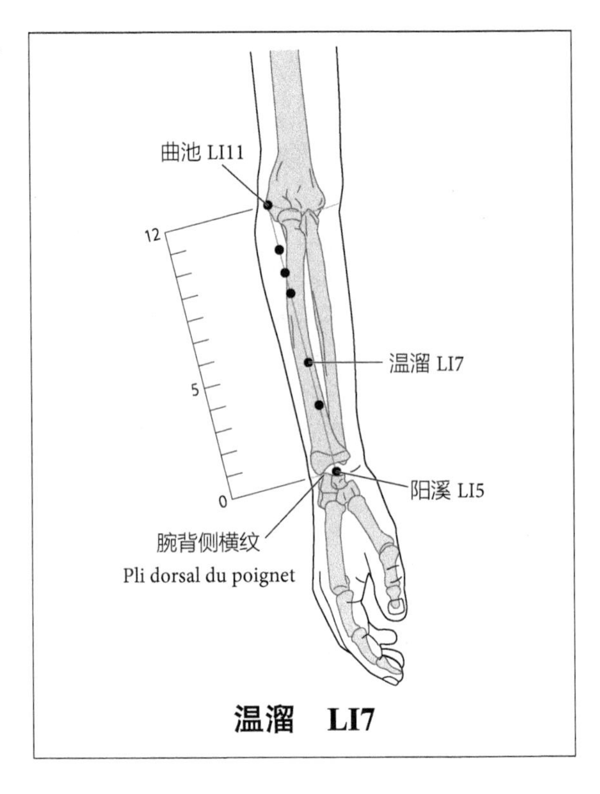

温溜 LI7

下廉 Xiàlián（LI8）

在前臂后外侧，肘横纹下 4 寸，阳溪（LI5）与曲池（LI11）连线上。

注：阳溪（LI5）至曲池（LI11）连线的上 1/3 与下 2/3 的交点处，上廉（LI9）下 1 寸。

Sur la face postérolatérale de l'avant-bras, sur la ligne reliant LI5 à LI11, supérieur à la fosse cubitale de 4 B-cun.

Note : LI8 est situé à la jonction du tiers supérieur et des deux tiers inférieurs de la ligne reliant LI5 et LI11, à 1 B-cun en dessous de LI9.

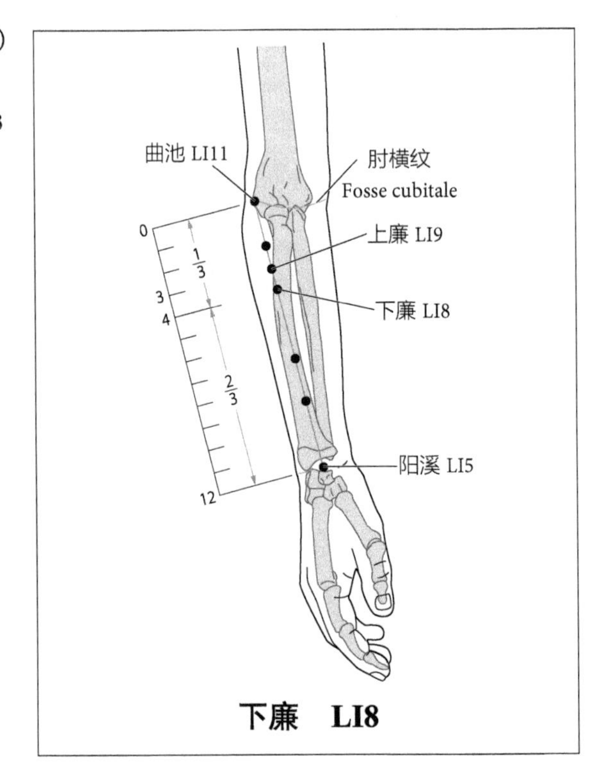

下廉 LI8

上廉 Shànglián（LI9）

在前臂后外侧，肘横纹下3寸，曲池（LI11）与阳溪（LI5）连线上。

Sur la face postérolatérale de l'avant-bras, sur la ligne reliant LI5 à LI11, inférieur à la fosse cubitale de 3 B-cun.

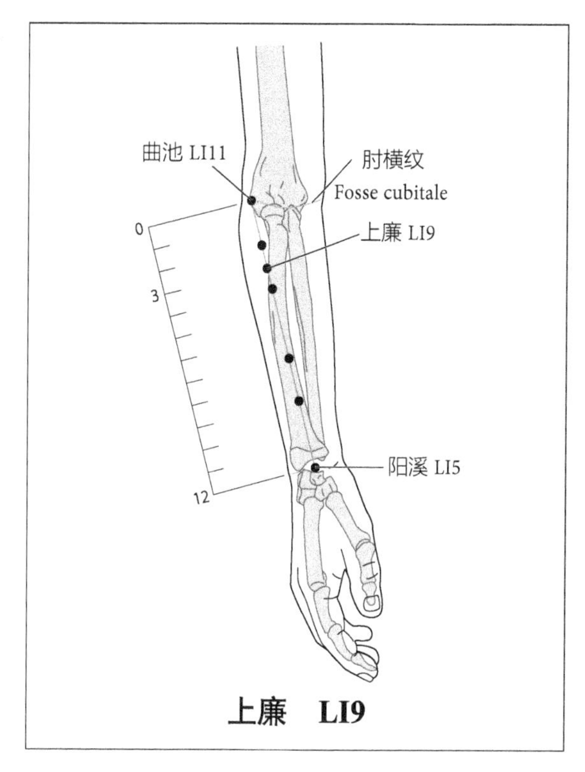

上廉 LI9

手三里 Shǒusānlǐ（LI10）

在前臂后外侧，肘横纹下2寸，曲池（LI11）与阳溪（LI5）连线上。

Sur la face postérolatérale de l'avant-bras, sur la ligne reliant LI5 à LI11, inférieur à la fosse cubitale de 2 B-cun.

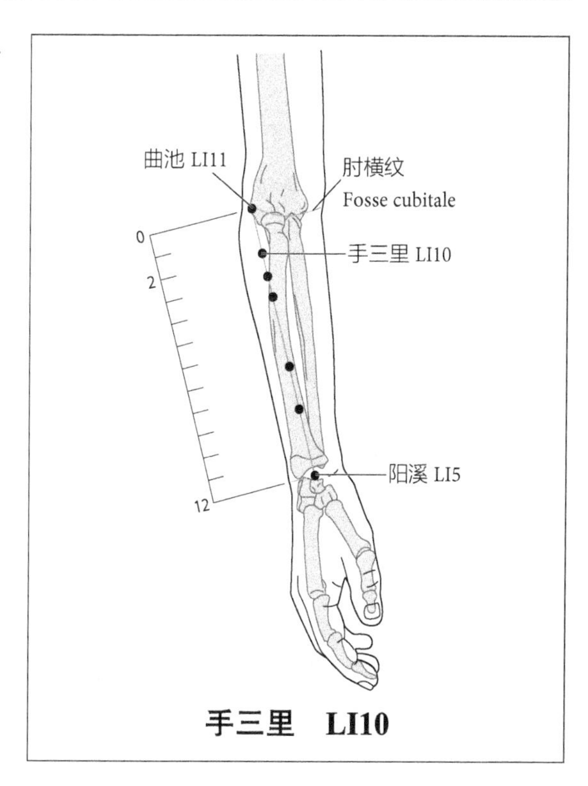

手三里 LI10

曲池　Qūchí（LI11）

在肘外侧，尺泽穴（LU5）与肱骨外上髁连线的中点处。

注：极度屈肘时，肘横纹桡侧端凹陷中。

Sur la face latérale du coude, au centre de la ligne reliant LU5 et l'épicondyle latéral de l'humérus.

Note : lorsque le coude est entièrement fléchi, LI11 se trouve dans la dépression de l'extrémité latérale de la fosse cubitale.

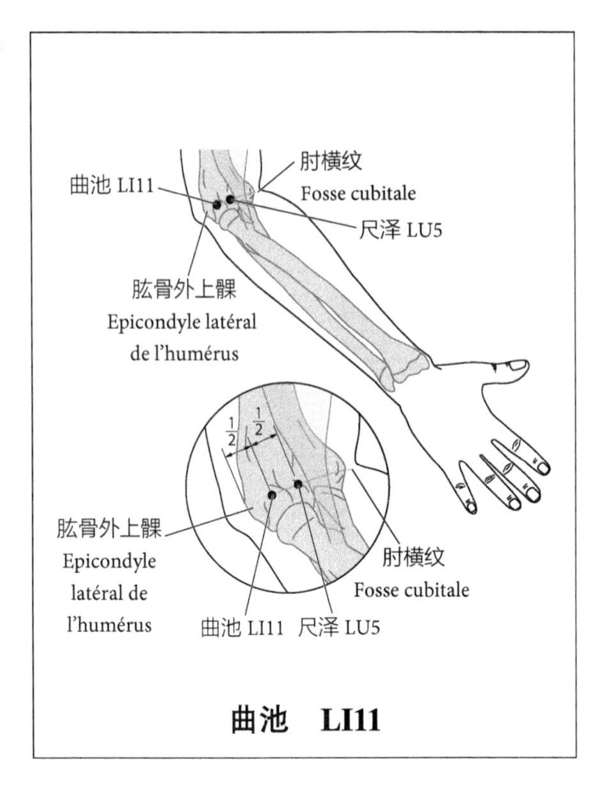

曲池　LI11

肘髎　Zhǒuliáo（LI12）

在肘后外侧，肱骨外上髁上缘，髁上嵴的前缘。[4]

Sur la face postérolatérale du coude, supérieur à l'épicondyle latéral de l'humérus, antérieur à la crête supraépicondylaire latérale.

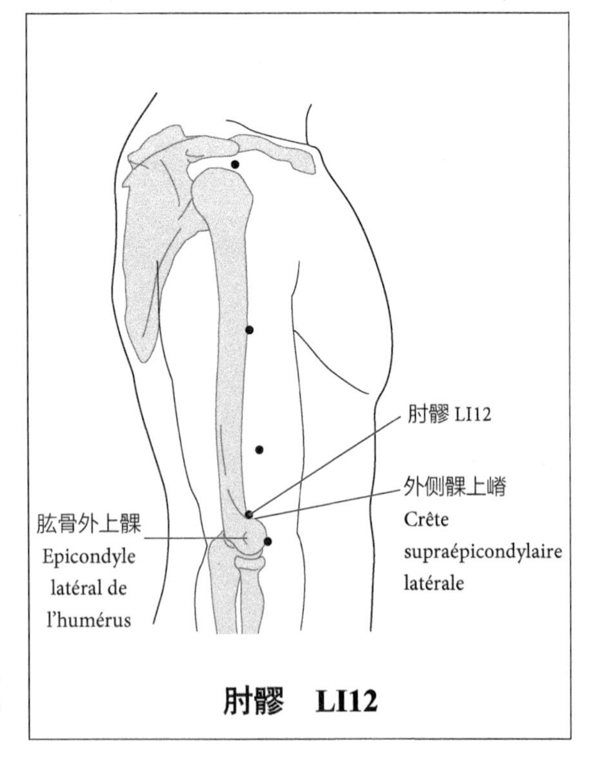

肘髎　LI12

[4] Selon le texte, ce point est antérieur à la crête supraépicondylaire latérale.Or, il est présenté sur l'illustration à la surface de l'épicondyle latéral de l'humérus.

手五里 Shǒuwǔlǐ（LI13）

在臂外侧，肘横纹上 3 寸处，曲池（LI11）与肩髃（LI15）连线上。

Sur la face latérale du bras, sur la ligne reliant LI11 à LI15, supérieur à la fosse cubitale de 3 B-cun.

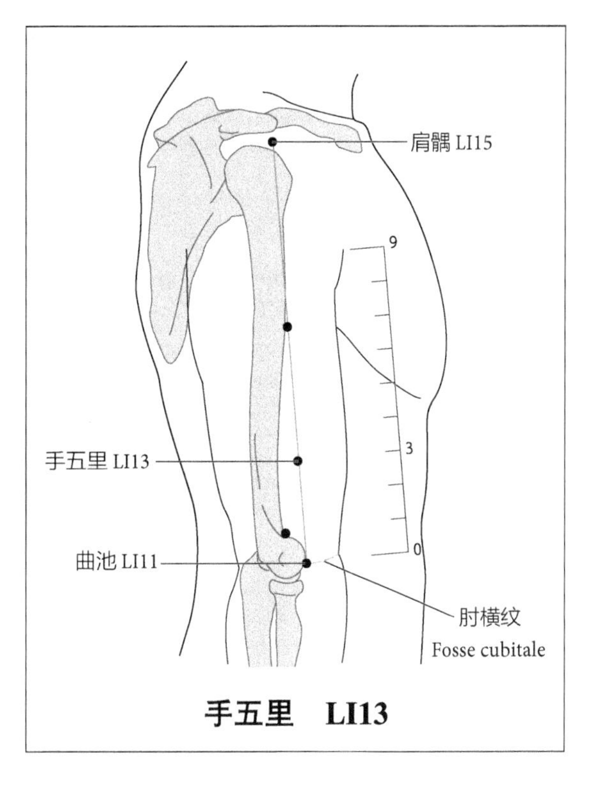

手五里 LI13

臂臑 Bìnào（LI14）

在臂外侧，曲池（LI11）上 7 寸，三角肌前缘处。

Sur la face latérale du bras, directement antérieur au bord du muscle deltoïde, à 7 B-cun au-dessus de LI11.

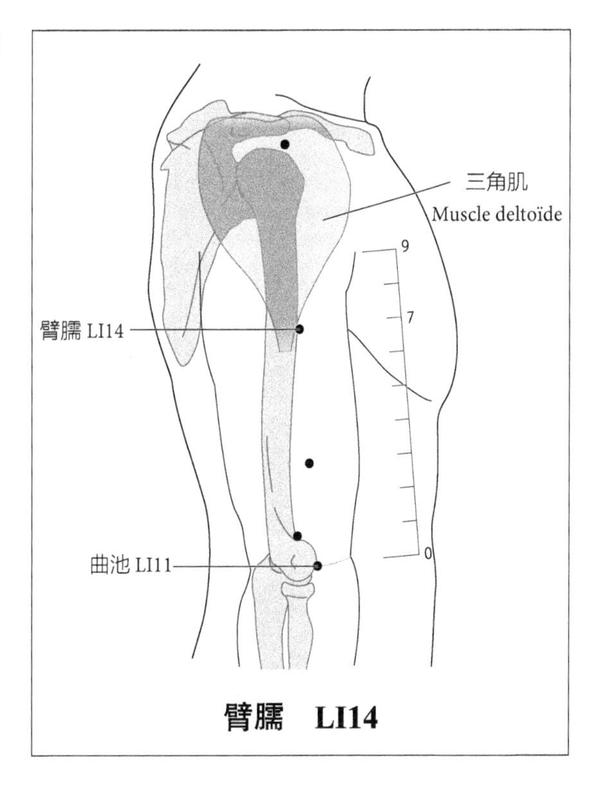

臂臑 LI14

肩髃　Jiānyú（LI15）

在肩带部，肩峰外侧缘前端与肱骨大结节两骨间凹陷中。

注：屈臂外展，肩峰外侧缘前后端呈现两个凹陷，前一较深凹陷即本穴，后一凹陷为肩髎（TE14）。

Sur la ceinture scapulaire, dans la fosse entre l'extrémité antérieure du rebord latéral de l'acromion et le tubercule majeur de l'humérus.

Note : lorsque le bras est en abduction, deux creux apparaissent, antérieurement et postérieurement à l'acromion. LI15 se situe dans la dépression profonde antérieure à l'acromion. TE14 se trouve dans la dépression postérieure.

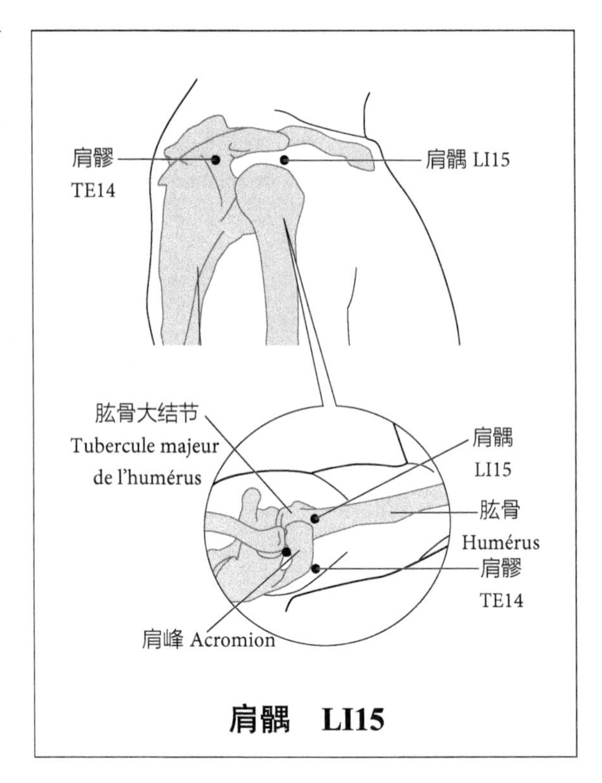

肩髃　LI15

巨骨　Jùgǔ（LI16）

在肩带部，锁骨肩峰端与肩胛冈之间的凹陷中。

注：冈上窝外端两骨间凹陷中。

Sur la ceinture scapulaire, dans la dépression entre l'extrémité de l'acromion de la clavicule et l'épine scapulaire.

Note : dans la dépression entre les deux os latéraux à la fosse suprascapulaire.

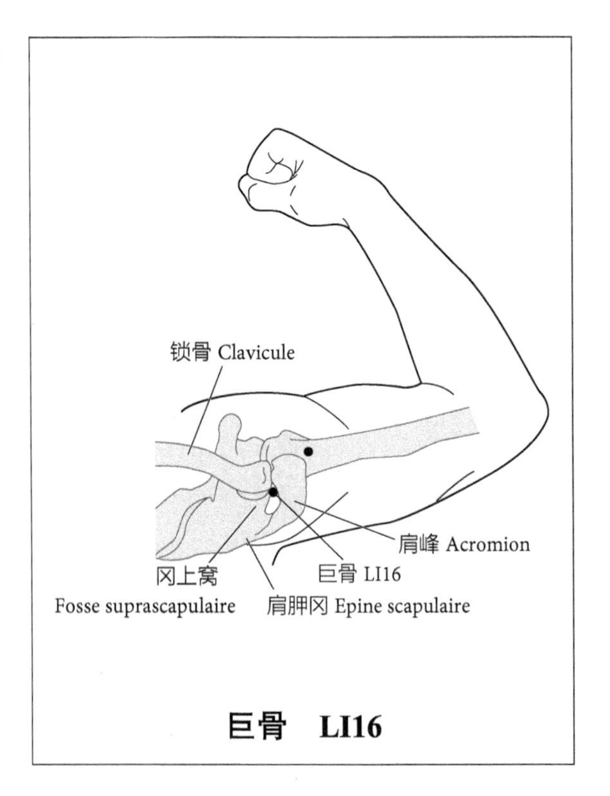

巨骨　LI16

天鼎 Tiāndǐng（LI17）

在颈前部，横平环状软骨，胸锁乳突肌后缘。

注：扶突（LI18）直下，横平水突（ST10）。

Sur la face antérieure du cou, au même niveau que le cartilage cricoïde, sur le bord postérieur du muscle sterno-cléido-mastoïdien.

Note : directement inférieur à LI18, au même niveau que ST10.

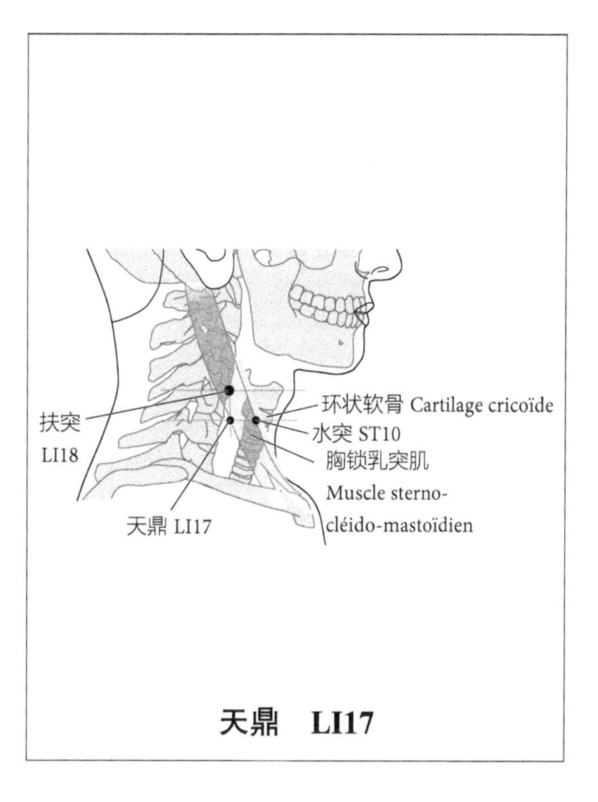

天鼎 LI17

扶突 Fútū（LI18）

在颈前部，横平甲状软骨上缘，胸锁乳突肌前、后缘中间。

Sur la face antérieure du cou, au même niveau que le rebord supérieur du cartilage thyroïdien, entre les bords antérieurs et postérieurs du muscle sterno-cléido-mastoïdien.

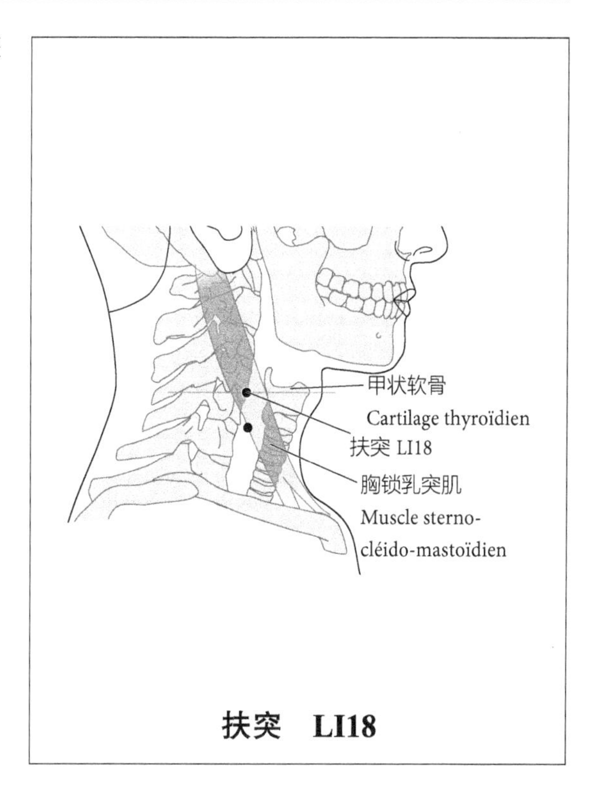

扶突 LI18

口禾髎 Kǒuhéliáo(LI19)

在面部，横平人中沟中点处，鼻孔外缘直下。

注：水沟(GV26)旁开0.5寸。

备注：替代定位：在面部，横平人中沟上1/3与下2/3交点处，鼻孔外缘直下。

Sur le visage, au même niveau que le milieu du philtrum, inférieur au bord latéral de la narine.

Note : latéral à GV26 de 0,5 B-cun.

Remarque : localisation alternative pour LI19 : sur le visage, au même niveau que la jonction entre le tiers supérieur et les deux tiers inférieurs du philtrum, inférieur au bord latéral de la narine.

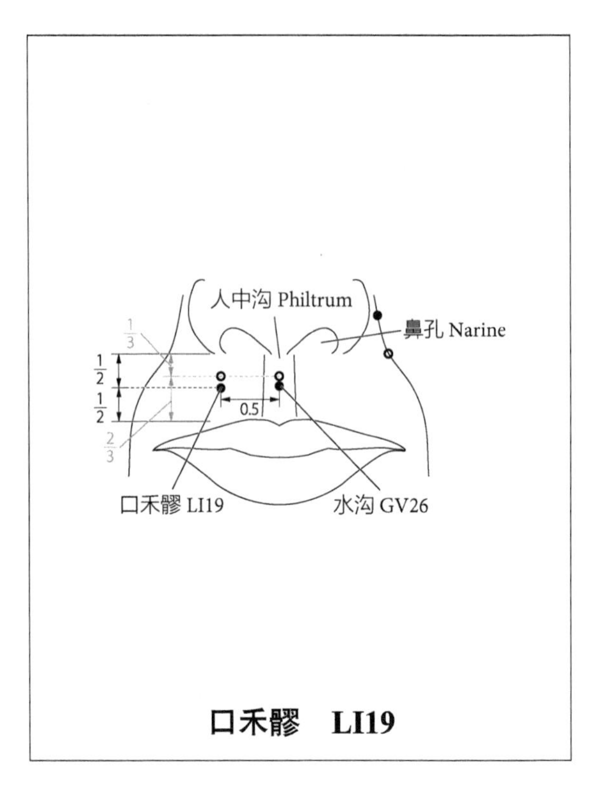

口禾髎 LI19

迎香 Yíngxiāng(LI20)

在面部，鼻翼外缘中点旁，鼻唇沟中。

备注：替代定位：在面部，鼻唇沟中，横平鼻翼下缘。

Sur le visage, dans le sillon nasolabial, au même niveau que le milieu de la bordure latérale de l'aile du nez.

Remarque : localisation alternative pour LI20 : sur le visage, dans le sillon nasolabial, au niveau de la bordure inférieure de l'aile du nez.

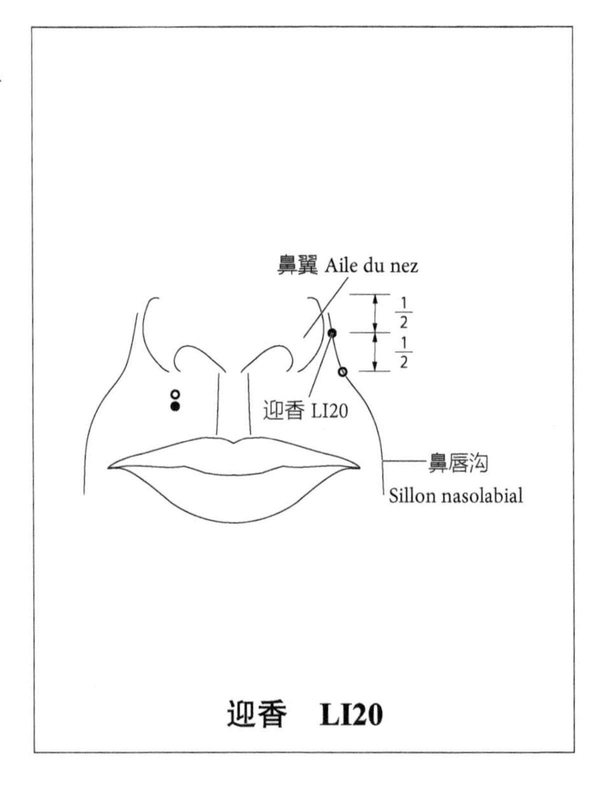

迎香 LI20

足阳明胃经 Méridien de l'Estomac Yang Ming du pied

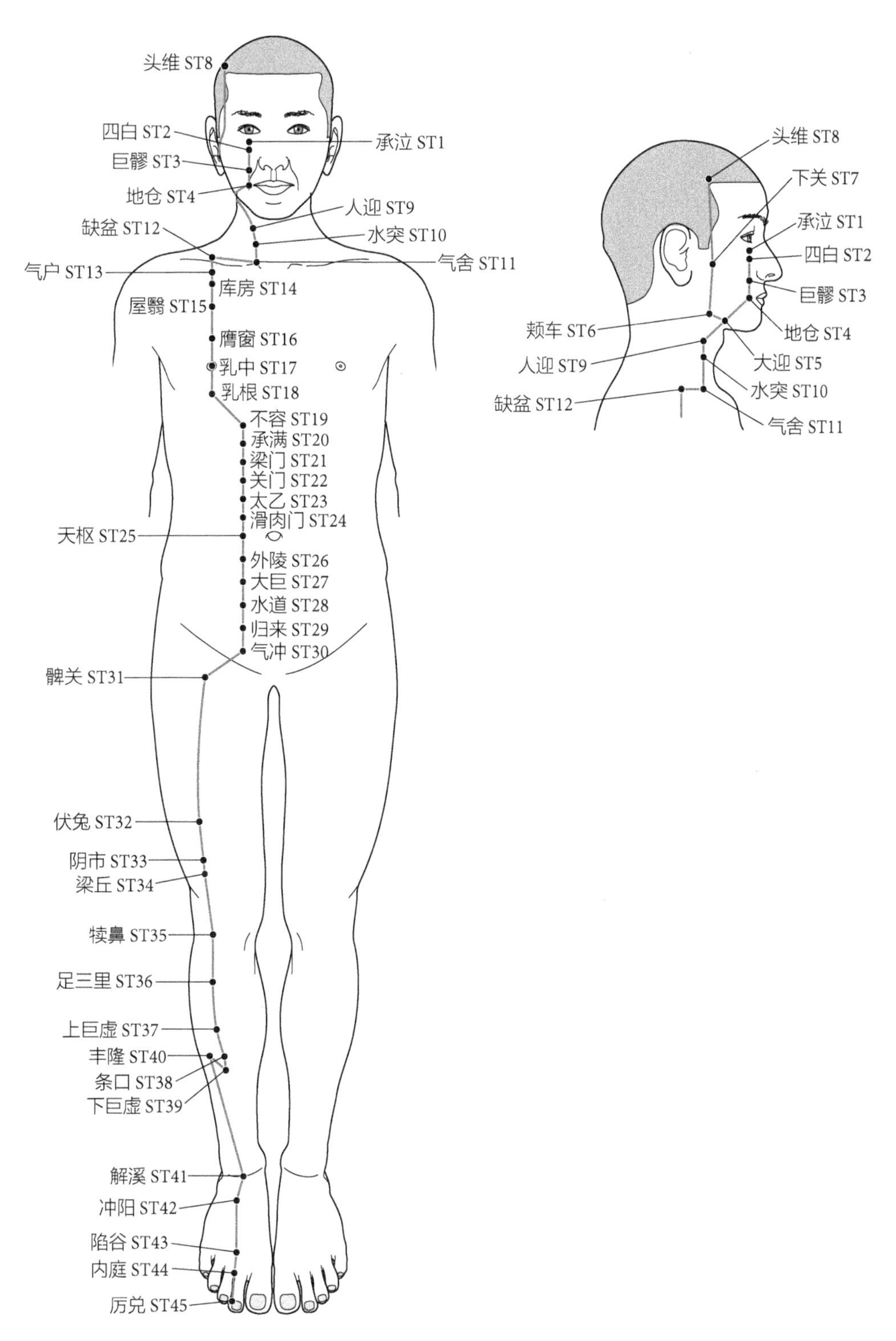

承泣 Chéngqì（ST1）

在面部，眼球与眶下缘之间，瞳孔直下。

Sur le visage, entre le globe oculaire et le rebord orbitaire inférieur, directement sous la pupille.

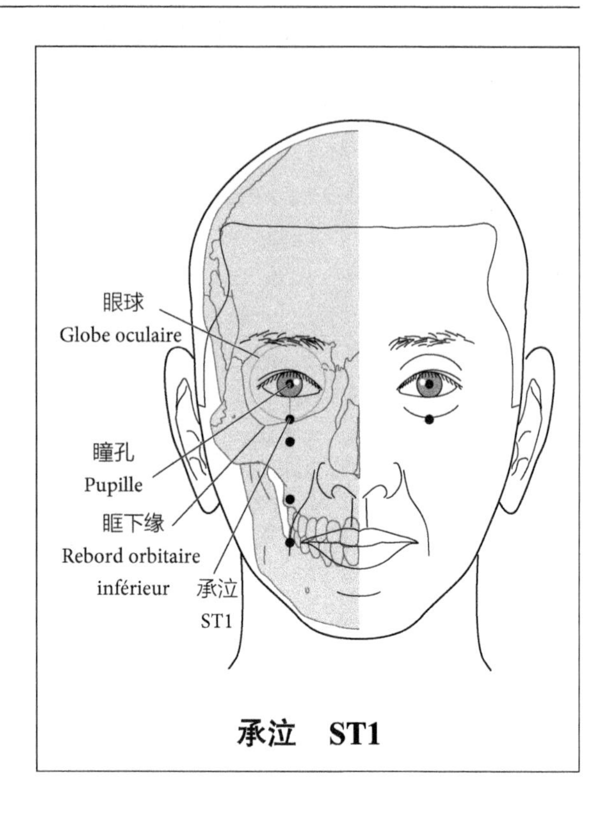

承泣 ST1

四白 Sìbái（ST2）

在面部，眶下孔处。

Sur le visage, dans le foramen sous-orbitaire.

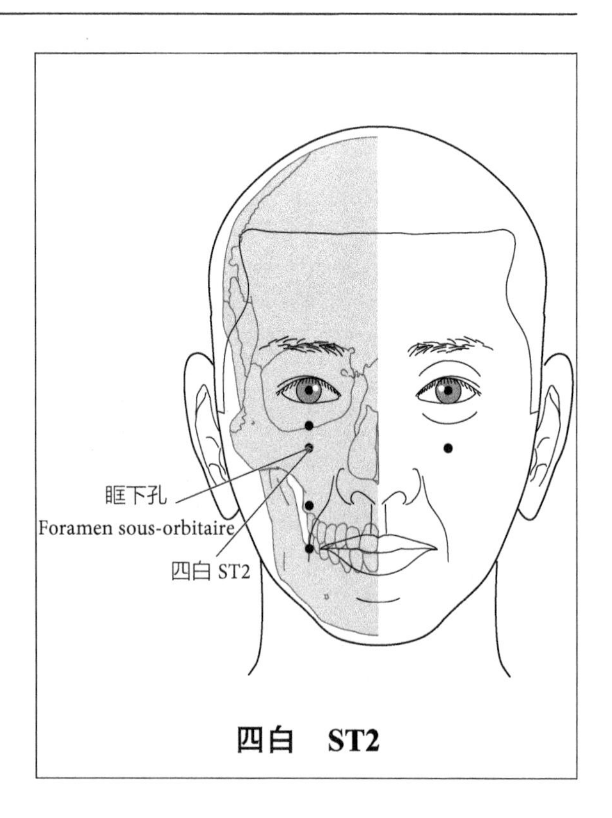

四白 ST2

巨髎 Jùliáo（ST3）

在面部，横平鼻翼下缘，瞳孔直下。

注：两目平视，瞳孔垂线与鼻翼下缘水平线的交点处。

Sur le visage, directement sous la pupille, au même niveau que le rebord inférieur de l'aile du nez.

Note : lorsque l'on regarde droit devant, ST3 se trouve à l'intersection entre la ligne verticale de la pupille et la ligne horizontale de la bordure inférieure de l'aile du nez.

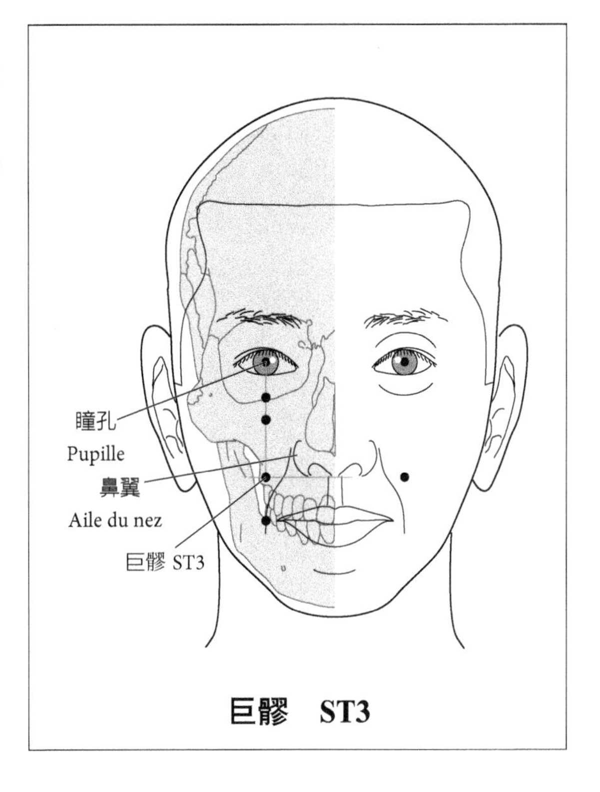

巨髎 ST3

地仓 Dìcāng（ST4）

在面部，口角旁开 0.4 寸（指寸）。

注：口角旁，当鼻唇沟或鼻唇沟延长线上。

Sur le visage, latéral au coin de la bouche de 0,4 F-cun.

Note : latéral au coin de la bouche, le point se trouve dans le sillon nasolabial ou à la suite du sillon nasolabial.

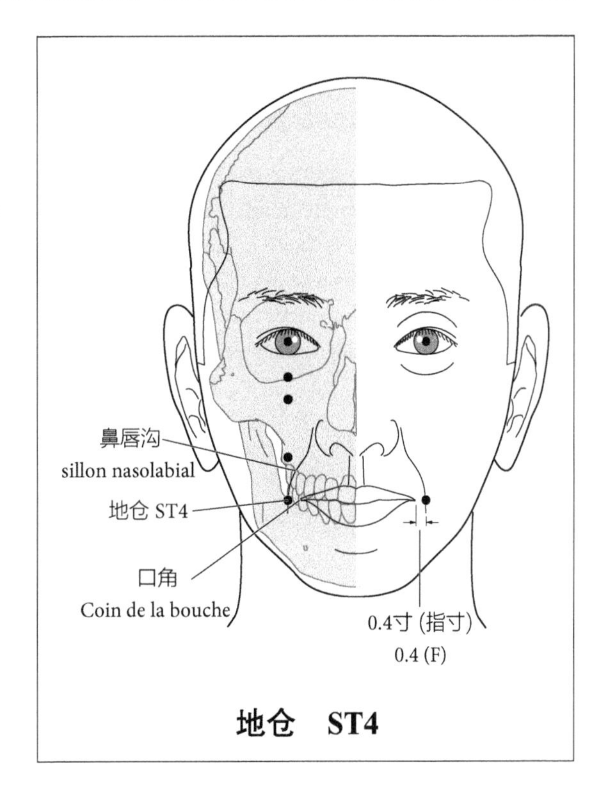

地仓 ST4

大迎 Dàyíng（ST5）

在面部，下颌角前方，咬肌附着部的前缘凹陷，面动脉搏动处。

Sur le visage, antérieur à l'angle de la mandibule, dans la dépression antérieure au muscle masséter, sur l'artère faciale.

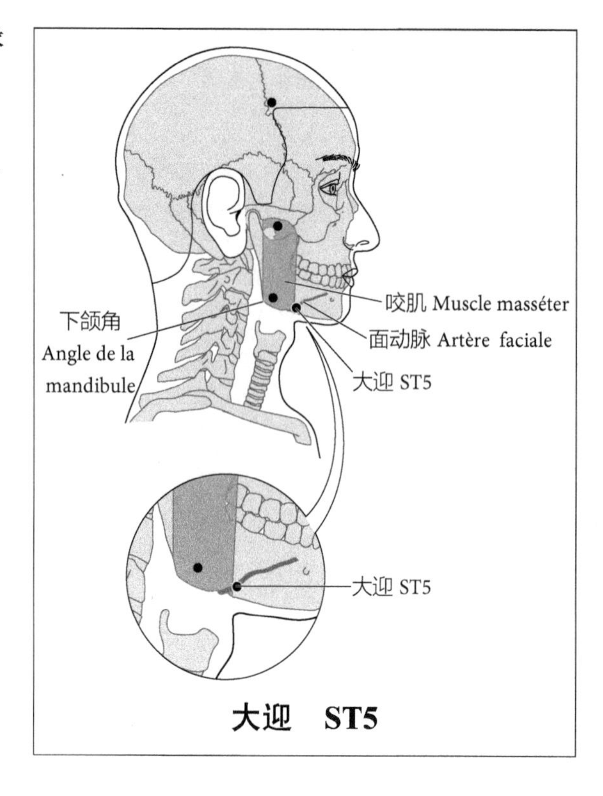

大迎 ST5

颊车 Jiáchē（ST6）

在面部，下颌角前上方一横指（中指）。

注：沿下颌角角平分线一横指，闭口咬紧牙时咬肌隆起，放松时按之有凹陷处。

Sur le visage, antérosupérieur à l'angle de la mandibule d'une largeur de doigt (majeur).

Note : sur la bissectrice de l'angle de la mandibule. Lorsque la bouche est fermée et que les dents sont serrées, le point se trouve à la proéminence du muscle masséter et dans une dépression lorsque la mâchoire se relâche.

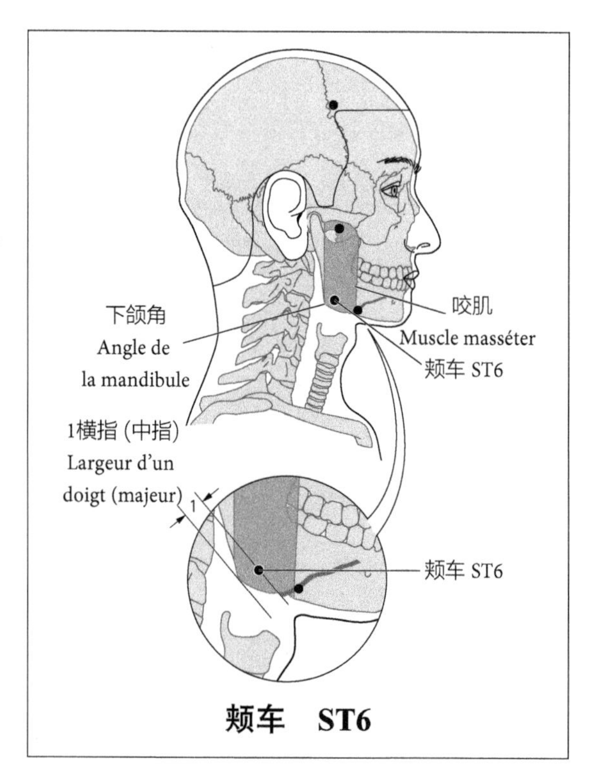

颊车 ST6

下关 Xiàguān（ST7）

在面部，颧弓下缘中央与下颌切迹之间凹陷中。

注：闭口，上关（GB3）直下，颧弓下缘凹陷中。

Sur le visage, dans la dépression entre le point médian de la bordure inférieure de l'arcade zygomatique et l'échancrure sigmoïde.

Note : lorsque la bouche est fermée, ST7 se trouve dans la dépression sous l'arcade zygomatique, directement sous GB3.

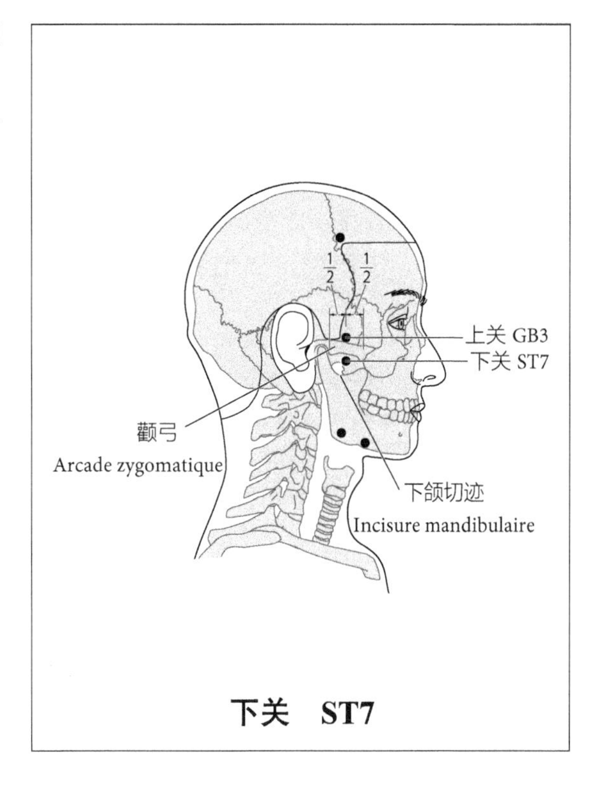

下关 ST7

头维 Tóuwéi（ST8）

在头部，额角发际直上 0.5 寸，头正中线旁开 4.5 寸。

Sur la tête, supérieur à l'angle du cuir chevelu frontal de 0,5 B-cun, latéral à la ligne médiane antérieure de 4,5 B-cun.

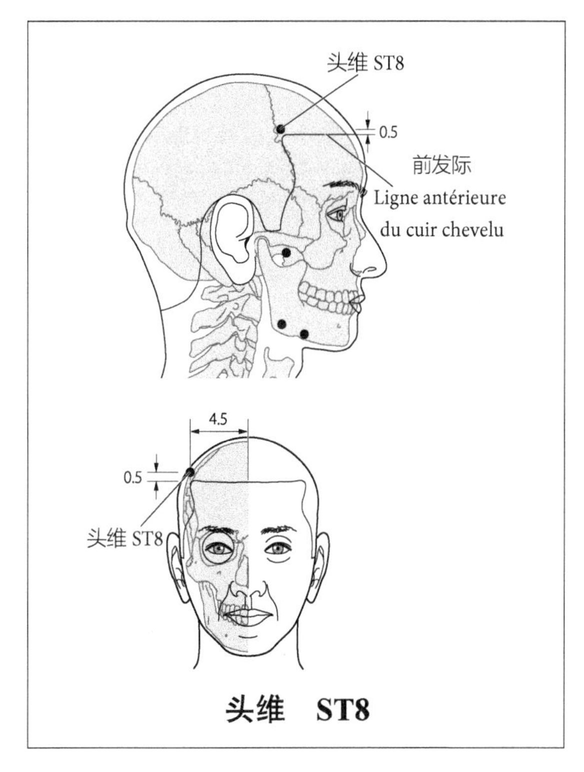

头维 ST8

人迎 Rényíng（ST9）

在颈前部，横平甲状软骨上缘，胸锁乳突肌前缘，颈总动脉搏动处。[5]

注 1：头部抗阻力转向对侧时胸锁乳突肌显露更明显。

注 2：本穴横平扶突（LI18）、天窗（SI16）与甲状软骨上缘。三穴的关系为：胸锁乳突肌前缘处为人迎（ST9），后缘为天窗（SI16），中间为扶突（LI18）。

Dans la région antérieure du cou, au même niveau que le rebord supérieur du cartilage thyroïde, antérieur au muscle sterno-cléido-mastoïdien, sur l'artère carotide commune.

Note 1 : le muscle sterno-cléido-mastoïdien est plus apparent lorsque la tête est tournée vers le côté opposé, contre résistance.

Note 2 : ST9 se trouve au même niveau que LI18, SI16 et le rebord supérieur du cartilage thyroïde. ST9 se trouve antérieurement au muscle sterno-cléido-mastoïdien, SI16 postérieurement à ce muscle et LI18 entre les rebords antérieur et postérieur de ce muscle.

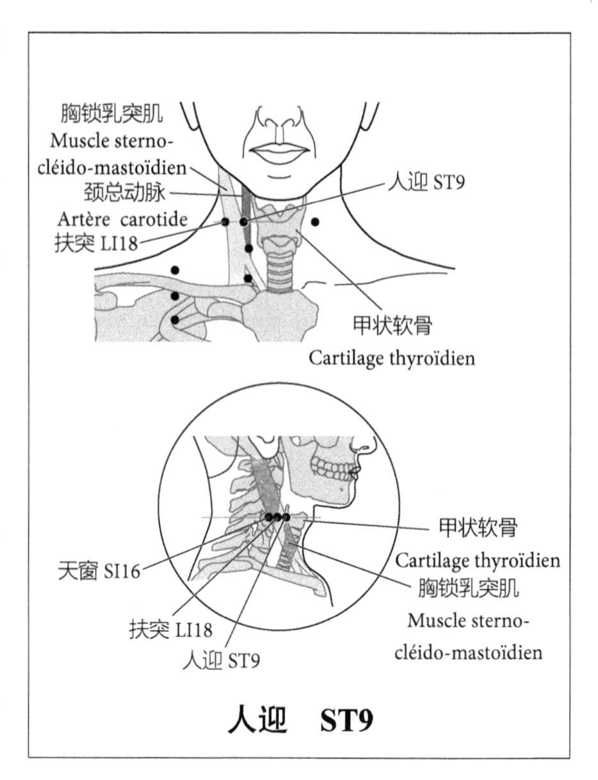

人迎 ST9

水突 Shuǐtū（ST10）

在颈前部，横平环状软骨，胸锁乳突肌前缘。

Dans la région antérieure du cou, au même niveau que le cartilage cricoïde, antérieur au rebord du muscle sterno-cléido-mastoïdien.

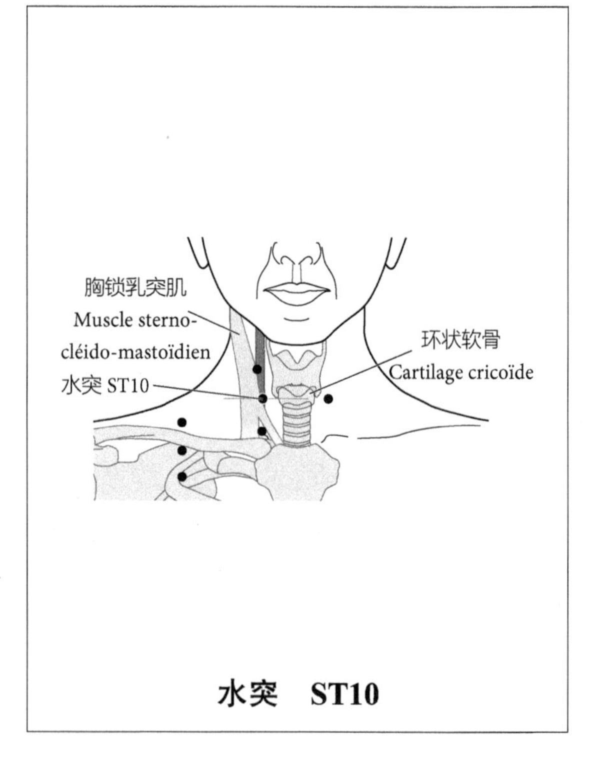

水突 ST10

[5] 扶突（LI18）位于胸锁乳突肌前后缘中间，而正面图却标在该肌后缘。ST9 se trouve entre les rebords antérieur et postérieur du muscle sterno-cléido-mastoïdien.Or, il est représenté sur l'illustration au rebord postérieur de ce muscle.

气舍 Qìshè（ST11）

在颈前部，锁骨上小窝，锁骨胸骨端上缘，胸锁乳突肌胸骨头与锁骨头中间的凹陷中。

注 1：头部抗阻力转向对侧时胸锁乳突肌显露更明显。

注 2：人迎（ST9）直下，当锁骨的上缘处。

Dans la région antérieure du cou, dans la petite fosse supraclaviculaire, supérieur à l'extrémité sternale de la clavicule, dans la dépression entre les insertions sternale et claviculaire du muscle sterno-cléido-mastoïdien.

Note 1 : le muscle sterno-cléido-mastoïdien est plus apparent lorsque la tête est tournée vers le côté opposé, contre résistance.

Note 2 : ST11 est supérieur à la clavicule, inférieur à ST9.

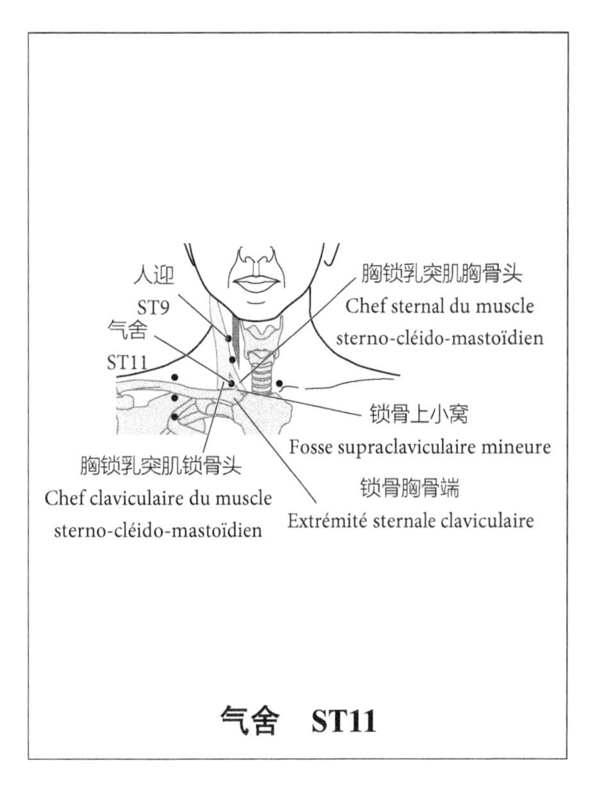

气舍 ST11

缺盆 Quēpén（ST12）

在颈前部，锁骨上大窝，锁骨上缘凹陷中，前正中线旁开 4 寸。

Dans la région antérieure du cou, dans la grande fosse supraclaviculaire, latéral à la ligne médiane antérieure de 4 B-cun, dans la dépression supérieure à la clavicule.

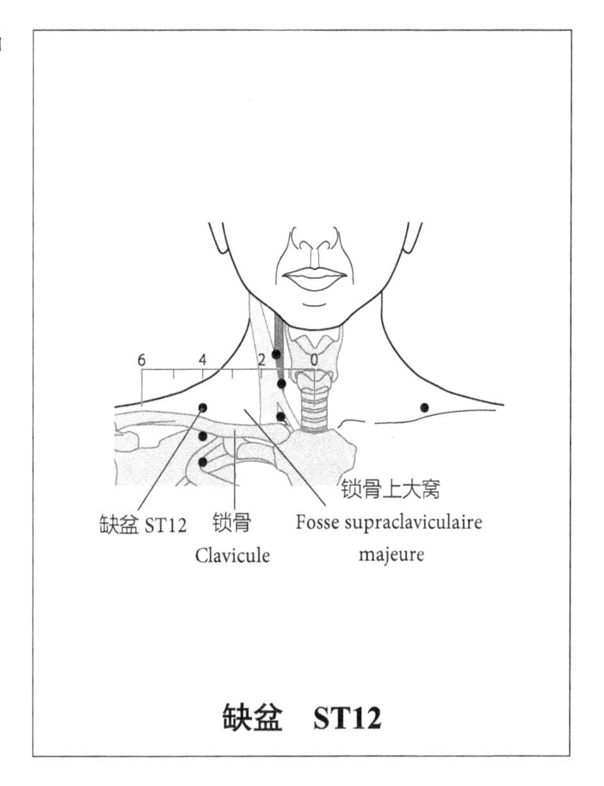

缺盆 ST12

气户 Qìhù（ST13）

在前胸部，锁骨下缘，前正中线旁开 4 寸。

Dans la région thoracique antérieure, inférieur à la clavicule, latéral à la ligne médiane antérieure de 4 B-cun.

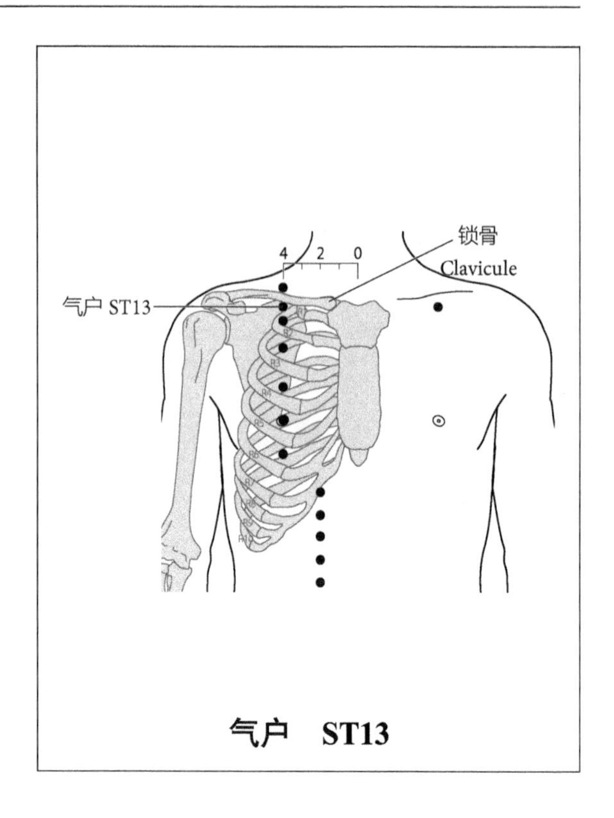

气户 ST13

库房 Kùfáng（ST14）

在前胸部，第 1 肋间隙，前正中线旁开 4 寸。

Dans la région thoracique antérieure, dans le premier espace intercostal, latéral à la ligne médiane antérieure de 4 B-cun.

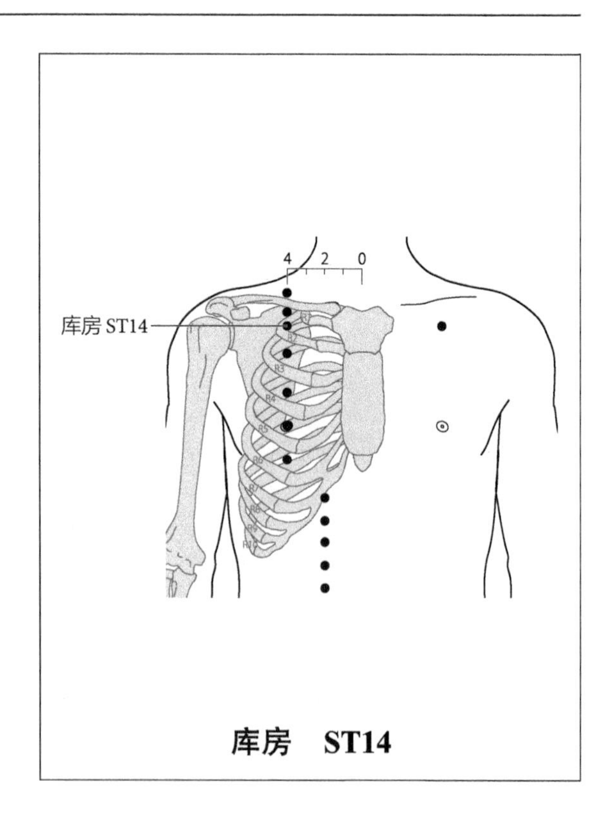

库房 ST14

屋翳 Wūyì（ST15）

在前胸部，第2肋间隙，前正中线旁开4寸。

注：先于胸骨角水平确定第2肋，其下为第2肋间隙。

Dans la région thoracique antérieure, dans le second espace intercostal, latéral à la ligne médiane antérieure de 4 B-cun.

Note : le second espace intercostal est inférieur à la seconde côte qui se trouve au même niveau que l'angle sternal.

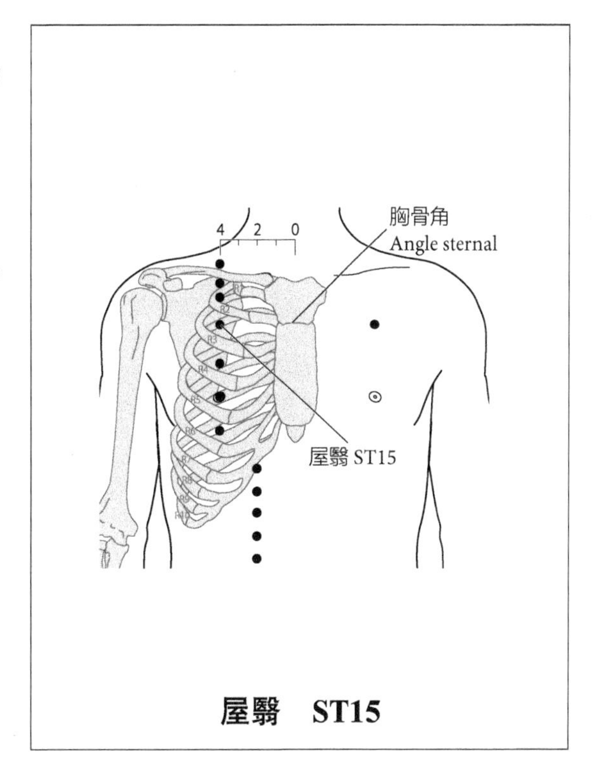

屋翳 ST15

膺窗 Yīngchuāng（ST16）

在前胸部，第3肋间隙，前正中线旁开4寸。

Dans la région thoracique antérieure, dans le troisième espace intercostal, latéral à la ligne médiane antérieure de 4 B-cun.

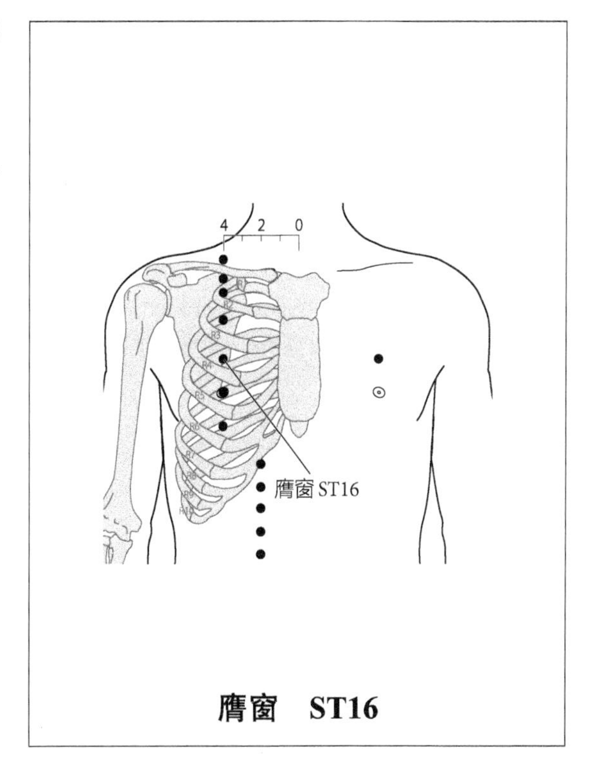

膺窗 ST16

乳中 Rǔzhōng（ST17）

在前胸部，乳头中央。

注：男性可以乳头定第 4 肋间隙。

Dans la région thoracique antérieure, au centre du mamelon.

Note : chez l'homme, le centre du mamelon se trouve dans le quatrième espace intercostal.

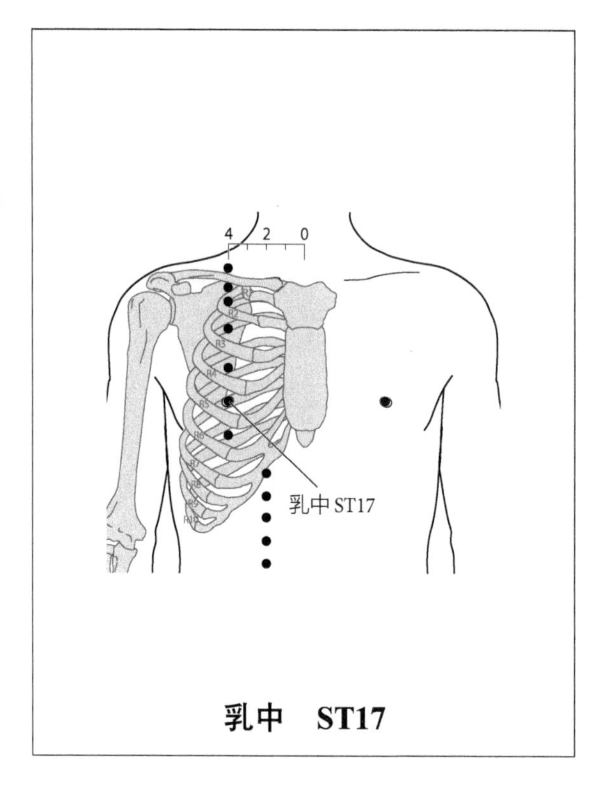

乳中 ST17

乳根 Rǔgēn（ST18）

在前胸部，第 5 肋间隙，前正中线旁开 4 寸。

注：男性乳中线与第 5 肋间隙的相交处。女性在乳房根部弧线中点处。

Dans la région thoracique antérieure, dans le cinquième espace intercostal, latéral à la ligne médiane antérieure de 4 B-cun.

Note : chez l'homme, ST18 se trouve à l'intersection entre la ligne verticale passant par le mamelon et le cinquième espace intercostal. Chez la femme, ST18 se trouve au milieu de la courbe à la base inférieure du sein.

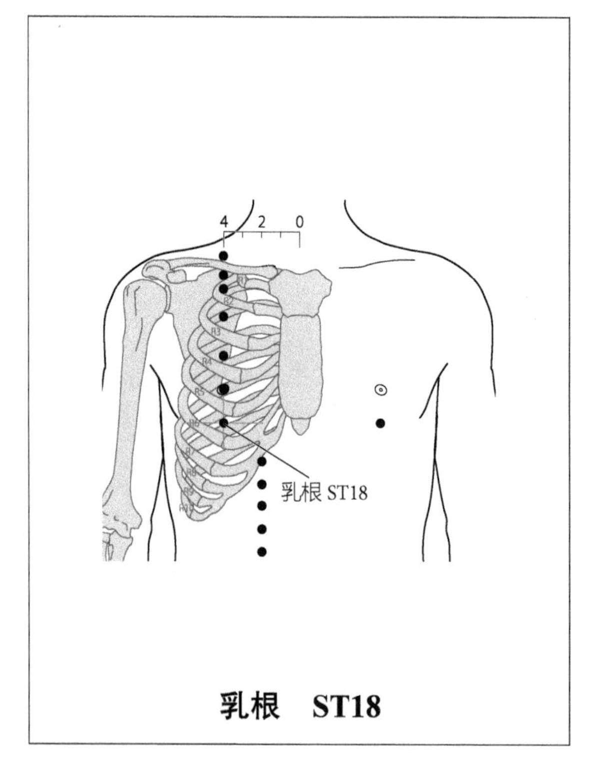

乳根 ST18

不容 Bùróng（ST19）

在上腹部，脐中上6寸，前正中线旁开2寸。

注1：巨阙（CV14）旁开2寸。

注2：对于某些肋弓角较狭小的人，此穴下可能正当肋骨，可采用斜刺的方法。

Sur l'abdomen supérieur, supérieur au centre de l'ombilic de 6 B-cun, latéral à la ligne médiane antérieure de 4 B-cun.

Note 1 : ST19 est latéral à CV14 de 2 B-cun.

Note 2 : si l'angle sternal est trop étroit et que la côte est inférieure à ST19, ST19 peut être atteint par insertion oblique.

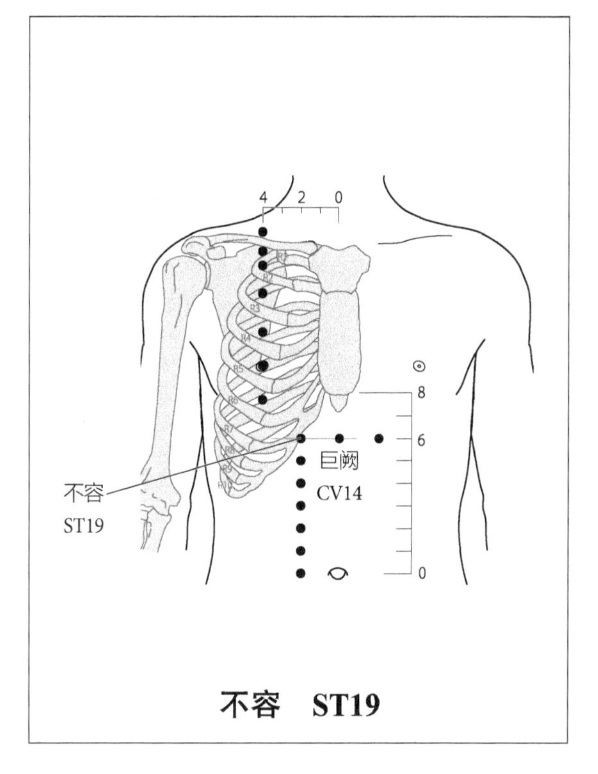

不容 ST19

承满 Chéngmǎn（ST20）

在上腹部，脐中上5寸，前正中线旁开2寸。

注：天枢（ST25）上5寸，不容（ST19）下1寸，上脘（CV13）旁开2寸。

Sur l'abdomen supérieur, supérieur au centre de l'ombilic de 5 B-cun, latéral à la ligne médiane antérieure de 2 B-cun.

Note : ST20 est supérieur à ST25 de 5 B-cun, inférieur à ST19 de 1 B-cun et latéral à CV13 de 2 B-cun.

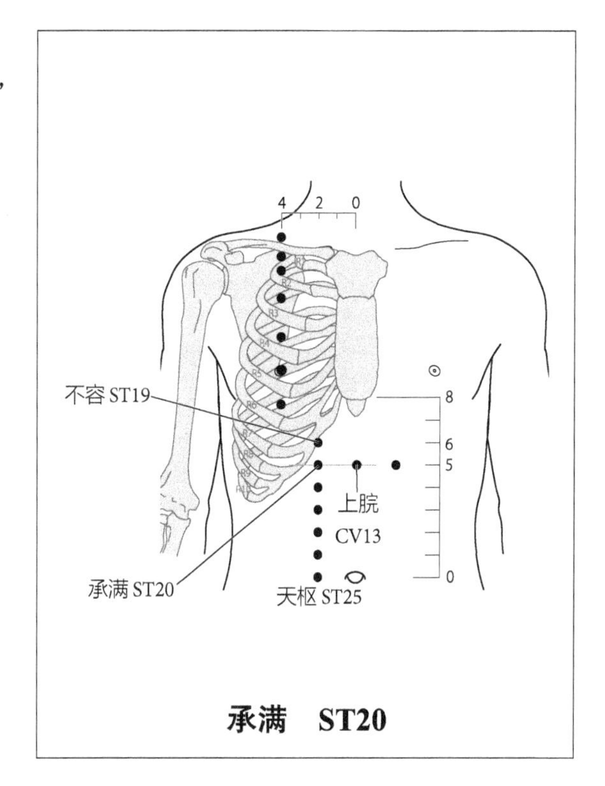

承满 ST20

梁门 Liángmén（ST21）

在上腹部，脐中上4寸，前正中线旁开2寸。

注：天枢（ST25）上4寸，承满（ST20）下1寸，中脘（CV12）旁开2寸。

Sur l'abdomen supérieur, supérieur au centre de l'ombilic de 4 B-cun, latéral à la ligne médiane antérieure de 2 B-cun.

Note : ST21 est supérieur à ST25 de 4 B-cun, inférieur à ST20 de 1 B-cun et latéral à CV12 de 2 B-cun.

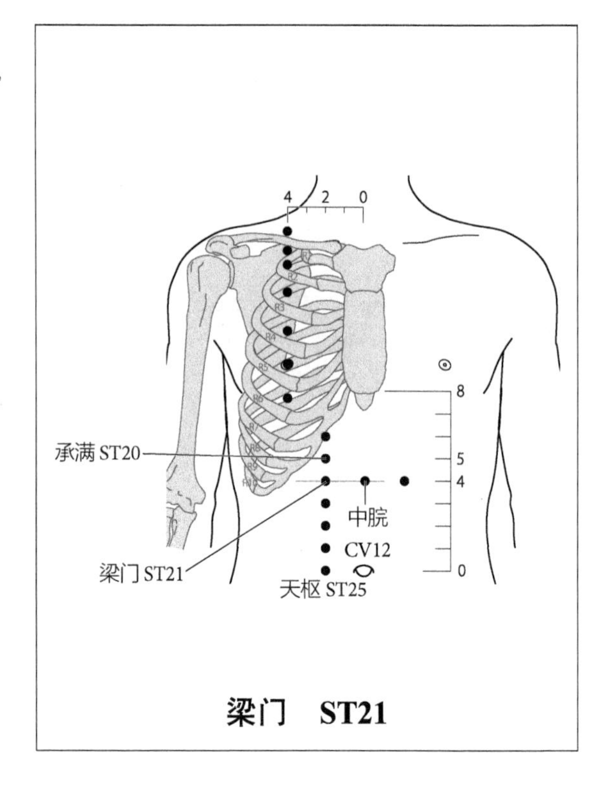

梁门 ST21

关门 Guānmén（ST22）

在上腹部，脐中上3寸，前正中线旁开2寸。

注：本穴与内侧的石关（KI18）、建里（CV11）相平

Sur l'abdomen supérieur, supérieur au centre de l'ombilic de 3 B-cun, latéral à la ligne médiane antérieure de 2 B-cun.

Note : ST22 se trouve au même niveau et est latéral à KI18 et CV11.

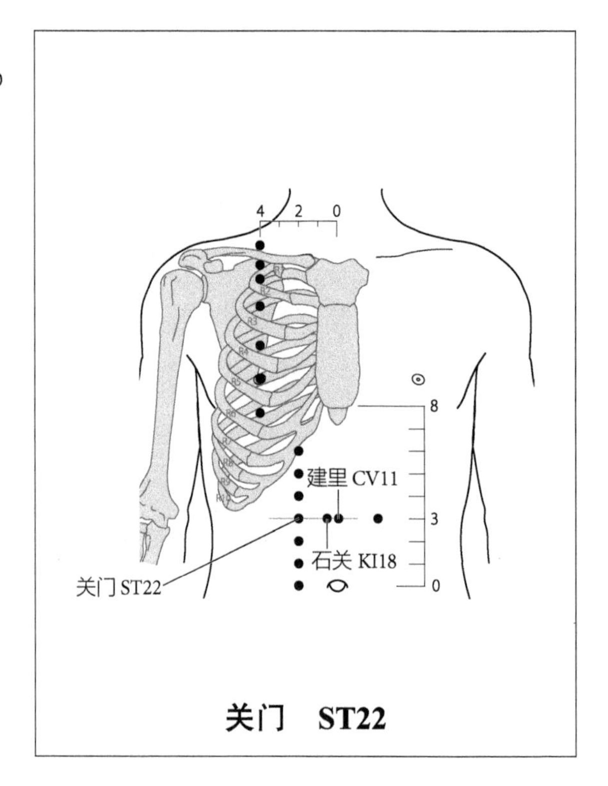

关门 ST22

太乙 Tàiyǐ（ST23）

在上腹部，脐中上2寸，前正中线旁开2寸。

注：本穴与内侧的商曲（KI17）、下脘（CV10）相平

Sur l'abdomen supérieur, supérieur au centre de l'ombilic de 2 B-cun, latéral à la ligne médiane antérieure de 2 B-cun.

Note : ST23 se trouve au même niveau et est latéral à KI17 et CV10.

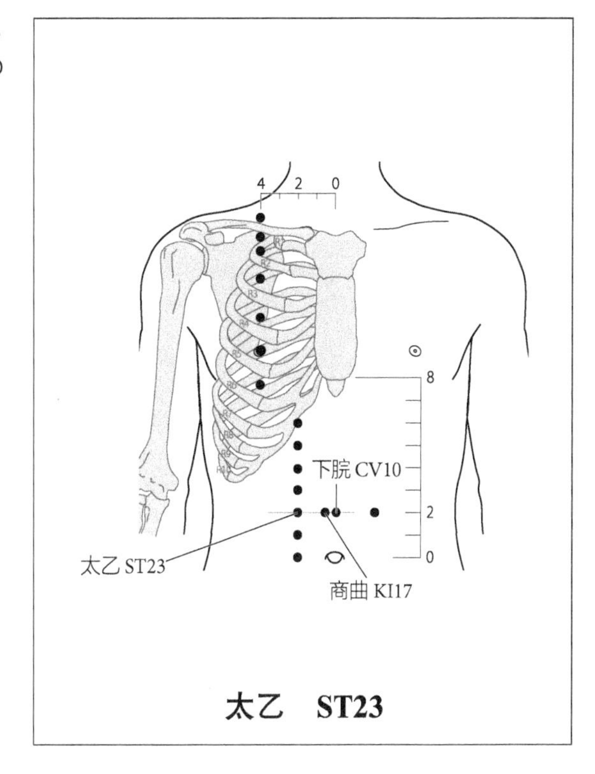

太乙 ST23

滑肉门 Huáròumén（ST24）

在上腹部，脐中上1寸，前正中线旁开2寸。

注：本穴与内侧的水分（CV9）相平。

Sur l'abdomen supérieur, supérieur au centre de l'ombilic de 1 B-cun, latéral à la ligne médiane antérieure de 2 B-cun.

Note : ST24 est au même niveau et est latéral à CV9.

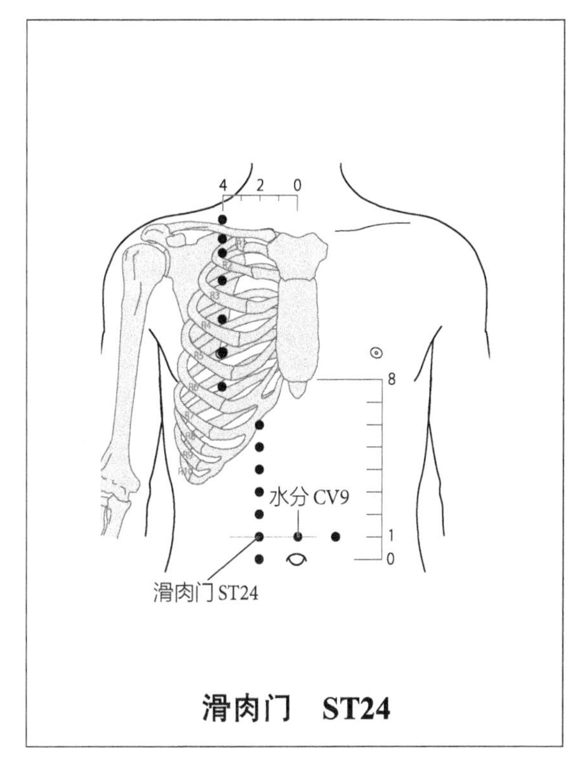

滑肉门 ST24

天枢 Tiānshū（ST25）

在上腹部，脐中旁开 2 寸。

Sur l'abdomen supérieur, latéral au centre de l'ombilic de 2 B-cun.

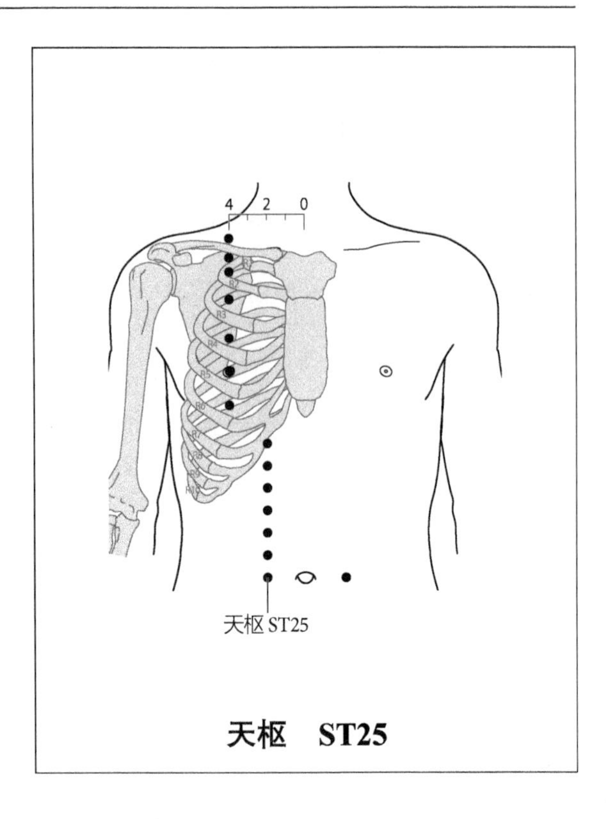

天枢 ST25

外陵 Wàilíng（ST26）

在下腹部，脐中下 1 寸，前正中线旁开 2 寸。

注：本穴与内侧的中注（KI15）、阴交（CV7）相平。

Sur l'abdomen inférieur, inférieur au centre de l'ombilic de 1 B-cun, latéral à la ligne médiane antérieure de 2 B-cun.

Note : ST26 est au même niveau et latéral à KI15 et CV7.

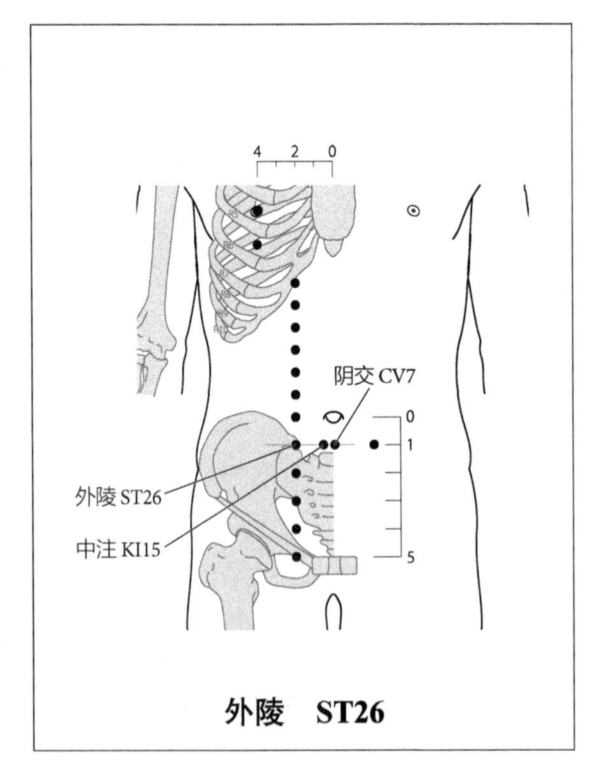

外陵 ST26

大巨 Dàjù（ST27）

在下腹部，脐中下 2 寸，前正中线旁开 2 寸。

注：本穴与内侧的四满（KI14）、石门（CV5）相平。

Sur l'abdomen inférieur, inférieur au centre de l'ombilic de 2 B-cun, latéral à la ligne médiane antérieure de 2 B-cun.

Note : ST27 est au même niveau et latéral à KI14 et CV5.

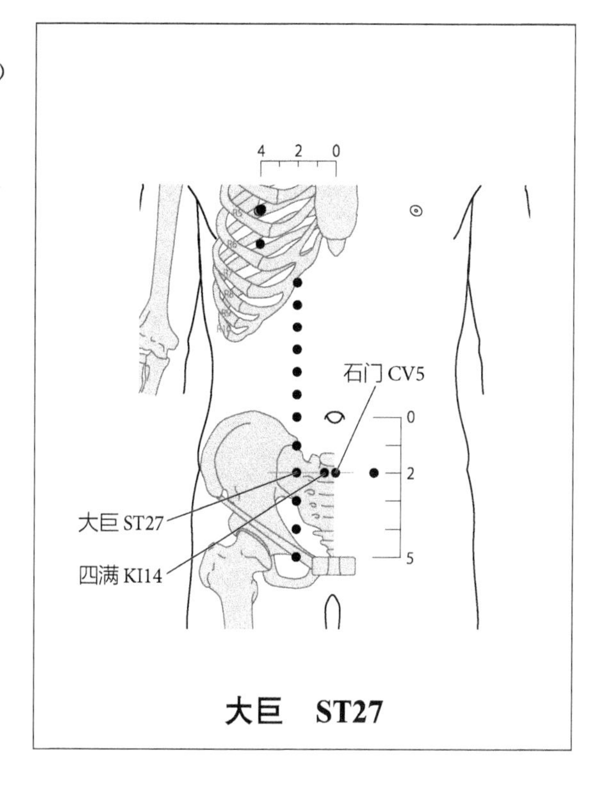

大巨 ST27

水道 Shuǐdào（ST28）

在下腹部，脐中下 3 寸，前正中线旁开 2 寸。

注：天枢（ST25）下 3 寸，大巨（ST27）下 1 寸，关元（CV4）旁开 2 寸。

Sur l'abdomen inférieur, inférieur au centre de l'ombilic de 3 B-cun, latéral à la ligne médiane antérieure de 2 B-cun.

Note : ST28 est inférieur à ST25 de 3 B-cun, inférieur à ST27 de 1 B-cun et latéral à CV4 de 2 B-cun.

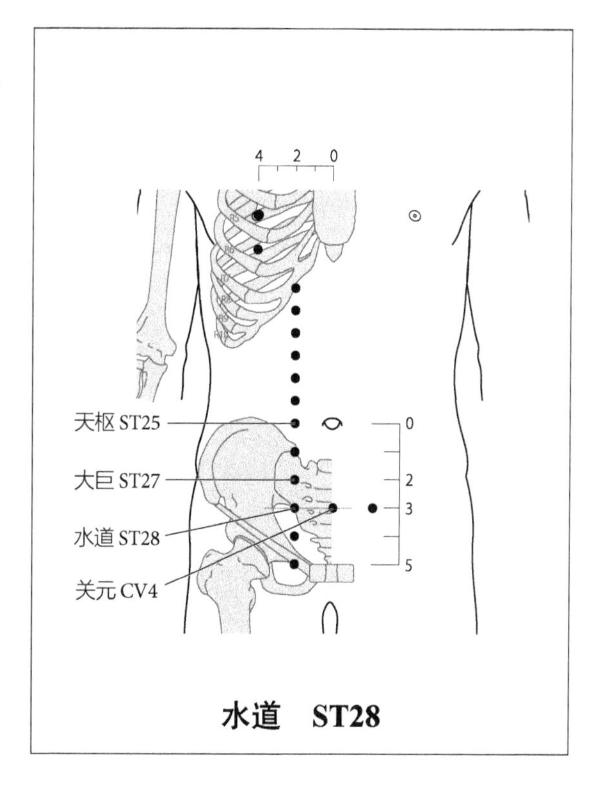

水道 ST28

归来 Guīlái(ST29)

在下腹部，脐中下4寸，前正中线旁开2寸。

注：天枢（ST25）下4寸，水道（ST28）下1寸，中极（CV3）旁开2寸。

Sur l’abdomen inférieur, inférieur au centre de l’ombilic de 4 B-cun, latéral à la ligne médiane antérieure de 2 B-cun.

Note : ST29 est inférieur à ST25 de 4 B-cun, inférieur à ST28 de 1 B-cun et latéral à CV3 de 2 B-cun.

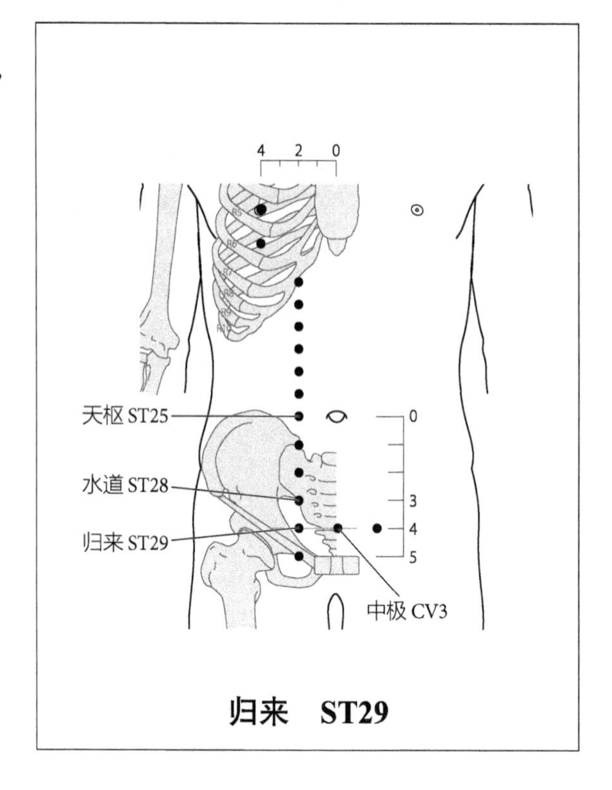

归来 ST29

气冲 Qìchōng(ST30)

在腹股沟，耻骨联合上缘，前正中线旁开2寸，股动脉搏动处。

注：天枢（ST25）下5寸，曲骨（CV2）旁开2寸。

Dans la région de l’aine, au même niveau que le rebord supérieur de la symphyse pubienne, latéral à la ligne médiane antérieure de 2 B-cun, sur l’artère fémorale.

Note : ST30 est inférieur à ST25 de 5 B-cun, latéral à CV2 de 2 B-cun.

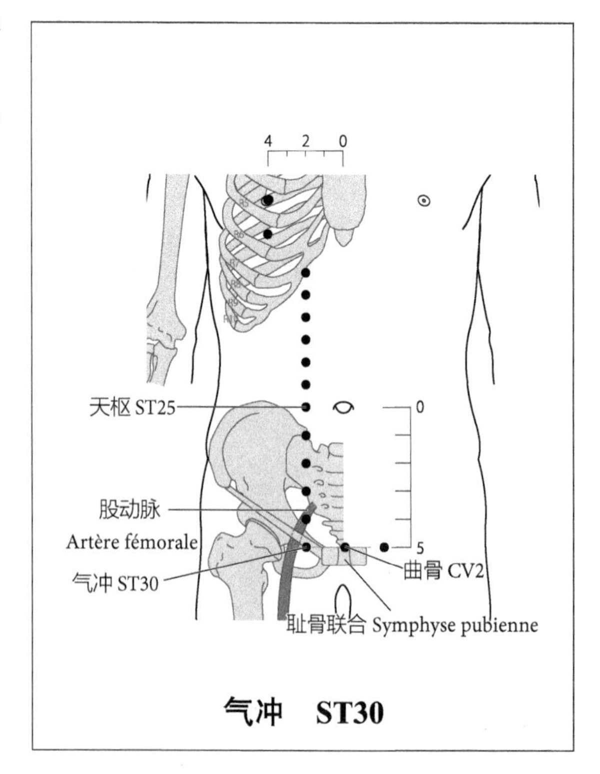

气冲 ST30

髀关 Bìguān（ST31）

在股前侧，股直肌近端、缝匠肌与阔筋膜张肌 3 条肌肉之间凹陷中。

注 1：跷足，稍屈膝，大腿稍外展外旋，绷紧肌肉，在股直肌近端显现出 2 条相交叉的肌肉（斜向内侧为缝匠肌，外侧为阔筋膜张肌），3 条肌肉间围成 1 个三角形凹陷，其三角形尖下深陷处即为本穴。

注 2：髂前上棘、髌底外侧端连线与耻骨联合下缘水平线的交点处。

Sur la face antérieure de la cuisse, dans la dépression entre 3 muscles : la partie proximale du muscle droit fémoral, le muscle sartorius et le muscle tenseur du fascia lata.

Note 1 : lorsque la hanche et le genou sont en flexion légère et que la hanche est en abduction légère contre une résistance placée contre la face antéromédiale de la cuisse, une dépression triangulaire apparaît. La partie proximale du muscle droit fémoral se trouve dans la dépression entre le muscle sartorius (médialement) et le muscle tenseur du fascia lata (latéralement). ST31 se trouve au point le plus profond dans la dépression inférieure à l'apex de ce triangle.

Note 2 : ST31 se trouve à l'intersection de la ligne reliant l'extrémité latérale de la base de la rotule et l'épine iliaque antérosupérieure et de la ligne horizontale du rebord inférieur de la symphyse pubienne.

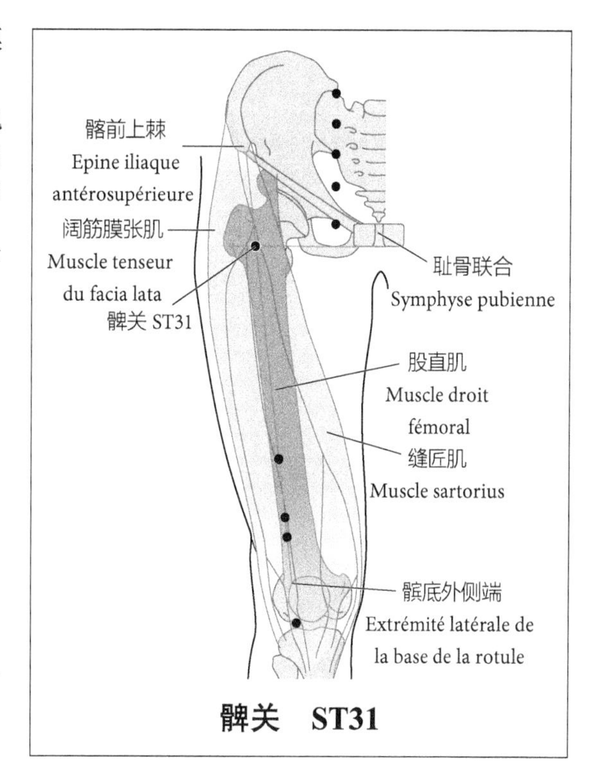

髀关 ST31

伏兔 Fútù（ST32）

在股前外侧，髌底上 6 寸，髂前上棘与髌底外侧端的连线上。

Sur la face antérolatérale de la cuisse, sur la ligne reliant l'extrémité latérale de la rotule et l'épine iliaque antérosupérieure, supérieur à la base de la rotule de 6 B-cun.

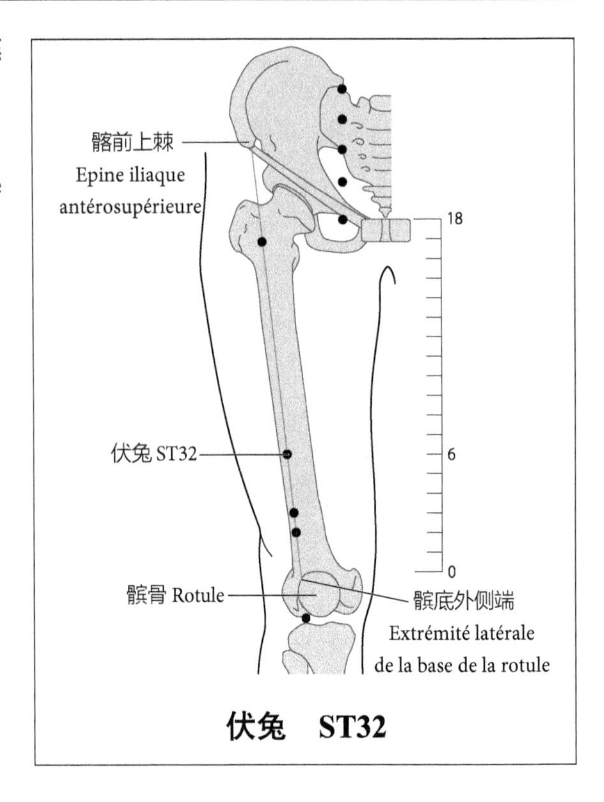

伏兔 ST32

阴市 Yīnshì（ST33）

在股前外侧，髌底上 3 寸，股直肌肌腱外侧缘。

注：伏兔（ST32）与髌底外侧端连线中点。

Sur la face antérolatérale de la cuisse, latéralement situé par rapport au tendon du muscle droit fémoral, supérieur à la base de la rotule de 3 B-cun.

Note : ST33 est au point médian de la ligne reliant ST32 et l'extrémité latérale de la base de la rotule.

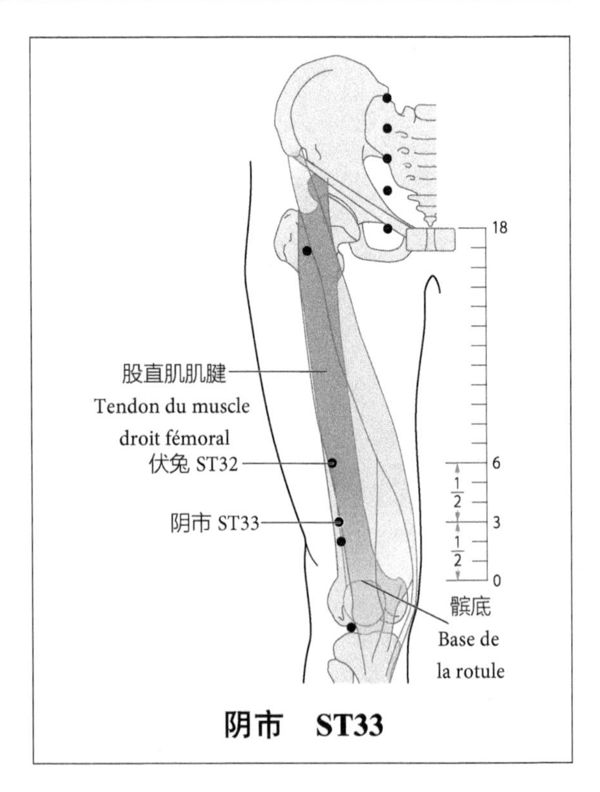

阴市 ST33

梁丘 Liángqiū（ST34）

在股前外侧，髌底上 2 寸，股外侧肌与股直肌肌腱外侧缘之间。

注：令大腿肌肉绷紧，显现股直肌肌腱与股外侧肌，于股直肌肌腱与股外侧肌之间，阴市（ST33）直下 1 寸处取穴。

Sur la face antérolatérale de la cuisse, entre le muscle vaste latéral et le bord latéral du tendon du muscle droit fémoral, supérieur à la base de la rotule de 2 B-cun.

Note : lorsque les muscles de la cuisse sont sous tension, le tendon du muscle droit fémoral et le muscle vaste latéral sont plus apparents. ST34 se trouve entre le muscle et le tendon en question, directement inférieur à ST33 de 1 B-cun.

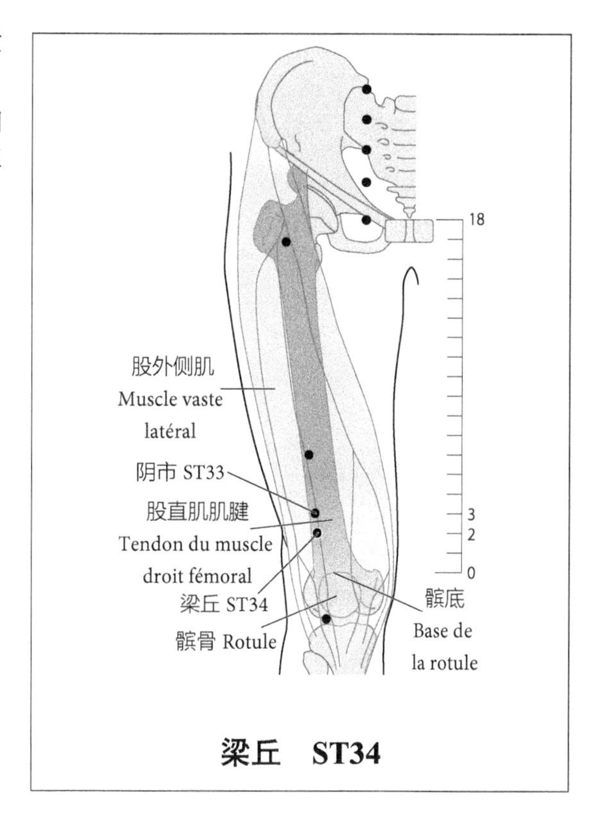

梁丘 ST34

犊鼻 Dúbí（ST35）

在膝前侧，髌韧带外侧凹陷中。

注：屈膝，髌骨外下方的凹陷中。

Sur la face antérieure du genou, dans la dépression latérale au ligament patellaire.

Note : lorsque le genou est fléchi, ST35 se trouve dans la dépression latérale et inférieure à la rotule.

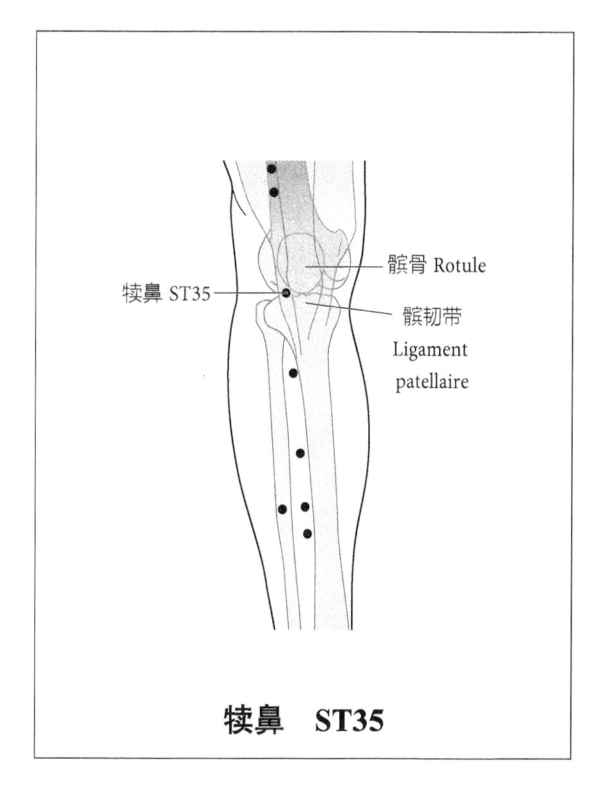

犊鼻 ST35

足三里 Zúsānlǐ（ST36）

在小腿前侧，犊鼻（ST35）下3寸，犊鼻与解溪（ST41）连线上。

注：在胫骨前肌上取穴。

Sur la face antérieure de la jambe, sur la ligne reliant ST35 et ST41, à 3 B-cun en dessous de ST35.

Note : ST36 se trouve sur le muscle tibial antérieur.

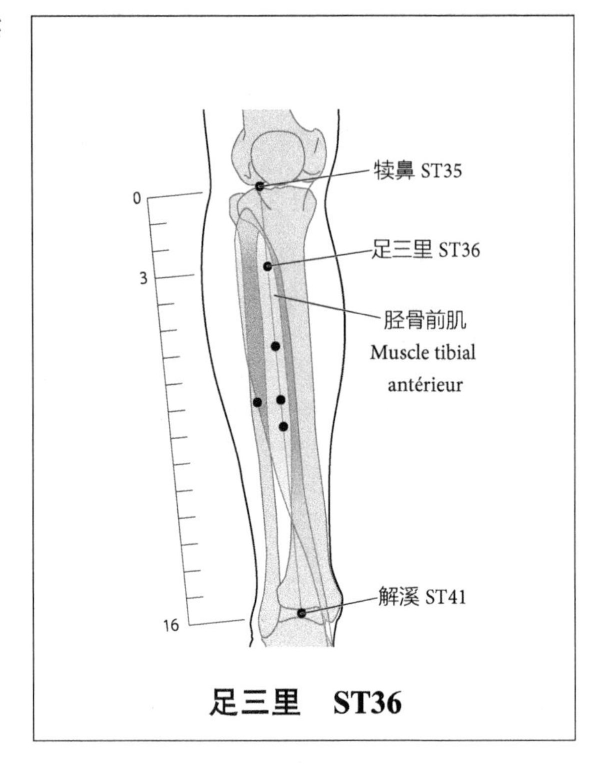

足三里 ST36

上巨虚 Shàngjùxū（ST37）

在小腿前侧，犊鼻（ST35）下6寸，犊鼻与解溪（ST41）连线上。

注：在胫骨前肌上取穴。

Sur la face antérieure de la jambe, sur la ligne reliant ST35 et ST41, inférieur à ST35 de 6 B-cun.

Note : ST37 se trouve sur le muscle tibial antérieur.

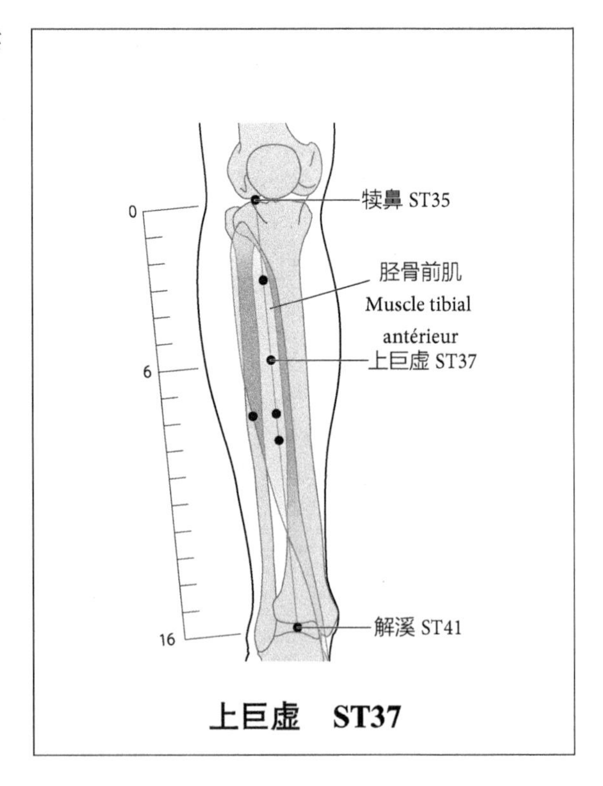

上巨虚 ST37

条口 Tiáokǒu（ST38）

在小腿前侧，犊鼻（ST35）下 8 寸，犊鼻与解溪（ST41）连线上。

注：在胫骨前肌上取穴，横平丰隆。

Sur la face antérieure de la jambe, sur la ligne reliant ST35 et ST41, inférieur à ST35 de 8 B-cun.

Note : ST38 se trouve sur le muscle tibial antérieur, au même niveau que ST40.

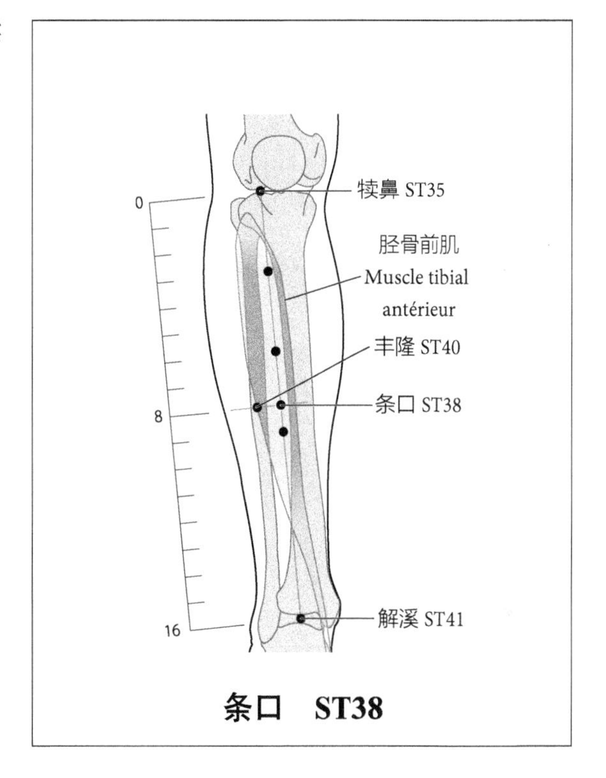

条口 ST38

下巨虚 Xiàjùxū（ST39）

在小腿前侧，犊鼻（ST35）下 9 寸，犊鼻与解溪（ST41）连线上。

注：在胫骨前肌上取穴，横平外丘（GB36）、阳交（GB35）。

Sur la face antérieure de la jambe, sur la ligne reliant ST35 et ST41, inférieur à ST35 de 9 B-cun.

Note : ST39 se trouve sur le muscle tibial antérieur, au même niveau que GB35 et GB36.

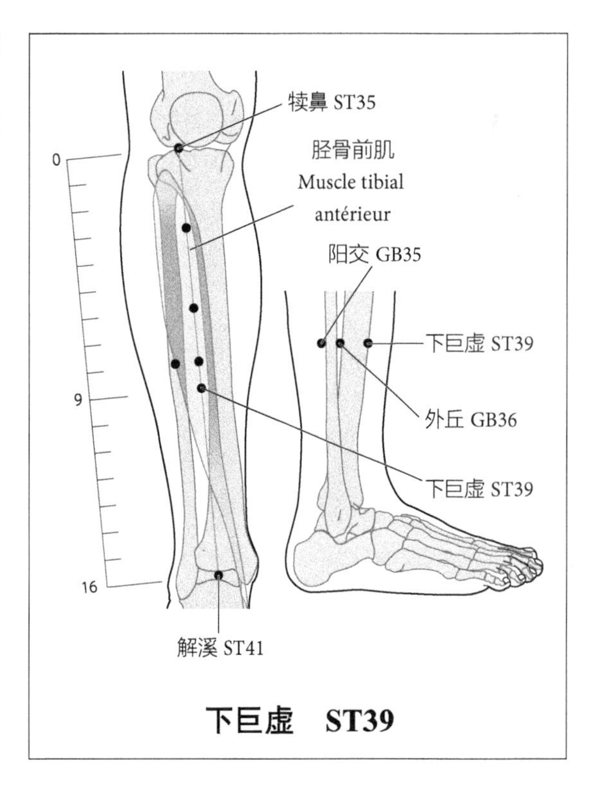

下巨虚 ST39

丰隆 Fēnglóng（ST40）

在小腿前外侧，外踝尖上 8 寸，胫骨前肌的外缘。[6]

注：条口（ST3W8）外侧 1 横指（中指）处。

Sur la face antérolatérale de la jambe, à la bordure latérale du muscle tibial antérieur, supérieur à la proéminence de la malléole latérale de 8 B-cun.

Note : ST40 est latéral à ST38 d'une largeur de doigt (majeur).

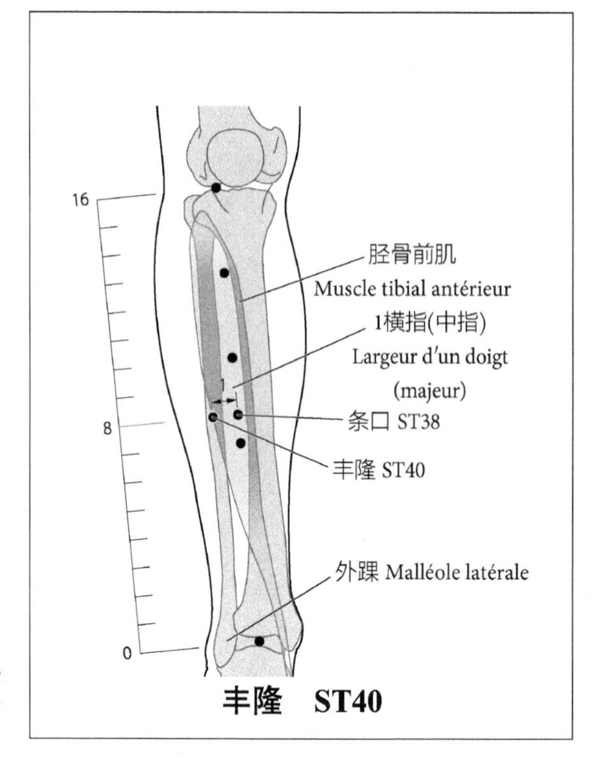

丰隆 ST40

[6] 此图中应去掉解溪穴，否则与下图对照，很容易引起误解。 ST41 ne devrait pas se trouver sur cette illustration car elle peut faciliter la confusion en comparaison avec l'image suivante.

解溪 Jiěxī（ST41）

在踝前侧，踝关节前面中央凹陷中踇长伸肌腱与趾长伸肌腱之间。

注：令足趾上跷，显现足背部两肌腱，穴在两腱之间，相当于内、外踝尖连线的中点处。

Sur la face antérieure de la cheville, dans la dépression au centre de la surface frontale de l'articulation de la cheville, entre les tendons du muscle long extenseur de l'hallux et du muscle long extenseur des orteils.

Note : ST41 se trouve entre les deux tendons sur le dos du pied qui sont plus apparents lorsque la cheville est en dorsiflexion et se trouve au point médian de la ligne reliant les proéminences des malléoles latérale et médiale.

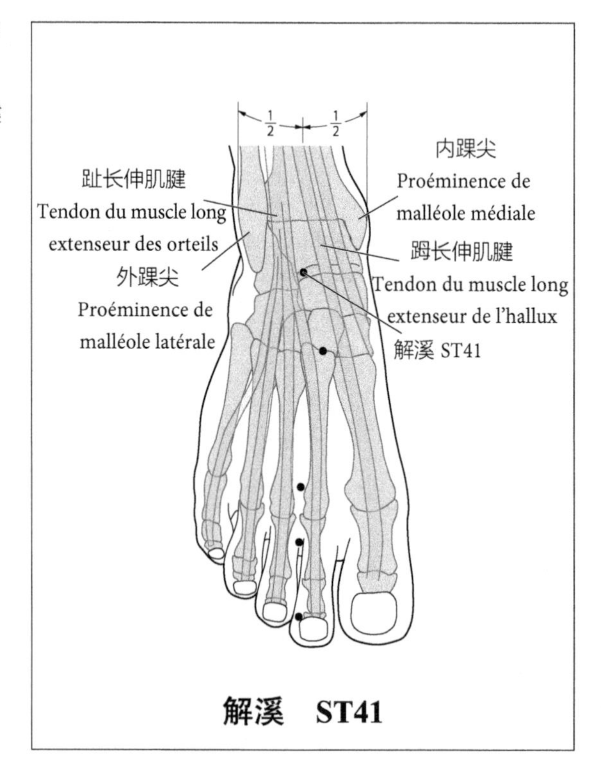

解溪 ST41

冲阳 Chōngyáng（ST42）

在足背，第 2 跖骨基底部与中间楔骨关节处，足背动脉搏动处。

Sur le dos du pied, à l'articulation entre la base du second os métatarsien et l'os cunéiforme intermédiaire, sur l'artère dorsale du pied.

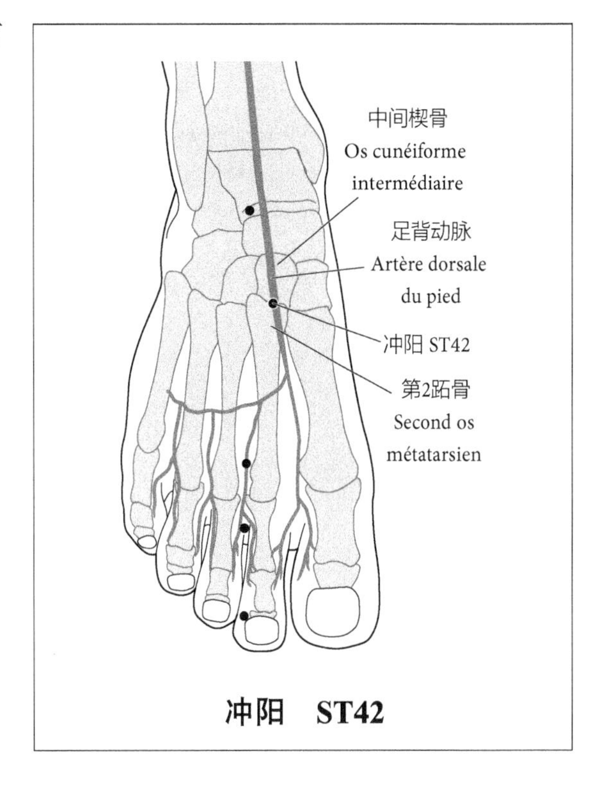

冲阳 ST42

陷谷 Xiàngǔ（ST43）

在足背，第 2、3 跖骨间，第 2 跖趾关节近端凹陷中。

Sur le dos du pied, entre les second et troisième os métatarsiens, dans la dépression proximale à la seconde articulation métatarsophalangienne.

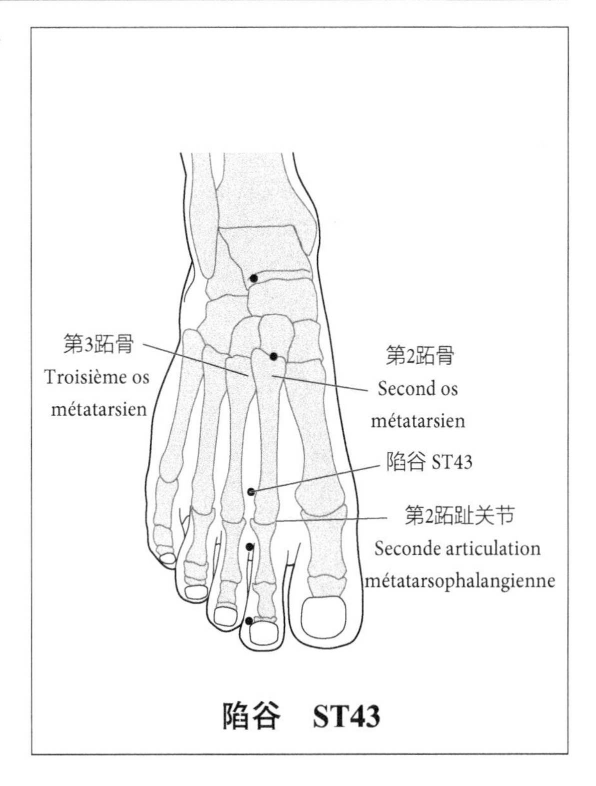

陷谷 ST43

内庭 Nèitíng（ST44）

在足背，第 2、3 趾间，趾蹼缘后方赤白肉际处。

Sur le dos du pied, entre le second et le troisième orteil, postérieur à la palmure, à la jonction de la peau rouge et de la peau blanche.

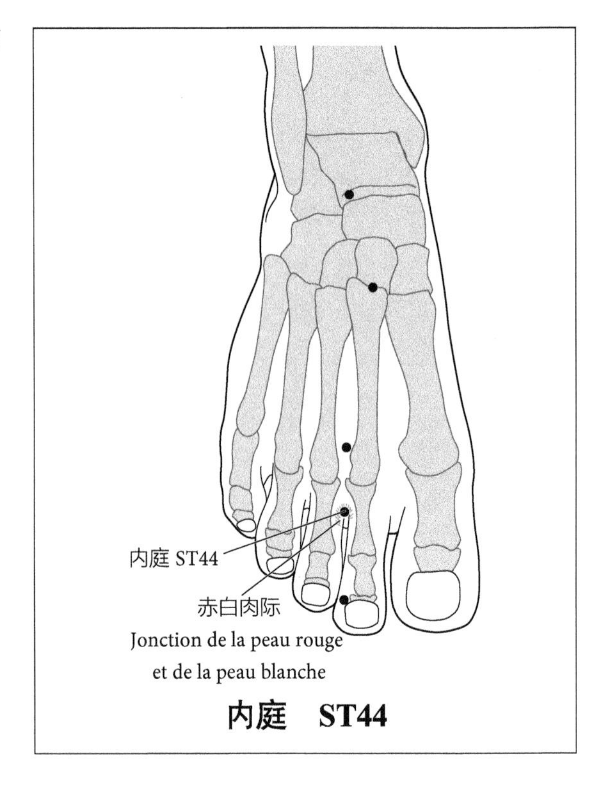

内庭 ST44

厉兑 Lìduì（ST45）

在足趾，第 2 趾末节外侧，趾甲根角侧后方 0.1 寸（指寸），沿趾甲外侧画一直线与趾甲基底缘水平线交点处。

Sur le second orteil, latéral à la phalange distal, proximolatéral au coin latéral de l'ongle de 0,1 F-cun, à l'intersection entre la ligne verticale du rebord latéral et la ligne horizontale de la base de l'ongle du second orteil.

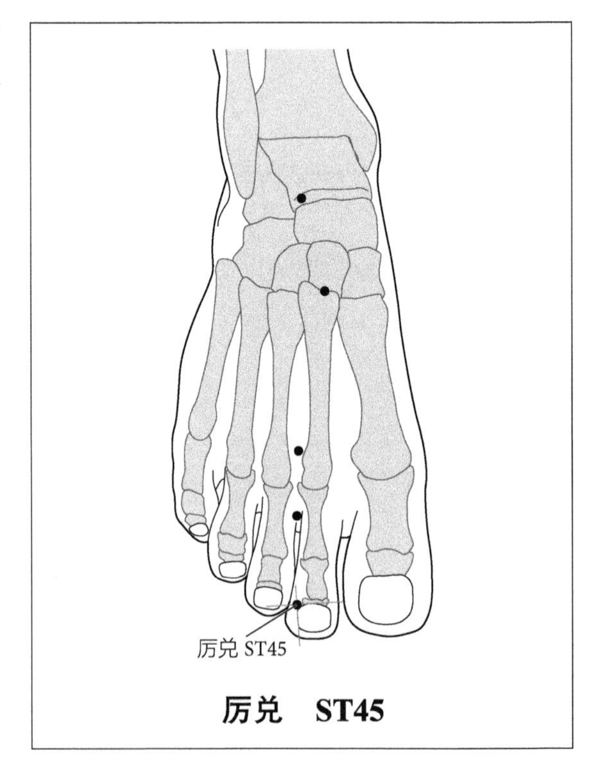

厉兑 ST45

足太阴脾经 Méridien de la Rate Tai Yin du pied

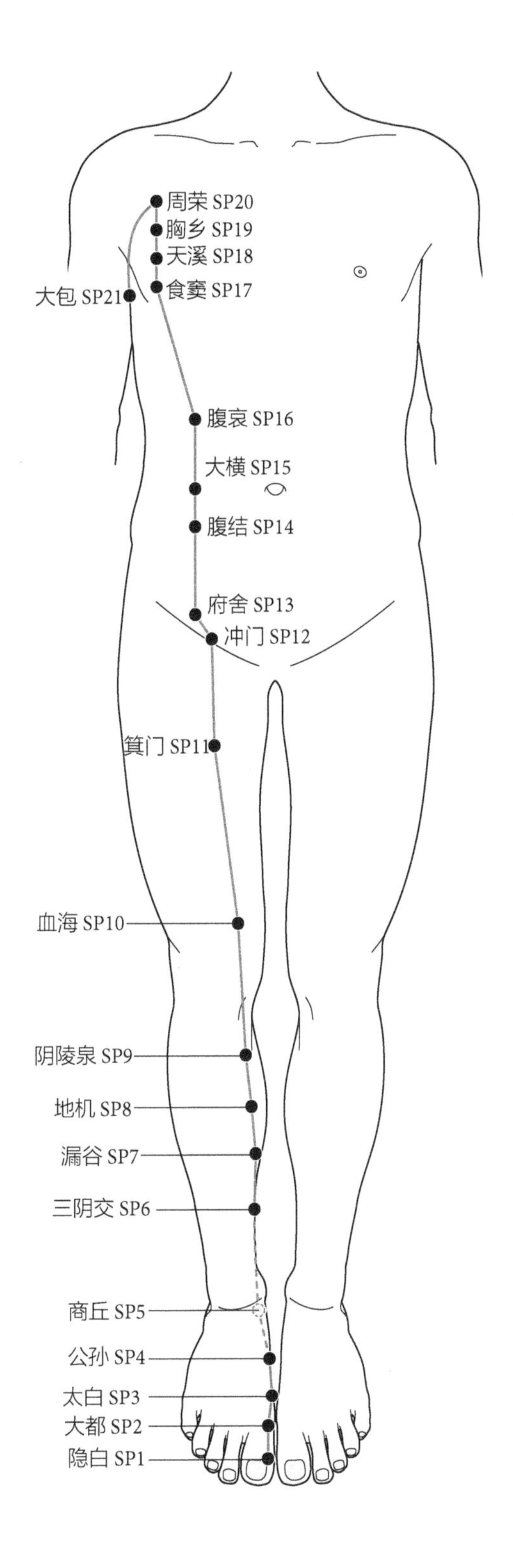

隐白 Yǐnbái（SP1）

在足趾，大趾末节内侧，趾甲根角侧后方 0.1 寸（指寸），沿趾甲内侧画一直线与趾甲基底缘水平线交点处。

Sur le gros orteil, médial à la phalange distale, médioproximal au coin médial de l'ongle de 0,1 F-cun, à l'intersection de la ligne verticale du bord médial et de la ligne horizontale de la base de l'ongle.

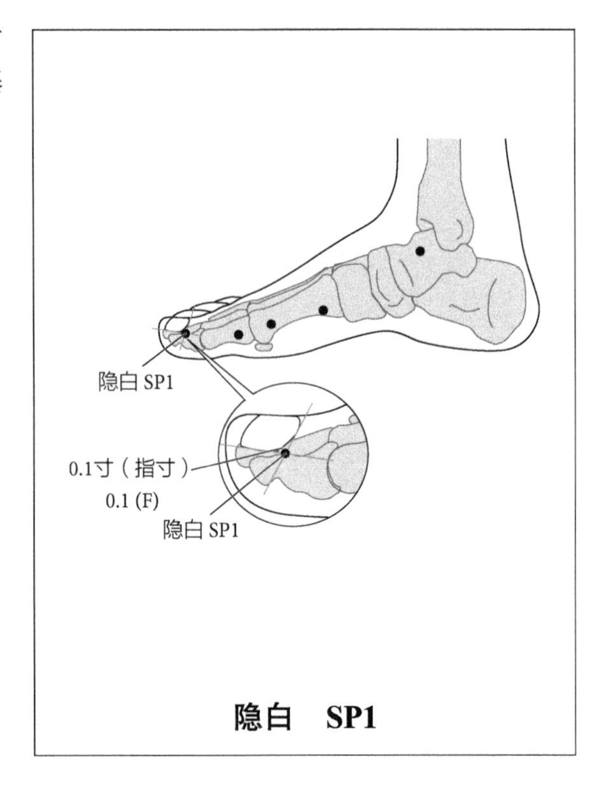

隐白 SP1

大都 Dàdū（SP2）

在足趾，第 1 跖趾关节远端赤白肉际凹陷中。

Sur le gros orteil, dans la dépression distale à la première articulation métatarso-phalangienne, à la jonction de la peau rouge et de la peau blanche.

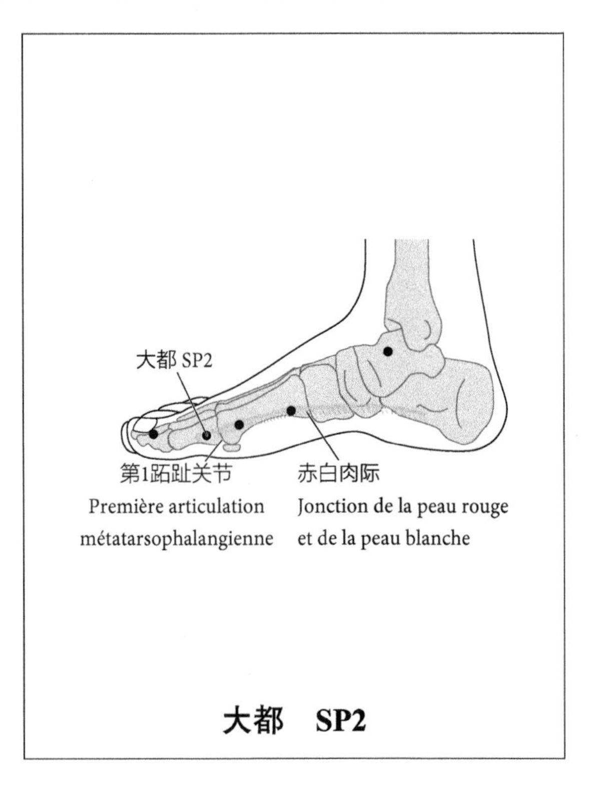

大都 SP2

太白 Tàibái（SP3）

在足内侧，第 1 跖趾关节近端赤白肉际凹陷中。

Sur la face médiale du pied, dans la dépression proximale à la première articulation métatarso-phalangienne, à la jonction de la peau rouge et de la peau blanche.

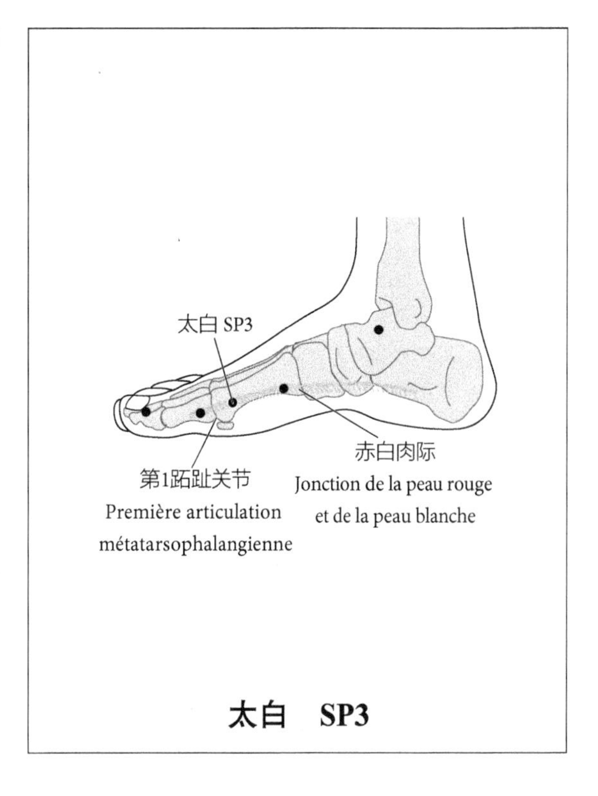

太白 SP3

公孙 Gōngsūn（SP4）

在足内侧，第 1 跖骨底的前下缘赤白肉际处。

注：沿太白（SP3）向后推至一凹陷，即为第 1 跖骨底的前缘凹陷中。

Sur la face médiale du pied, antéro-inférieur à la base du premier os métatarsien, à la jonction de la peau rouge et de la peau blanche.

Note : une dépression peut être palpée en allant proximalement depuis SP3. SP4 se trouve dans la dépression distale à la base du premier os métatarsien.

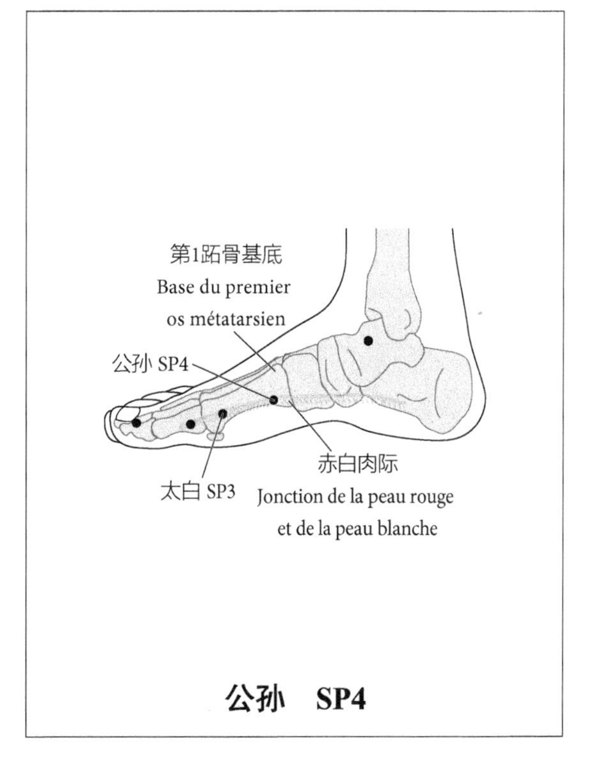

公孙 SP4

商丘 Shāngqiū（SP5）

在足内侧，内踝前下方，足舟骨粗隆与内踝尖连线中点凹陷中。

注 1：内踝前缘垂线与内踝下缘水平线的交点处。

注 2：本穴前为中封（LR4），后为照海（KI6）。

Sur la face médiale du pied, antéro-inférieur à la malléole médiale, dans la dépression à mi-chemin entre la tubérosité de l'os naviculaire et la proéminence de la malléole médiale.

Note 1 : SP5 se trouve à l'intersection de deux lignes imaginaires : la ligne verticale du rebord antérieur de la malléole médiale et la ligne horizontale du rebord inférieur de la malléole médiale.

Note 2 : SP5 est postérieur à LR4 et antérieur à KI6.

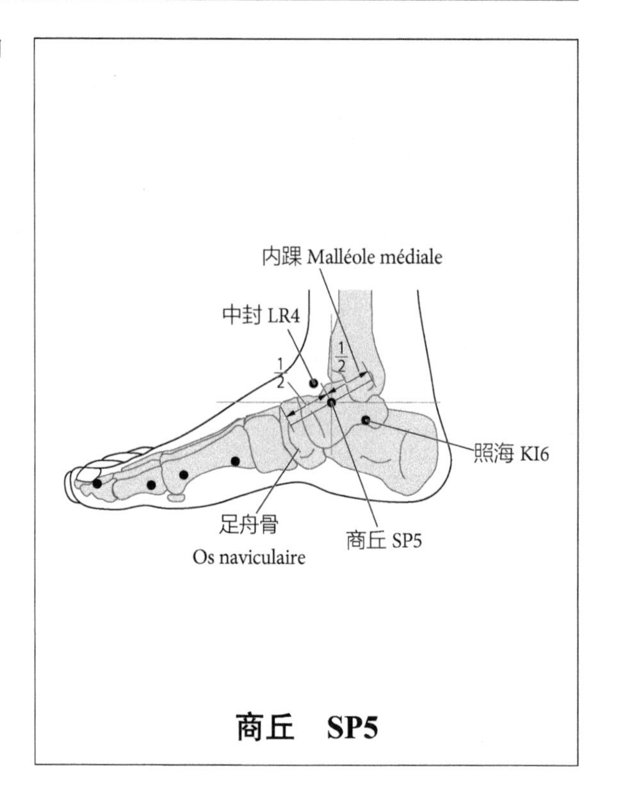

商丘 SP5

三阴交 Sānyīnjiāo（SP6）

在小腿内侧，内踝尖上 3 寸，胫骨内侧缘后际。

注：交信（KI8）上 1 寸。

Sur la face médiale du mollet, postérieur au rebord médial du tibia, supérieur à la proéminence de la malléole médiale de 3 B-cun.

Note : supérieur à KI8 de 1 B-cun.

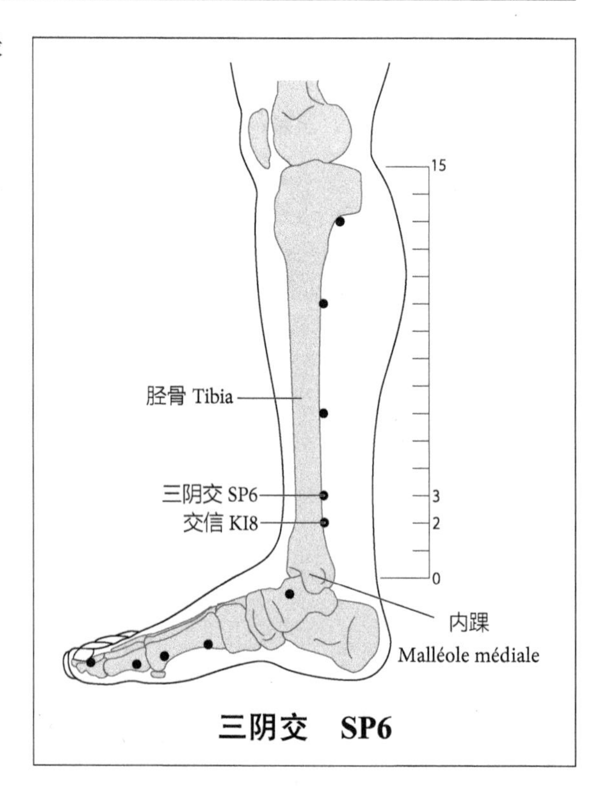

三阴交 SP6

漏谷 Lòugǔ（SP7）

在小腿内侧，内踝尖上 6 寸，胫骨内侧缘后际。

注：三阴交（SP6）上 3 寸处。

Sur la face médiale du mollet, postérieur au rebord médial du tibia, supérieur à la proéminence de la malléole médiale de 6 B-cun.

Note : supérieur à SP6 de 3 B-cun.

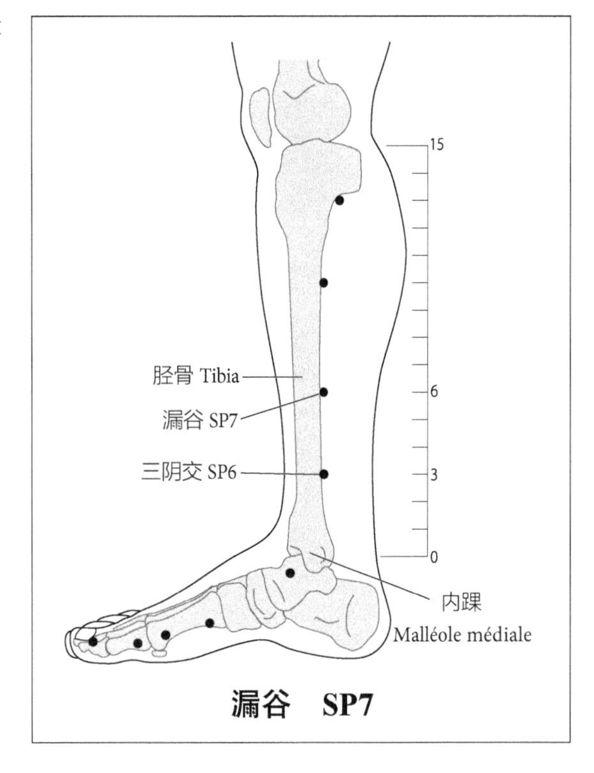

漏谷 SP7

地机 Dìjī（SP8）

在小腿内侧，阴陵泉（SP9）下 3 寸，胫骨内侧缘后际。

注：髌尖至内踝尖连线的上 1/3 与下 2/3 交点处。

Sur la face médiale du mollet, postérieur au rebord médial du tibia, supérieur à SP9 de 3 B-cun.

Note : SP8 se trouve à la jonction du tiers supérieur et des deux tiers inférieurs de la ligne reliant l'apex de la rotule avec la proéminence de la malléole médiale.

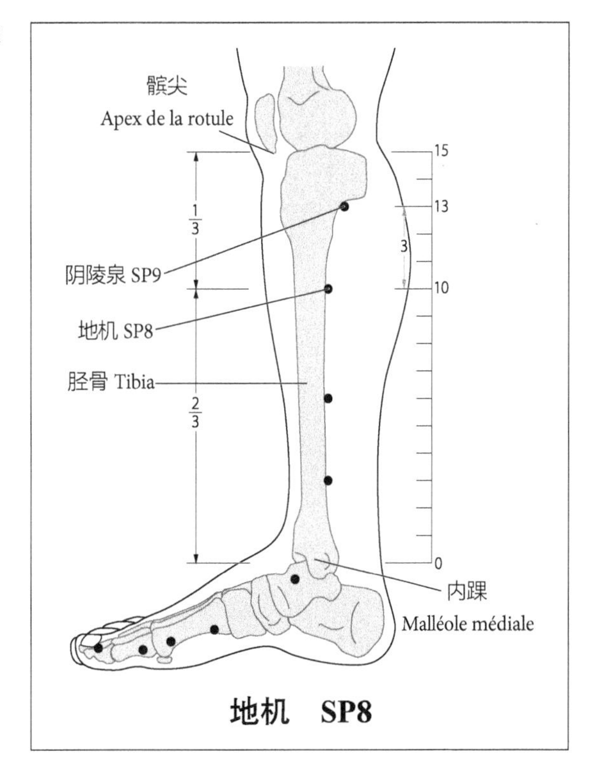

地机 SP8

阴陵泉 Yīnlíngquán（SP9）

在小腿内侧，胫骨内侧髁下缘与胫骨内侧缘之间的凹陷中。

注：用手指沿胫骨内缘由下往上推至膝关节下触摸到一个凹陷即是本穴，该凹陷由胫骨内侧髁下缘与胫骨后缘交角形成。

Sur la face médiale du mollet, dans la dépression entre le rebord inférieur du condyle médial du tibia et le rebord médial du tibia.

Note : une dépression peut être palpée sous l'articulation du genou lorsque l'on se déplace proximalement le long du rebord médial du tibia. SP9 se trouve dans une dépression à l'angle formé par le rebord inférieur du condyle médial du tibia et le rebord postérieur du tibia.

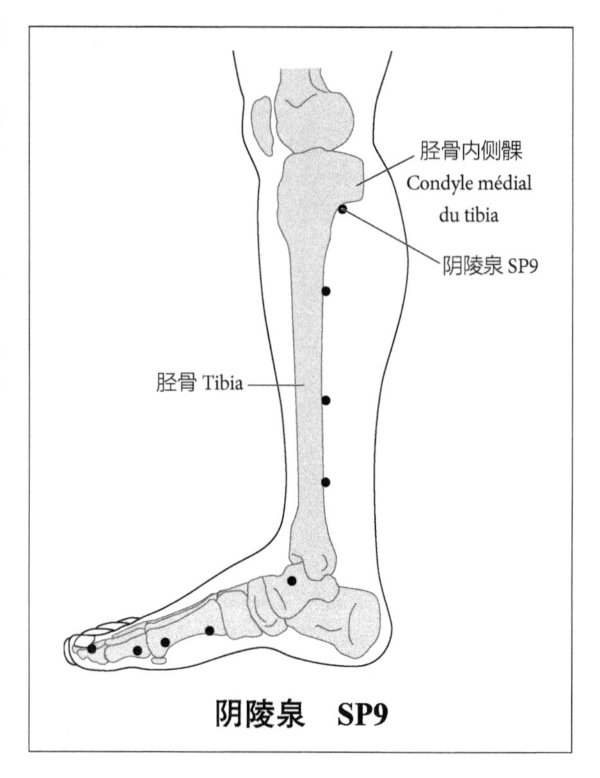

阴陵泉 SP9

血海 Xuèhǎi（SP10）

在股前内侧，髌底内侧端上 2 寸，股内侧肌隆起处。

Sur la face antéromédiale du bassin, sur le renflement du muscle vaste médial, supérieur à l'extrémité médiale de la base de la rotule de 2 B-cun.

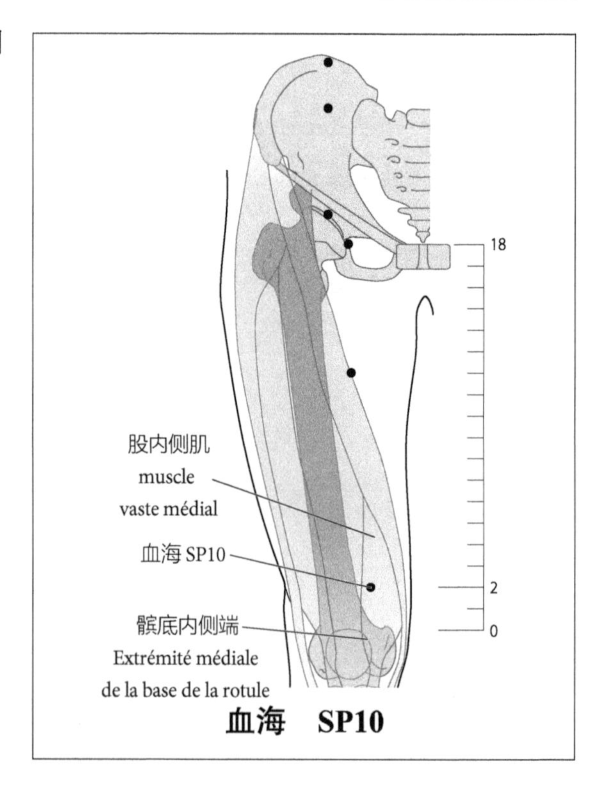

血海 SP10

箕门 Jīmén（SP11）

在股内侧，髌底内侧端与冲门（SP12）的连线上 1/3 与下 2/3 交点，长收肌和缝匠肌交角的股动脉搏动处。

Sur la face médiale du bassin, à la jonction du tiers supérieur et des deux tiers inférieurs de la ligne reliant l'extrémité médiale de la base de la rotule et SP12, entre le muscle sartorius et le muscle long adducteur, sur l'artère fémorale.

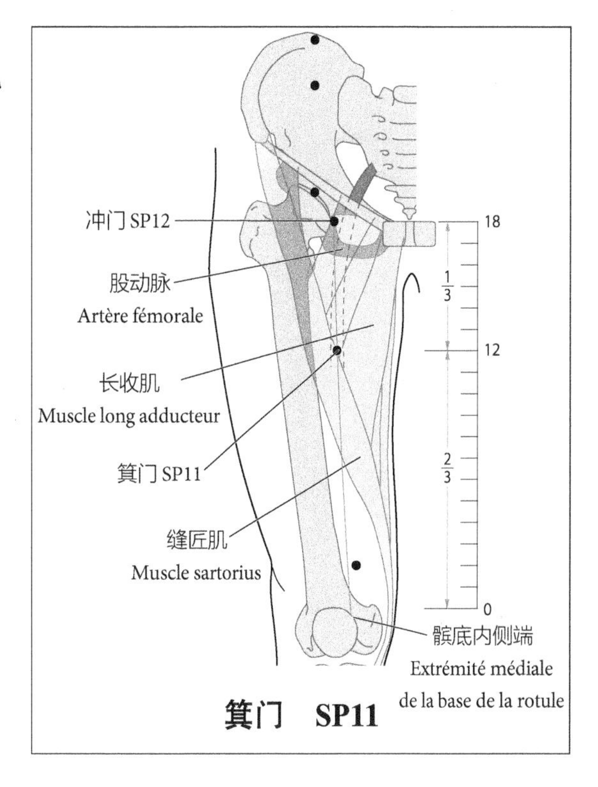

箕门 SP11

冲门 Chōngmén（SP12）

在腹股沟，腹股沟斜纹中，股动脉搏动处的外侧。

注：横平曲骨（CV2），府舍（SP13）内下方。

Dans la région de l'aine, au pli inguinal, latéral à l'artère fémorale.

Note : au même niveau que CV2, médial et inférieur à SP13.

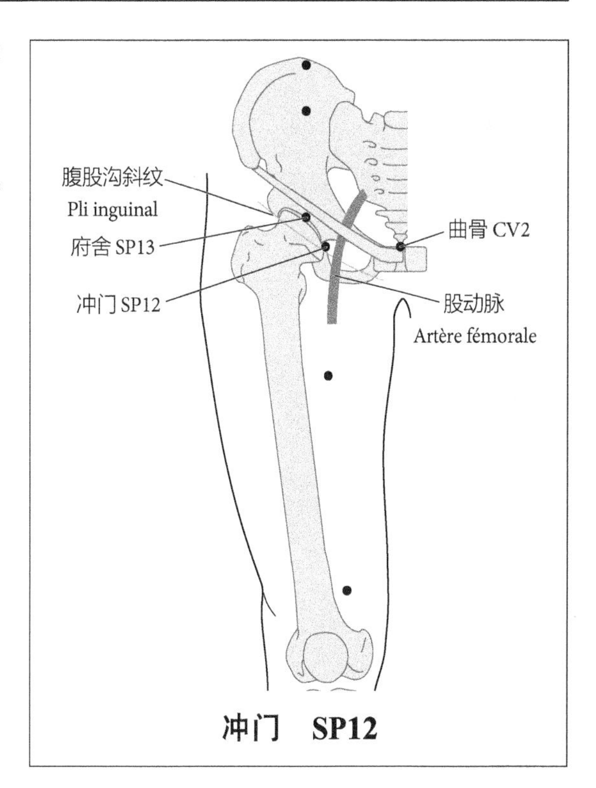

冲门 SP12

府舍　Fǔshè (SP13)

在下腹部，脐中下 4.3 寸，前正中线旁开 4 寸。

Sur l'abdomen inférieur, inférieur au centre de l'ombilic de 4,3 B-cun, latéral à la ligne médiane antérieure de 4 B-cun.

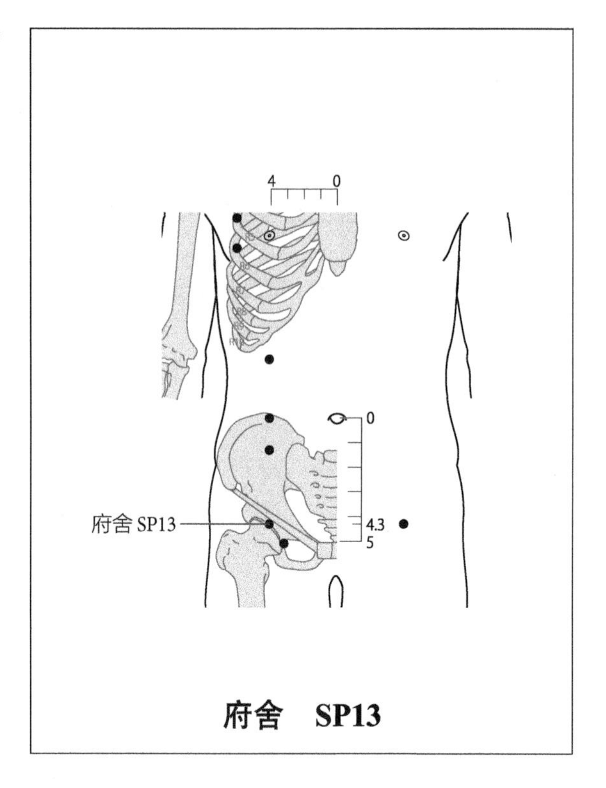

府舍　SP13

腹结　Fùjié (SP14)

在下腹部，脐中下 1.3 寸，前正中线旁开 4 寸。

Sur l'abdomen inférieur, inférieur au centre de l'ombilic de 1,3 B-cun, latéral à la ligne médiane antérieure de 4 B-cun.

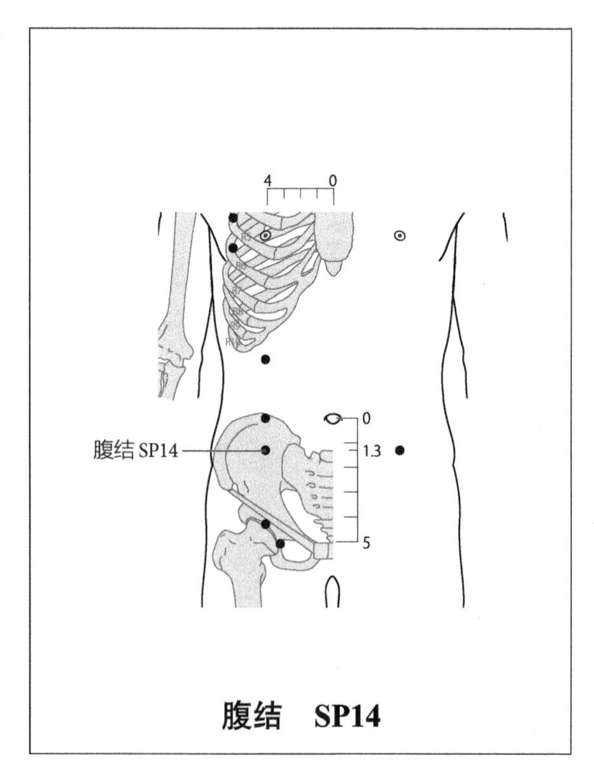

腹结　SP14

大横 Dàhéng（SP15）

在上腹部，脐中旁开 4 寸。

注：本穴与内侧的天枢（ST25）、肓俞（KI16）、神阙（CV8）相平。

Sur l'abdomen supérieur, latéral au centre de l'ombilic de 4 B-cun.

Note : au même niveau et latéral à ST25, KI16 et CV8.

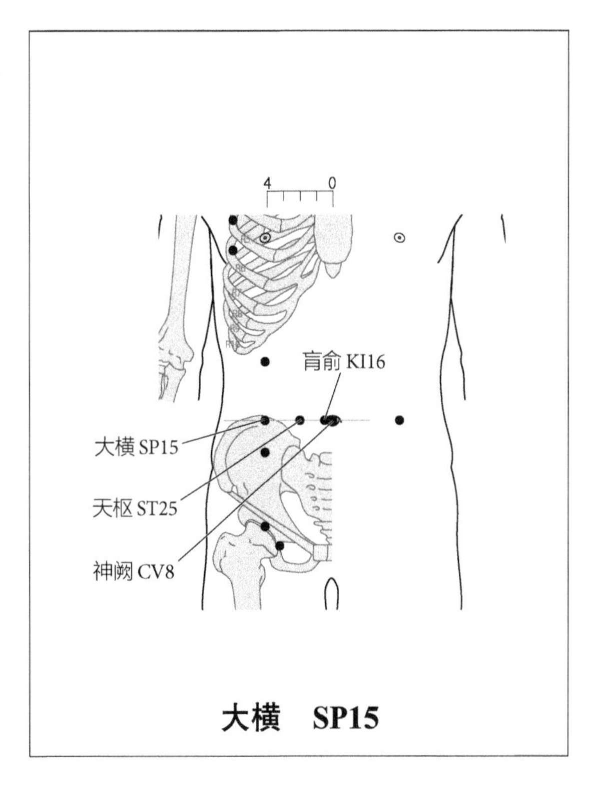

大横 SP15

腹哀 Fù'āi（SP16）

在上腹部，脐中上 3 寸，前正中线旁开 4 寸。

注：大横（SP15）直上 3 寸，横平建里（CV11）。

Sur l'abdomen supérieur, supérieur au centre de l'ombilic de 3 B-cun, latéral à la ligne médiane antérieure de 4 B-cun.

Note : supérieur à SP15 de 3 B-cun, au même niveau que CV11.

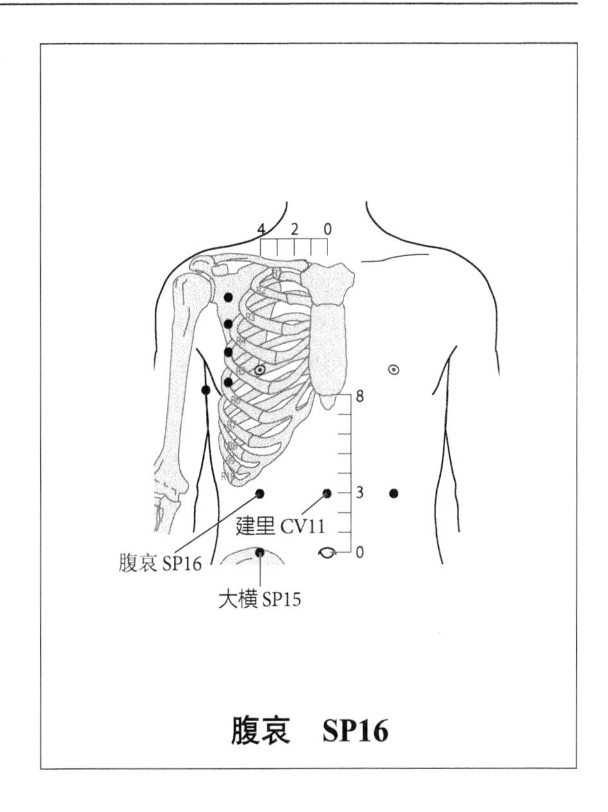

腹哀 SP16

食窦 Shídòu（SP17）

在前胸部，第5肋间隙，前正中线旁开6寸。

注：本穴与内侧的乳根（ST18）、步廊（KI22）位于第5肋间，3穴略呈一弧形分布，其弧度与肋间隙弧度相应。

Dans la région thoracique antérieure, dans le cinquième espace intercostal, latéral à la ligne médiane antérieure de 6 B-cun.

Note : SP17, ST18 et KI22 se trouvent le long de la courbe du cinquième espace intercostal.

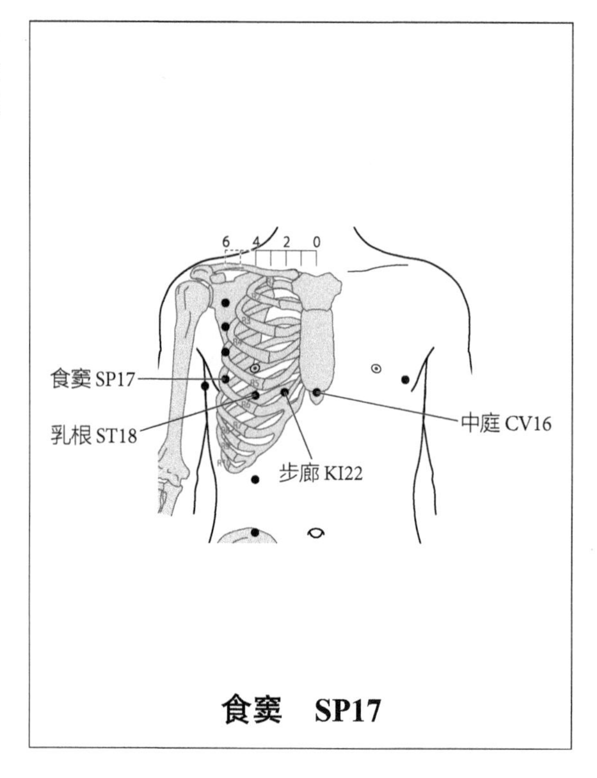

食窦 SP17

天溪 Tiānxī（SP18）

在前胸部，第4肋间隙，前正中线旁开6寸。

注：本穴与内侧的乳中（ST17）、神封（KI23）均位于第4肋间，3穴略呈一弧形分布，其弧度与肋间隙弧度相应。

Dans la région thoracique antérieure, dans le quatrième espace intercostal, latéral à la ligne médiane antérieure de 6 B-cun.

Note : SP18, ST17 et KI23 se trouvent le long de la courbe du quatrième espace intercostal.

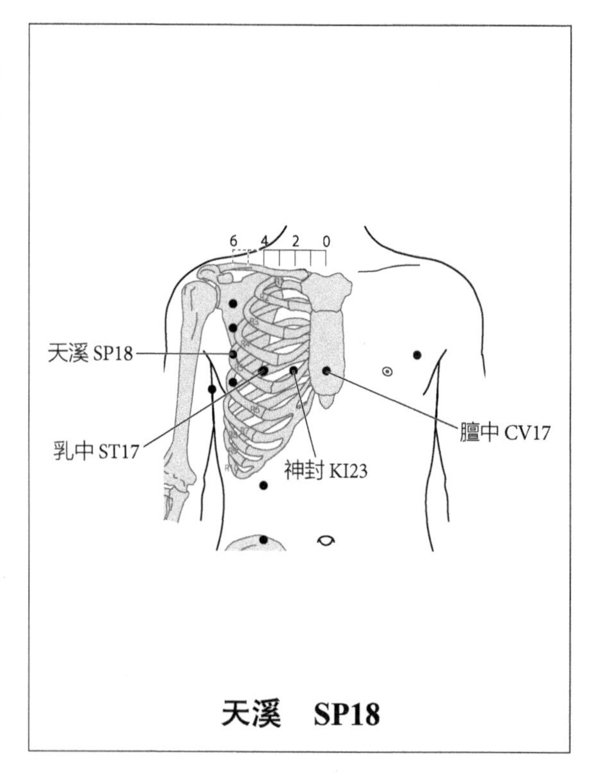

天溪 SP18

胸乡 Xiōngxiāng（SP19）

在前胸部，第3肋间隙，前正中线旁开6寸。

注：本穴与内侧的膺窗（ST16）、灵墟（KI24）均位于第3肋间，3穴略呈一弧形分布，其弧度与肋间隙弧度相应。

Dans la région thoracique antérieure, dans le troisième espace intercostal, latéral à la ligne médiane antérieure de 6 B-cun.

Note : SP19, ST16 et KI24 se trouvent le long de la courbe du troisième espace intercostal.

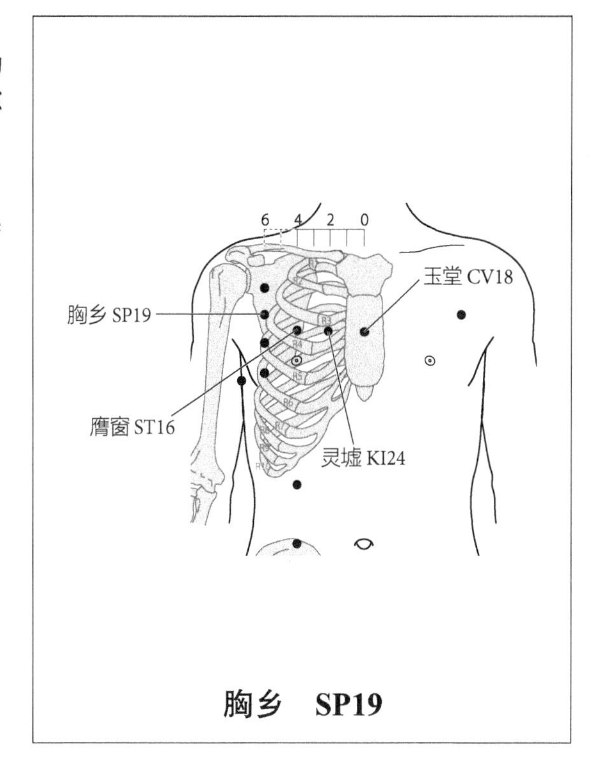

胸乡 SP19

周荣 Zhōuróng（SP20）

在前胸部，第2肋间隙，前正中线旁开6寸。

注：本穴与内侧的屋翳（ST15）、神藏（KI25）均位于第2肋间，3穴略呈一弧形分布，其弧度与肋间隙弧度相应。

Dans la région thoracique antérieure, dans le second espace intercostal, latéral à la ligne médiane antérieure de 6 B-cun.

Note : SP20, KI15 et KI25 se trouvent le long de la courbe du second espace intercostal.

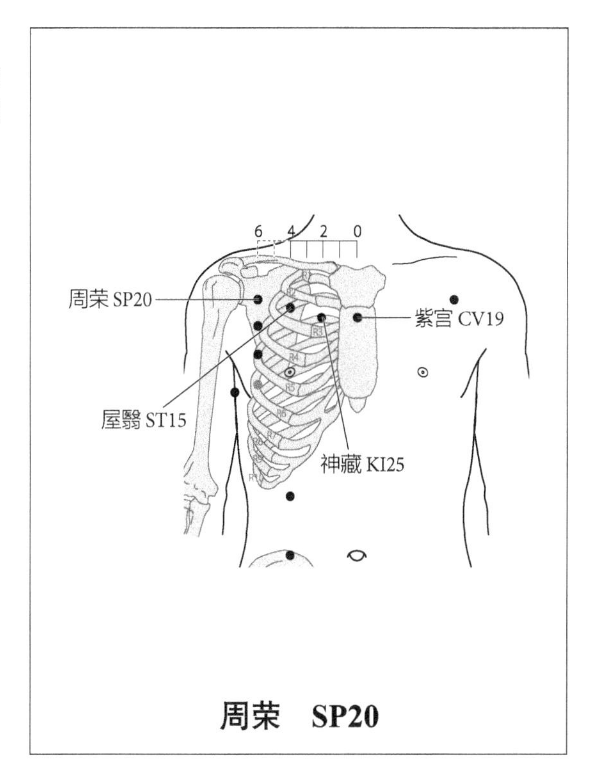

周荣 SP20

大包 Dàbāo (SP21)

在侧胸部，第 6 肋间隙，当在腋中线。

注：侧卧举臂，在第 6 肋间隙与腋中线的交点处。

Dans la région thoracique latérale, dans le sixième espace intercostal, dans la ligne médio-axillaire.

Note : lorsque le sujet est allongé sur le côté et le bras en abduction, SP21 se trouve à l'intersection de la ligne médio-axillaire et le sixième espace intercostal.

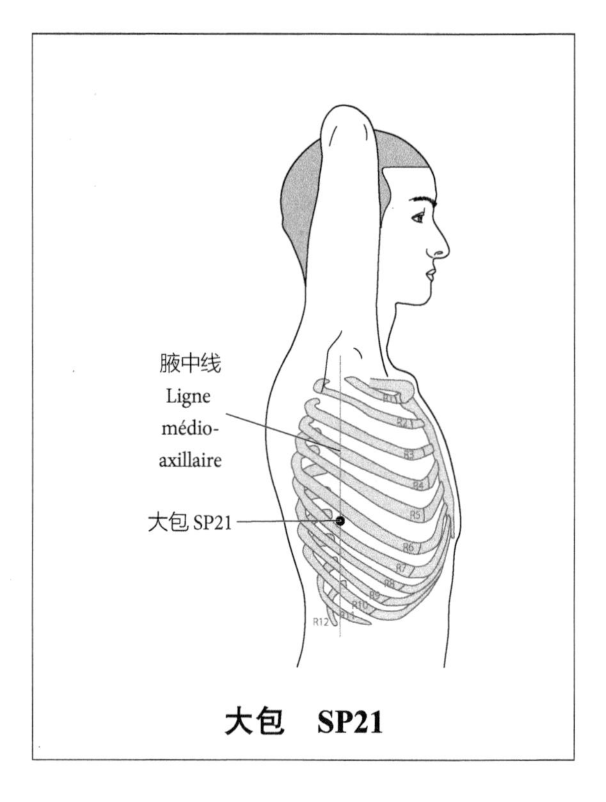

大包 SP21

手少阴心经

Méridien du Cœur Shao Yin de la main

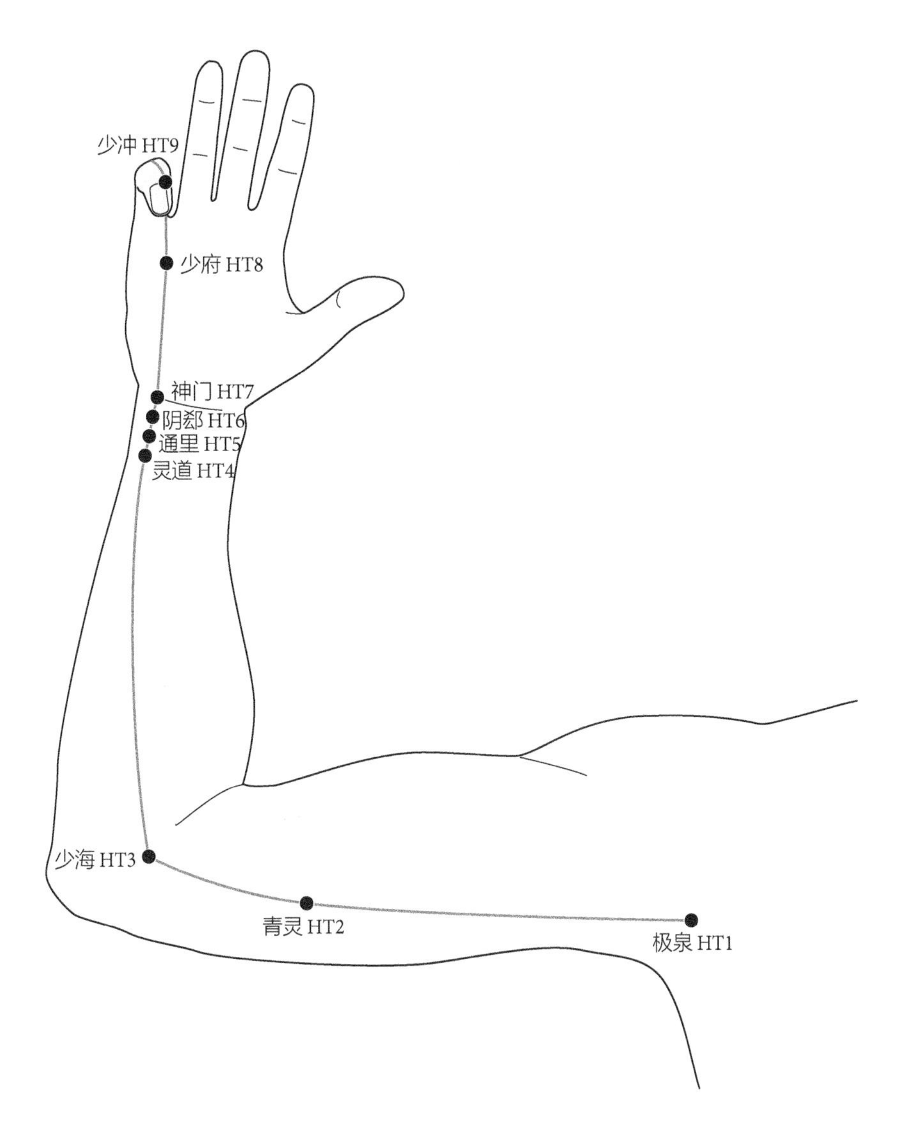

极泉 Jíquán（HT1）

在腋窝中央，腋动脉搏动处。

Dans l'aisselle, au centre du creux axillaire, sur l'artère axillaire.

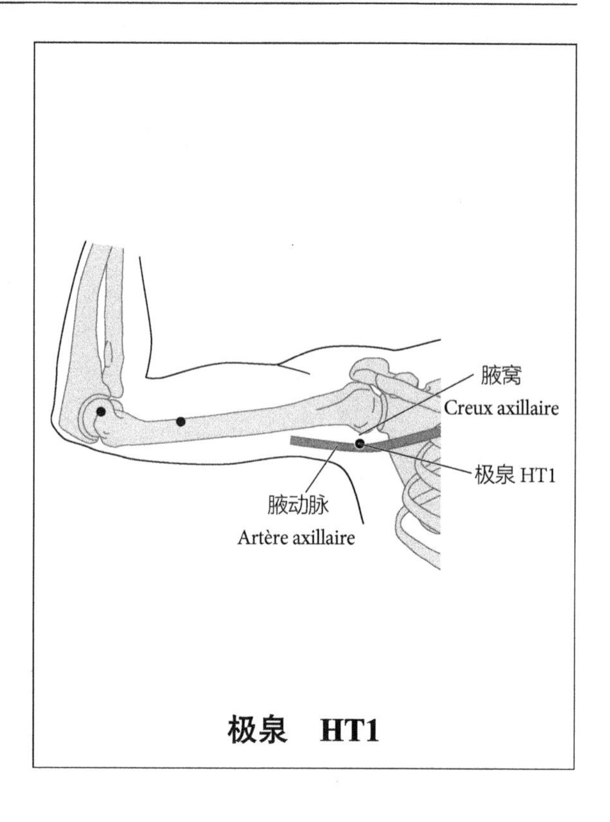

极泉 HT1

青灵 Qīnglíng（HT2）

在臂内侧，肘横纹上 3 寸，肱二头肌的内侧沟中。

注：曲肘举臂，在极泉（HT1）与少海（HT3）连线的上 2/3 与下 1/3 交点处。

Sur la face médiale du bras, directement médial au muscle biceps brachial, supérieur au pli du coude de 3 B-cun.

Note : lorsque le coude est fléchi et le bras en abduction, HT2 se trouve à la jonction des deux tiers supérieurs et du tiers inférieur de la ligne reliant HT1 et HT3.

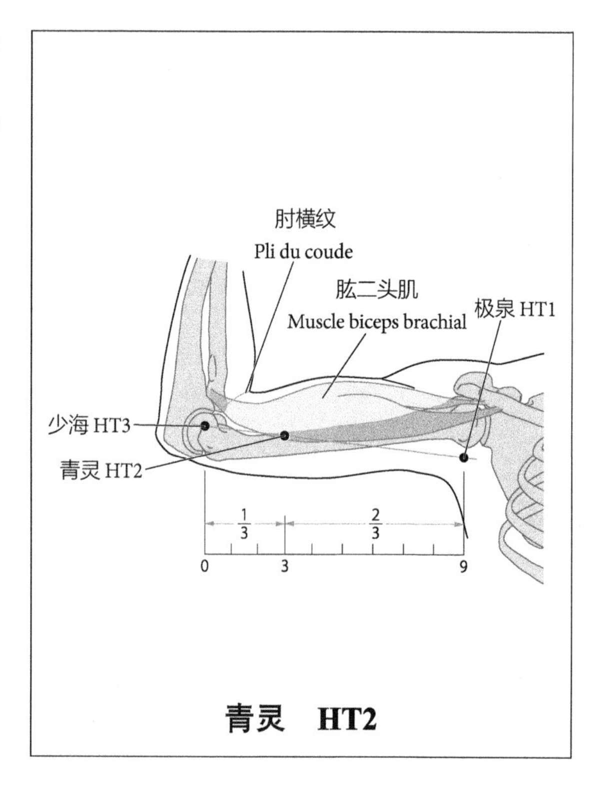

青灵 HT2

少海 Shàohǎi（HT3）

在肘前内侧，横平肘横纹，肱骨内上髁前缘。

注：屈肘，在肘横纹内侧端与肱骨内上髁连线的中点处。

Sur la face antéromédiale du coude, directement antérieur à l'épicondyle médial de l'humérus, au même niveau que le pli du coude.

Note : lorsque le coude est fléchi, HT3 se trouve au milieu de la ligne reliant l'extrémité médiale du pli du coude à l'épicondyle de l'humérus.

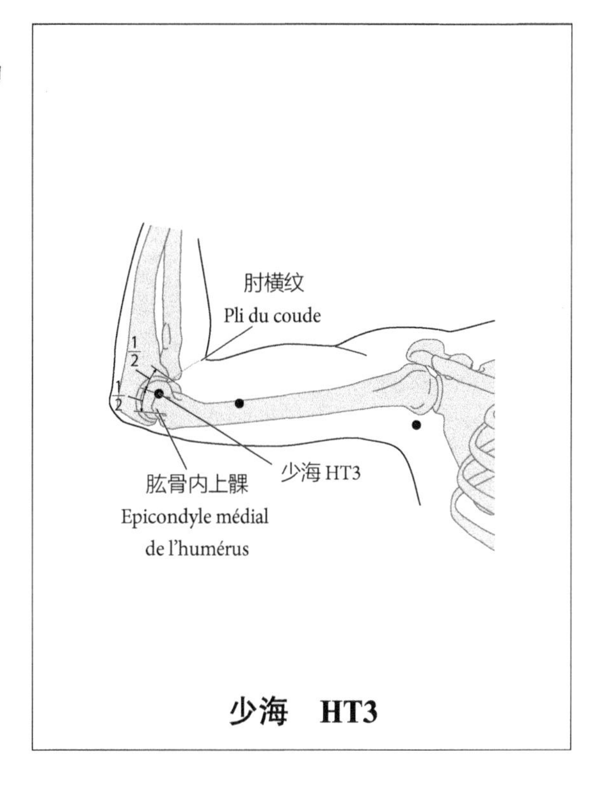

少海 HT3

灵道 Língdào（HT4）

在前臂前内侧，腕掌侧横纹上 1.5 寸，尺侧腕屈肌腱的桡侧缘。

注 1：神门（HT7）上 1.5 寸，横平尺骨头上缘。

注 2：豌豆骨上缘桡侧直上 1.5 寸取穴。

Sur la face antéromédiale de l'avant-bras, radial au tendon du muscle fléchisseur ulnaire du carpe, proximal au pli palmaire du poignet de 1,5 B-cun.

Note 1 : proximal à HT7 de 1,5 B-cun, au même niveau que le bord supérieur de la tête de l'ulna.

Note 2 : proximal au côté radial du rebord supérieur de l'os pisiforme de 1,5 B-cun.

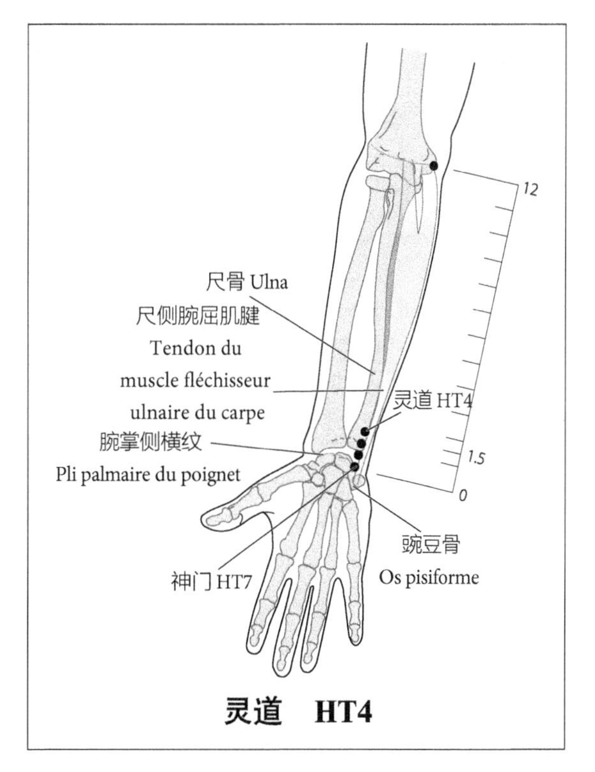

灵道 HT4

通里 Tōnglǐ（HT5）

在前臂前内侧，腕掌侧横纹上 1 寸，尺侧腕屈肌腱的桡侧缘。

注 1：神门（HT7）上 1 寸。本穴与灵道（HT4）、阴郄（HT6）2 穴的位置关系为：横平尺骨头根部是灵道（HT4），横平尺骨头中部是通里（HT5），横平尺骨头头部是阴郄（HT6）。

注 2：豌豆骨上缘桡侧直上 1 寸取穴。

Sur la face antéromediale de l'avant-bras, radial au tendon du muscle fléchisseur ulnaire du carpe, proximal au pli palmaire du poignet de 1 B-cun.

Note 1 : proximal à HT7 de 1 B-cun, HT4 se trouve au niveau de la racine de la tête de l'ulna, HT5 se trouve sur le corps de la tête de l'ulna et HT6 se trouve à la base de la tête de l'ulna.

Note 2 : proximal au côté radial du rebord proximal de l'os pisiforme de 1 B-cun.

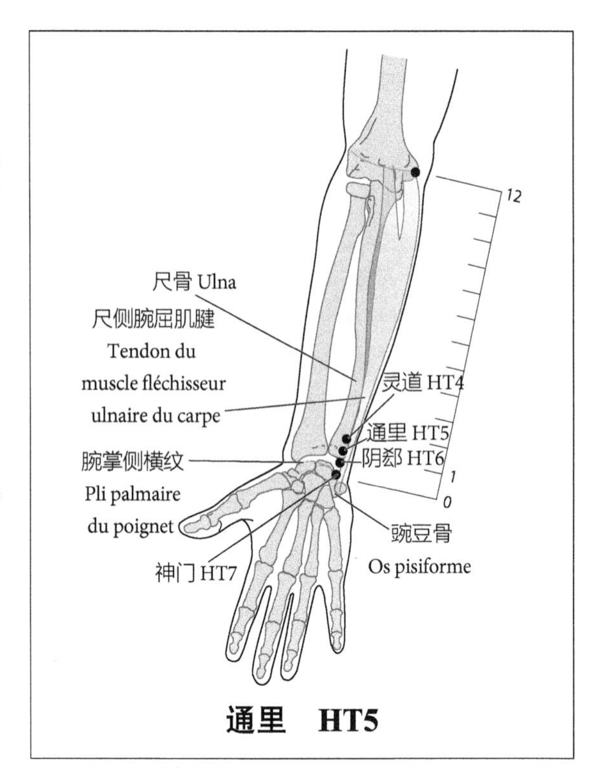

通里 HT5

阴郄 Yīnxì（HT6）

在前臂前内侧，腕掌侧横纹上 0.5 寸，尺侧腕屈肌腱的桡侧缘。

注 1：神门（HT7）上 0.5 寸，横平尺骨头的远端（头部）。

注 2：豌豆骨近端桡侧直上 0.5 寸取穴。

Sur la face antéromédiale de l'avant-bras, radial au tendon du muscle fléchisseur ulnaire du carpe, proximal au pli palmaire du poignet de 0,5 B-cun.

Note 1 : proximal à HT7 de 0,5 B-cun, au même niveau que le rebord distal de la tête de l'ulna.

Note 2 : proximal au côté radial du rebord proximal de l'os pisiforme de 0,5 B-cun.

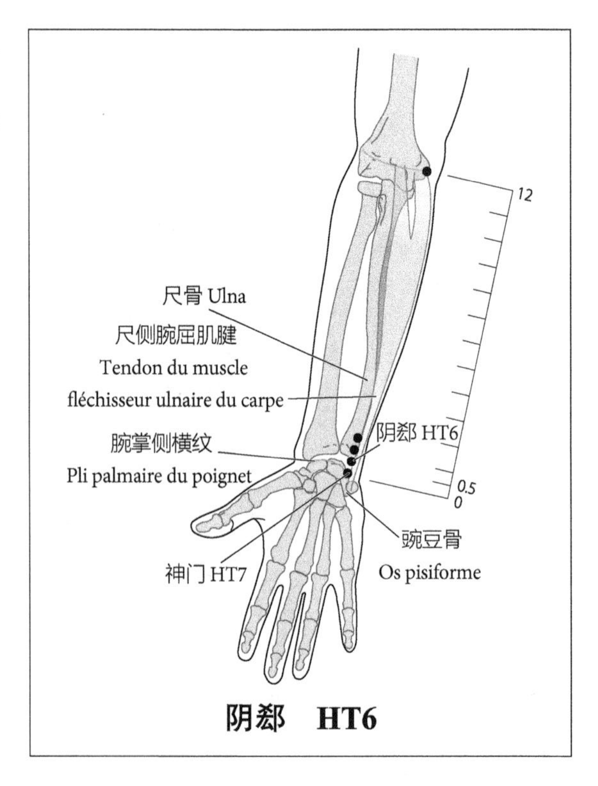

阴郄 HT6

神门 Shénmén（HT7）

在腕前内侧，腕掌侧横纹上，尺侧腕屈肌腱的桡侧缘。

注：于豌豆骨近端桡侧凹陷中，当腕掌侧横纹上取穴。

Sur la face antéromédiale du poignet, radial au tendon du muscle fléchisseur ulnaire du carpe, sur le pli palmaire du poignet.

Note : dans la dépression radiale au rebord proximal de l'os pisiforme, sur le pli palmaire du poignet.

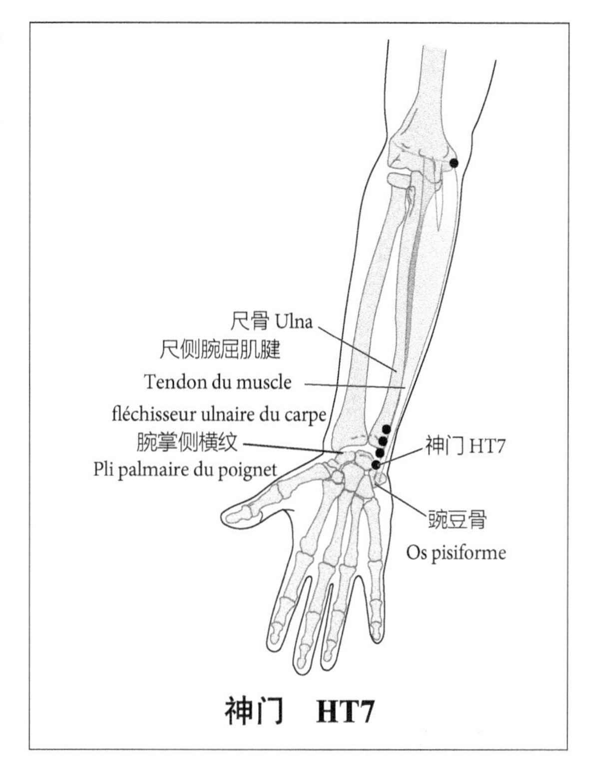

神门 HT7

少府 Shàofǔ（HT8）

在手掌，第 5 掌指关节近端，第 4、5 掌骨之间。

注：第 4、5 掌骨之间，握拳时，小指尖所指处，横平劳宫（PC8）。

Dans la paume de la main, dans la dépression entre les quatrième et cinquième os métacarpiens, proximal à la cinquième articulation métacarpo-phalangienne.

Note : entre les quatrième et cinquième os métacarpiens, où le bout du petit doigt se trouve lorsque l'on serre le poing, au même niveau que PC8.

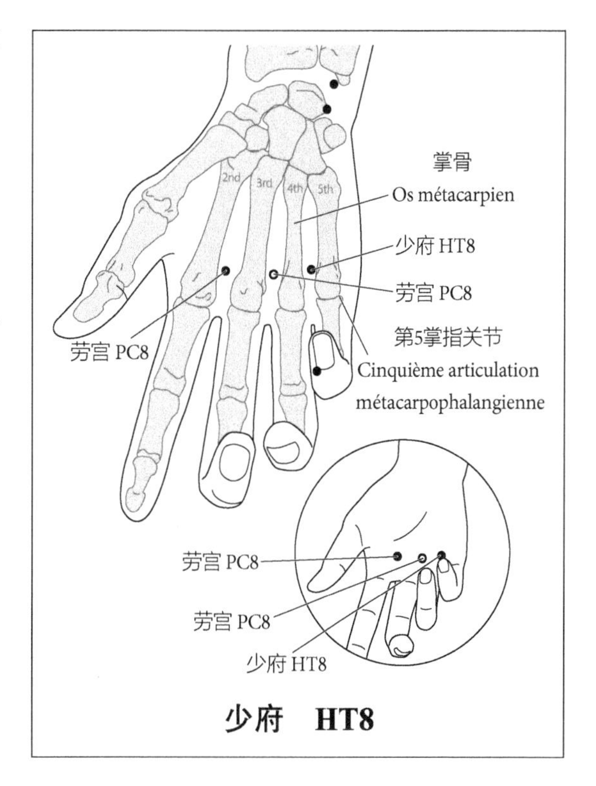

少府 HT8

少冲 Shàochōng（HT9）

在手指，小指末节桡侧，指甲根角侧上方0.1寸（指寸），沿指甲桡侧画一直线与指甲基底缘水平线交点处。

Sur le petit doigt, radial à la phalange distale, proximolatéral au coin radial de l'ongle de 0,1 F-cun, à l'intersection entre la ligne verticale du rebord radial de l'ongle et la ligne horizontale de la base de l'ongle.

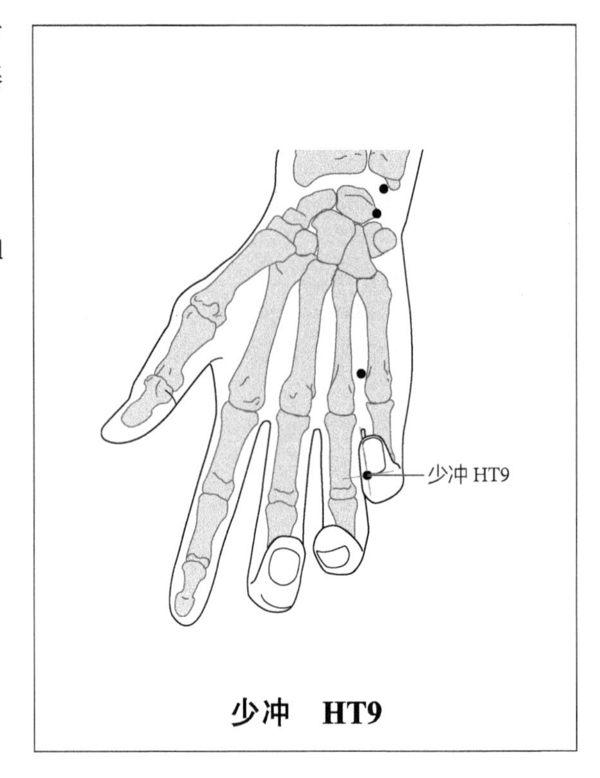

少冲 HT9

手太阳小肠经
Méridien de l'Intestin Grêle Tai Yang de la main

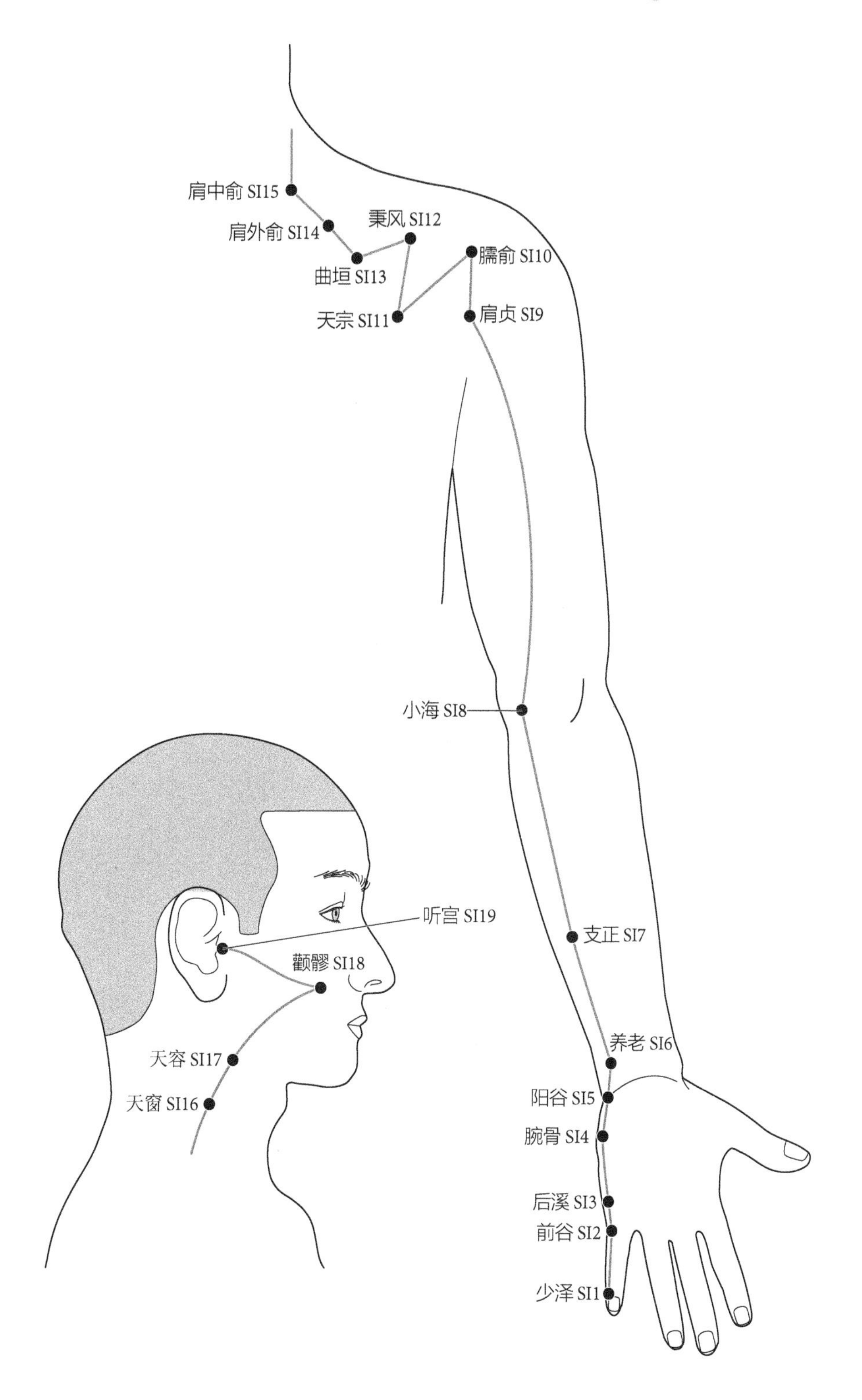

少泽 Shàozé（SI1）

在手指，小指末节尺侧，指甲根角侧上方0.1寸（指寸），沿指甲尺侧画一直线与指甲基底缘水平线交点处。

Sur le petit doigt, ulnaire à la phalange distale. Proximomédial au coin ulnaire de l'ongle de 0,1 F-cun, à l'intersection de la ligne verticale du rebord ulnaire de l'ongle et la ligne horizontale de la base de l'ongle.

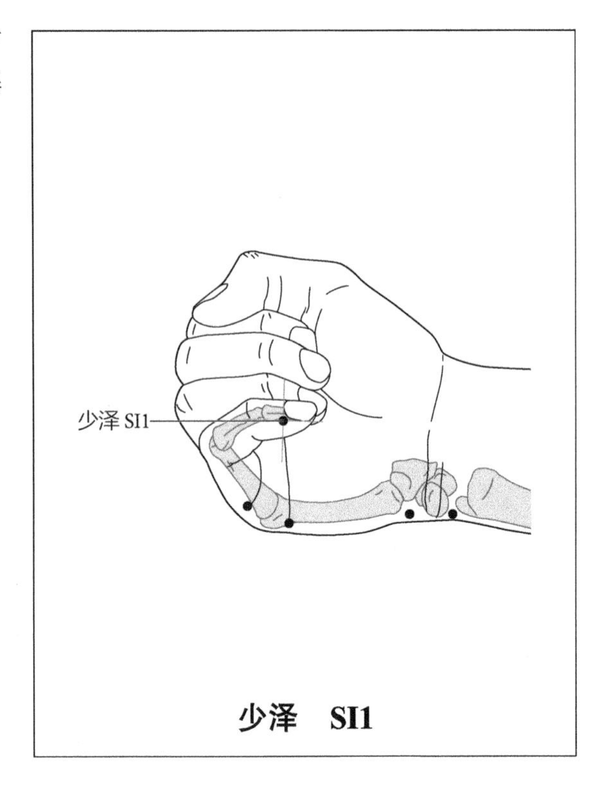

少泽 SI1

前谷 Qiángǔ（SI2）

在手指，第5掌指关节尺侧远端赤白肉际凹陷中。

注：半握拳，第5掌指横纹尺侧端。

Sur le petit doigt, dans la dépression distale au côté ulnaire de la cinquième articulation métacarpo-phalangienne à la jonction de la peau rouge et de la peau blanche.

Note : lorsque l'on serre légèrement le poing, le point se trouve à l'extrémité ulnaire de la strie métacarpo-phalangienne du petit doigt.

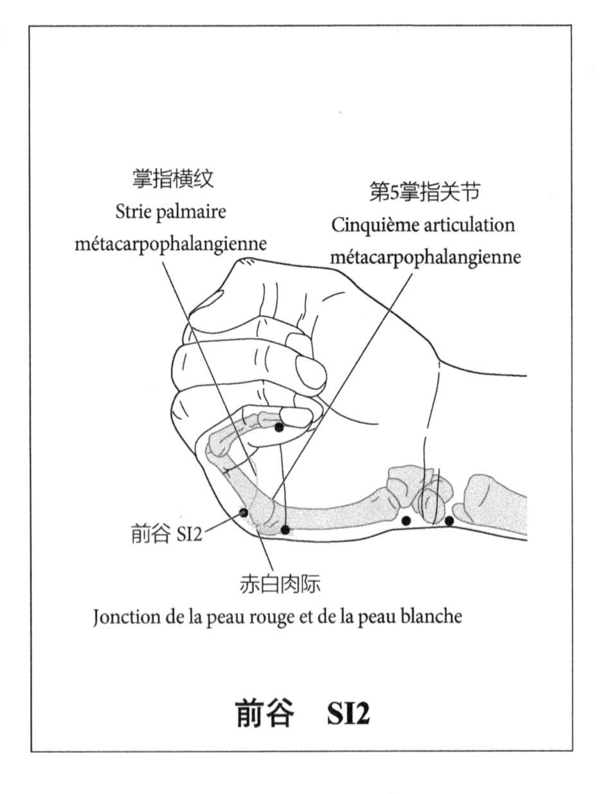

前谷 SI2

后溪 Hòuxī（SI3）

在手背，第 5 掌指关节尺侧近端赤白肉际凹陷中。

注：半握拳，掌远侧横纹头尺侧赤白肉际处。

Sur le dos de la main, dans la dépression proximale au côté ulnaire de la cinquième articulation métacarpo-phalangienne, à la jonction de la peau rouge et la peau blanche.

Note : lorsque l'on serre légèrement le poing, le point se trouve à l'extrémité ulnaire de la strie transverse distale de la paume, à la jonction de la peau rouge et de la peau blanche.

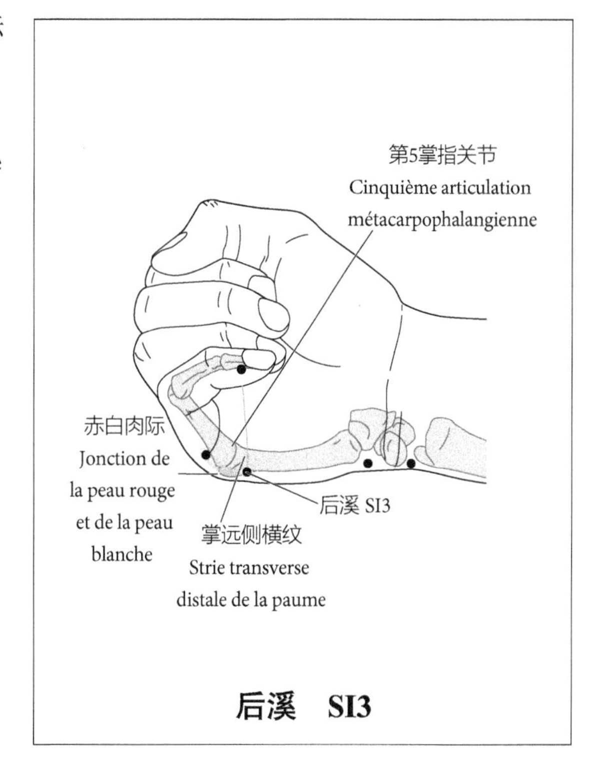

后溪 SI3

腕骨 Wàngǔ（SI4）

在腕后内侧，第 5 掌骨基底与三角骨之间的赤白肉际凹陷中。

注：由后溪（SI3）穴向上沿第 5 掌骨直推至一突起骨，于两骨之间凹陷中取穴。

Sur la face postéromédiale du poignet, dans la dépression entre la base du cinquième os métacarpien et l'os triquetrum, à la jonction de la peau rouge et de la peau blanche.

Note : avec un doigt placé sur SI3, appuyer et glisser proximalement le long du cinquième os métacarpien jusqu'à la projection osseuse, SI4 se trouve dans la dépression entre ces deux os.

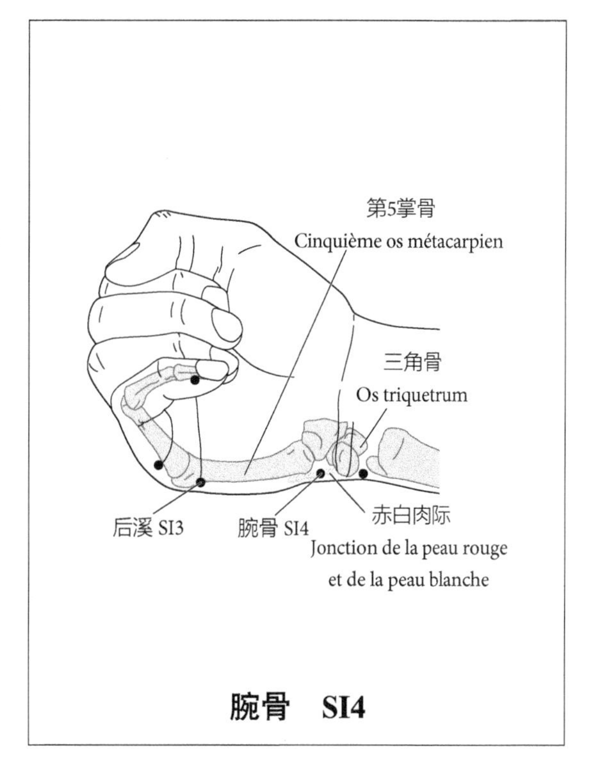

腕骨 SI4

阳谷 Yánggǔ (SI5)

在腕后内侧，尺骨茎突与三角骨之间的凹陷中。

Sur la face postéromédiale du poignet, dans la dépression entre l'os triquetrum et le processus styloïde ulnaire.

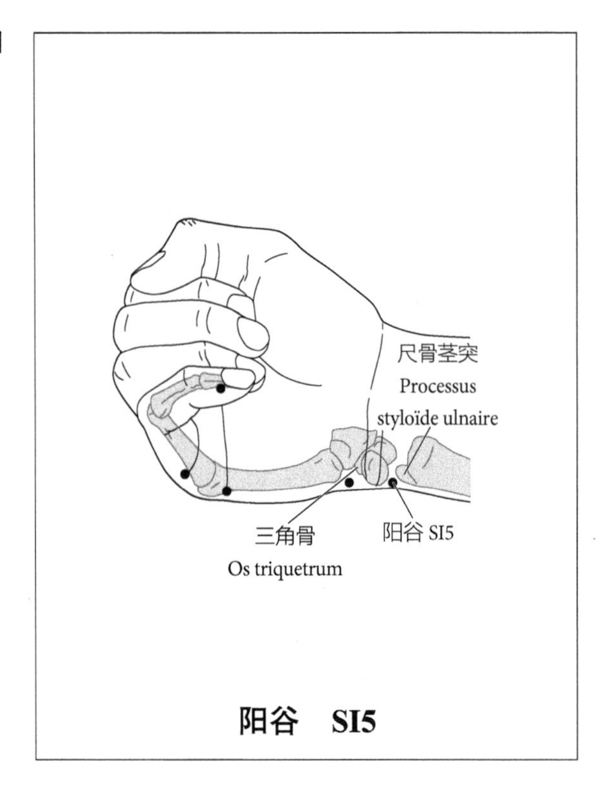

阳谷 SI5

养老 Yǎnglǎo (SI6)

在前臂后内侧，腕背侧横纹上 1 寸，尺骨头桡侧凹陷中。

注：掌心向下，用一手指按在尺骨头的最高点上，然后手掌旋后，当手指滑入的骨缝中。

Sur la face postéromédiale de l'avant-bras, dans la dépression radiale à la tête de l'ulna, proximal au pli dorsal du poignet de 1 B-cun.

Note : lorsque la paume de la main est orientée vers le bas, appuyer le plus point de la tête de l'ulna avec un doigt et tourner la paume vers le torse; SI6 se trouve dans la dépression entre les os où le doigt glisse.

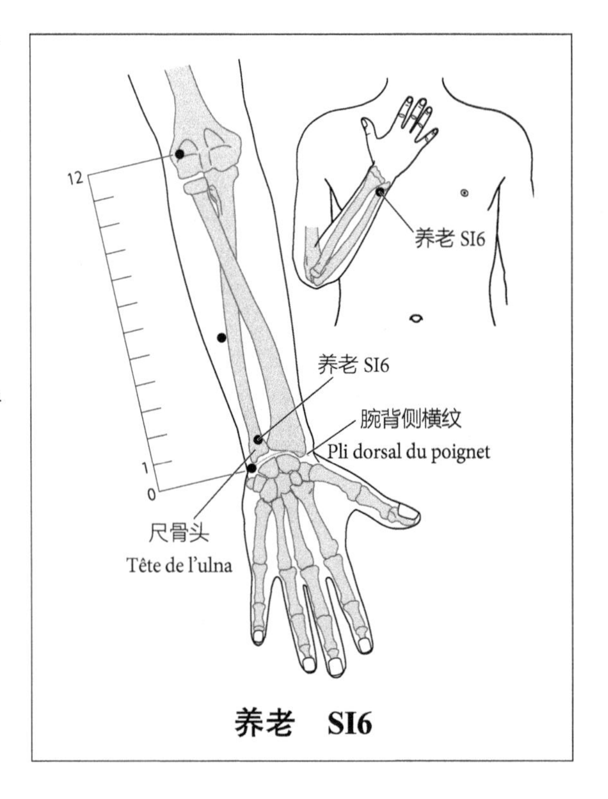

养老 SI6

支正 Zhīzhèng（SI7）

在前臂后内侧，腕背侧横纹上 5 寸，尺骨尺侧与尺侧腕屈肌之间。[7]

注：阳谷（SI5）与小海（SI8）连线的中点下 1 寸。

Sur la face postéromédiale de l'avant-bras, entre le rebord médial de l'ulna et le muscle fléchisseur ulnaire du carpe, proximal au pli dorsal du poignet de 5 B-cun.

Note : distal au point médian de la ligne reliant SI5 et SI8 de 1 B-cun.

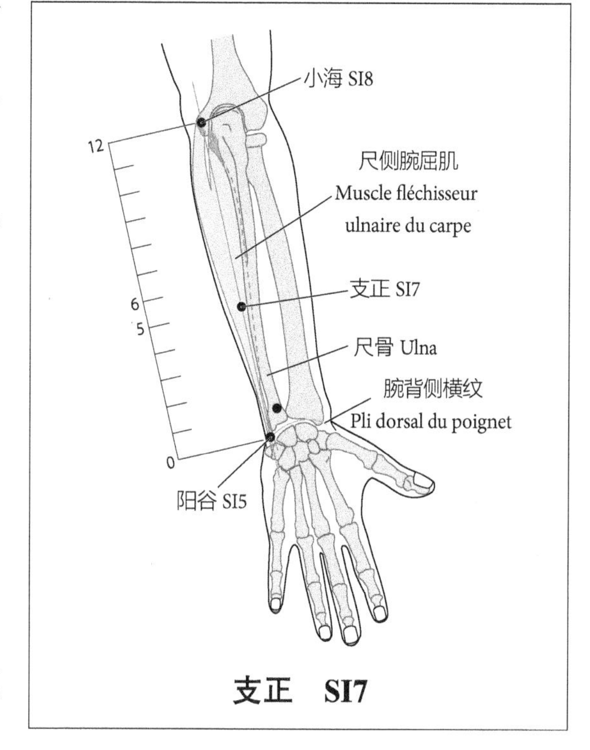

支正 SI7

[7] 该图中养老穴应在尺骨头桡侧凹陷中，而图中却标在尺骨上。 SI6 devrait se trouver dans la dépression radiale à la tête de l'ulna mais se trouve dans cette illustration sur l'ulna.

小海 Xiǎohǎi（SI8）

在肘后内侧，尺骨鹰嘴与肱骨内上髁之间凹陷中。

注：微曲肘，当尺神经沟中。

Sur la face postéromédiale du coude, dans la dépression entre l'olécrâne et l'épicondyle médial de l'humérus.

Note : lorsque le coude est légèrement en flexion, SI8 se trouve dans la dépression du nerf ulnaire.

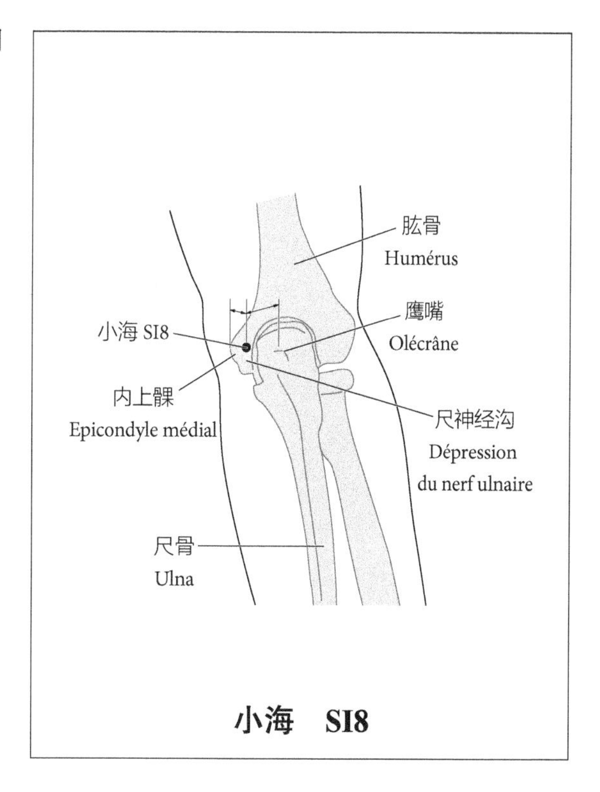

小海 SI8

肩贞 Jiānzhēn（SI9）

在肩带部，肩关节后下方，腋后纹头直上1寸。

注：臂内收时，腋后纹头直上1寸，三角肌后缘。

Sur la ceinture scapulaire, postéro-inférieur à l'articulation du coude, supérieur à l'extrémité postérieure du creux axillaire de 1 B-cun.

Note : lorsque le bras est en adduction, SI9 est supérieur à l'extrémité postérieure du creux axillaire de 1 B-cun, postérieur au muscle deltoïde.

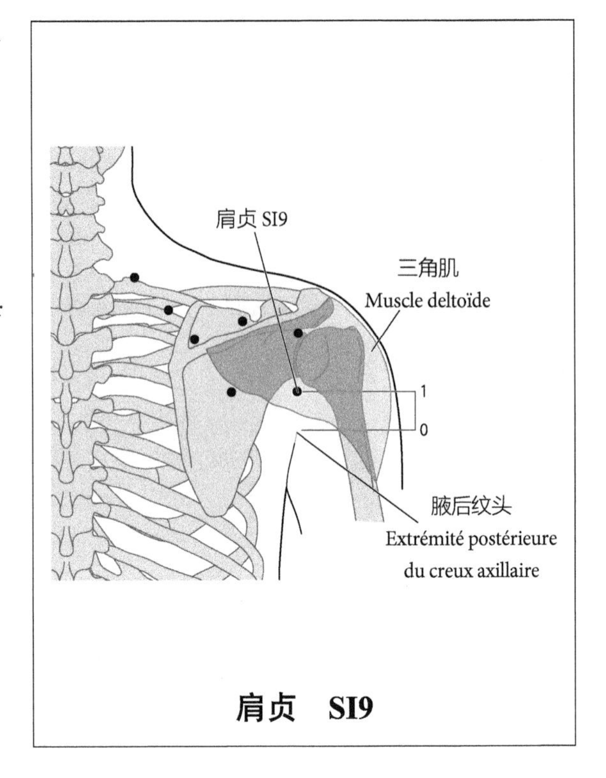

肩贞 SI9

臑俞 Nàoshū（SI10）

在肩带部，腋后纹头直上，肩胛冈下缘凹陷中。

Sur la ceinture scapulaire, supérieur à l'extrémité postérieure du creux axillaire, dans la dépression inférieure à l'épine scapulaire.

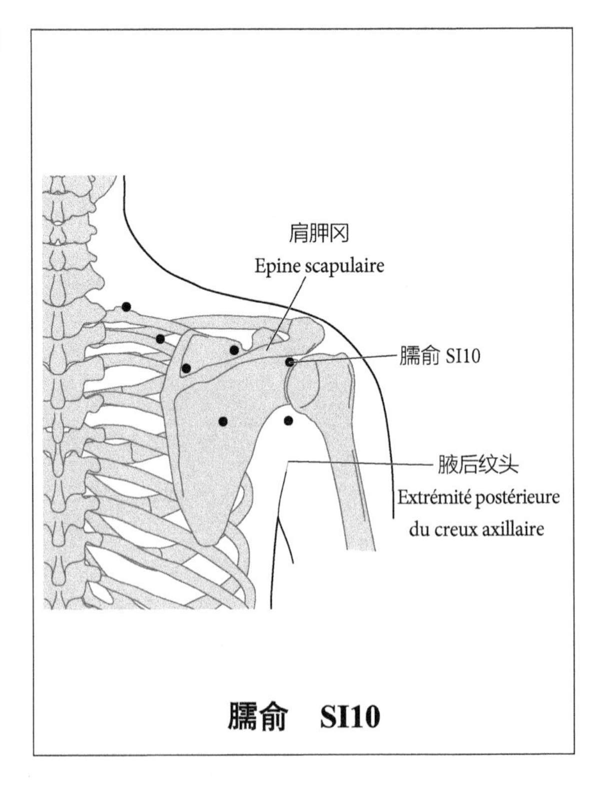

臑俞 SI10

天宗 Tiānzōng（SI11）

在肩胛区，约当肩胛冈中点与肩胛骨下角连线上 1/3 与下 2/3 交点凹陷处。

Dans la région scapulaire, dans la dépression entre le tiers supérieur et les deux tiers inférieurs de la ligne reliant le centre de l'épine scapulaire à l'angle inférieur de l'omoplate.

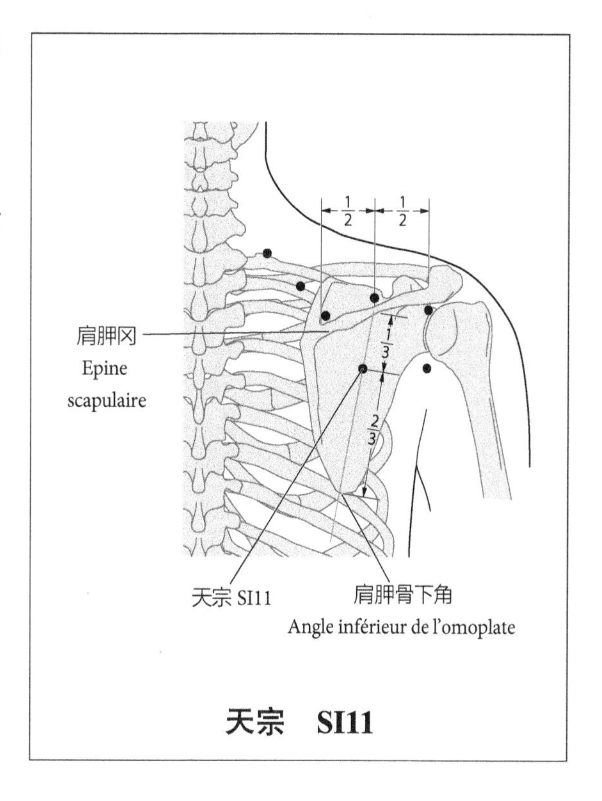

天宗 SI11

秉风 Bǐngfēng（SI12）

在肩胛区，肩胛冈中点上方冈上窝中。

Dans la région scapulaire, dans la fosse supra-épineuse, supérieur au milieu de l'épine scapulaire.

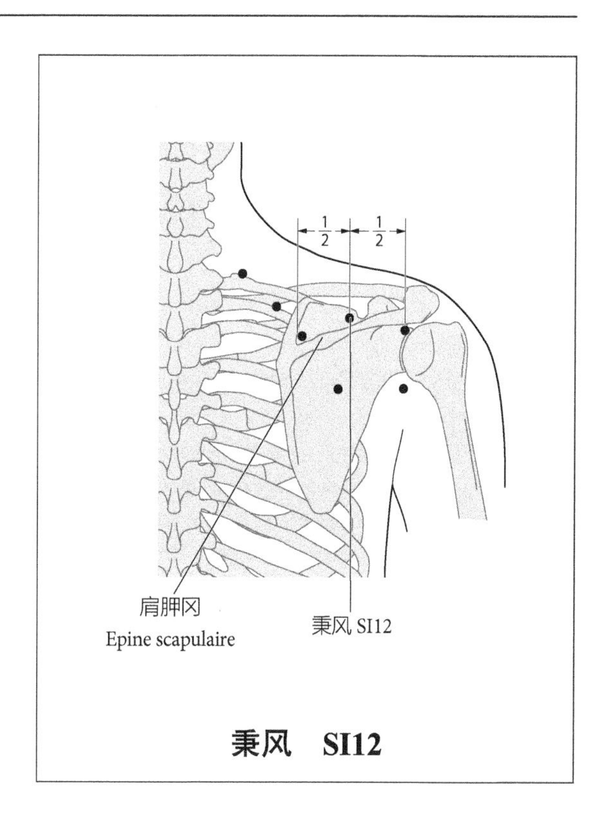

秉风 SI12

曲垣 Qūyuán（SI13）

在肩胛区，肩胛冈内侧端上缘凹陷中。

注：臑俞（SI10）与第 2 胸椎棘突连线的中点处。

Dans la région scapulaire, dans la dépression supérieure à l'extrémité médiale de l'épine scapulaire.

Note : SI13 se trouve au point médian de la ligne reliant SI10 et le processus épineux de la seconde vertèbre thoracique (Th2).

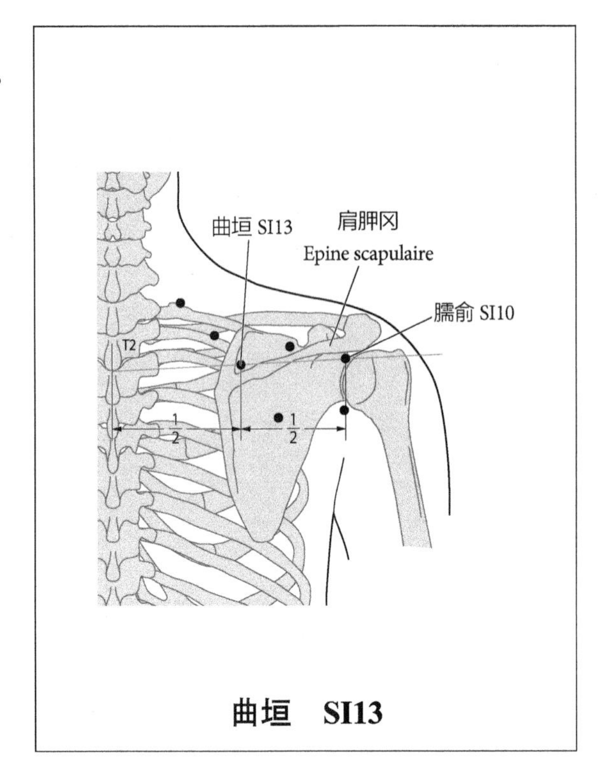

曲垣 SI13

肩外俞 Jiānwàishū（SI14）

在背部，横平第 1 胸椎棘突下缘，后正中线旁开 3 寸。

注 1：肩胛冈内侧端的垂线与第 1 胸椎棘突下的水平线相交处。

注 2：本穴与内侧的大杼（BL11）、陶道（GV13）均位于第 1 胸椎棘突下缘水平。

Dans la région du dos, au même niveau que le rebord inférieur du processus épineux de la première vertèbre thoracique (Th1), latéral à la ligne médiane postérieure de 3 B-cun.

Note 1 : SI14 se trouve à l'intersection de deux lignes imaginaires : la ligne verticale de l'extrémité médiale de l'épine scapulaire et la ligne horizontale inférieure au processus épineux de la première vertèbre thoracique (Th1).

Note 2 : SI14 se trouve au même niveau que BL11, GV13 et le rebord inférieur du processus épineux de la première vertèbre thoracique (Th1).

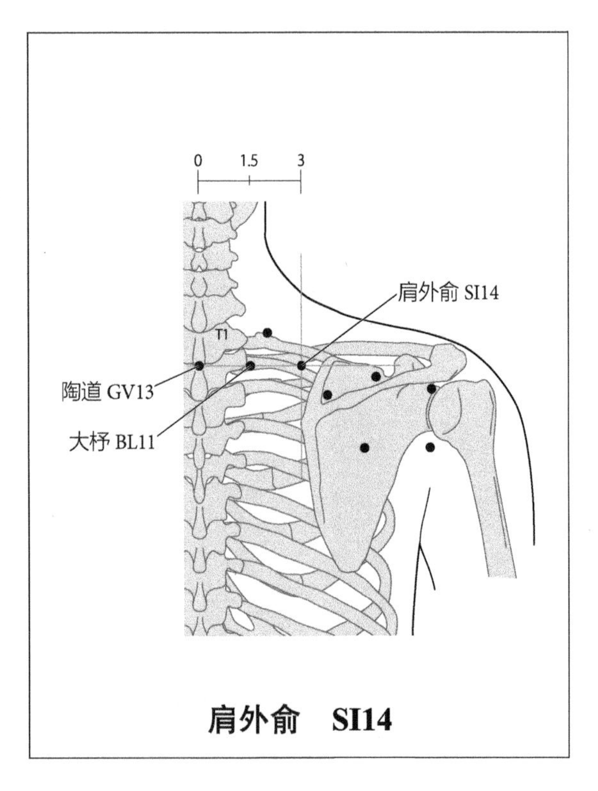

肩外俞 SI14

肩中俞 Jiānzhōngshū（SI15）

在背部，横平第 7 颈椎棘突下缘，后正中线旁开 2 寸。

注：两臂自然下垂，经第 7 颈椎棘突下缘画一水平线，经后正中线与肩胛骨内侧缘外 1/3 与内 2/3 交点画一垂线，两线之交点即本穴。

Dans la région du dos, au même niveau que le rebord inférieur du processus épineux de la septième vertèbre cervicale（C7), latéral à la ligne médiane postérieure de 2 B-cun.

Note : SI15 se trouve à l'intersection de deux lignes imaginaires : la ligne verticale de la jonction entre le tiers latéral et les deux tiers médiaux de la ligne reliant la ligne médiane postérieure et le rebord médial de l'omoplate et la ligne horizontale inférieure au processus épineux de la septième vertèbre cervicale（C7).

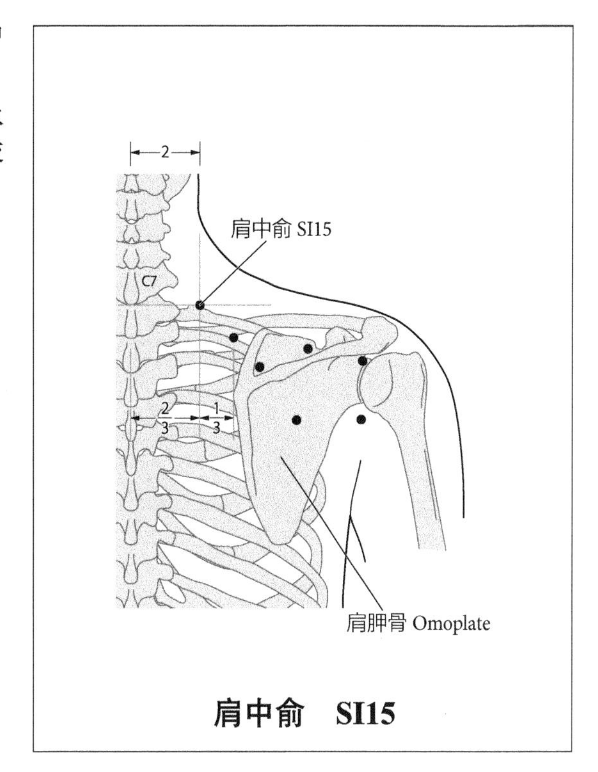

肩中俞 SI15

天窗 Tiānchuāng（SI16）

在颈前部，横平甲状软骨上缘，胸锁乳突肌的后缘。

注 1：头部抗阻力转向对侧时胸锁乳突肌显露更明显。

注 2：本穴与人迎（ST9）、扶突（LI18）均横平甲状软骨上缘（喉结），三者的位置关系为：胸锁乳突肌前缘处为人迎（ST9），后缘为天窗（SI16），前后缘中间为扶突（LI18）。

Dans la région antérieure du cou, postérieur au muscle sterno-cléido-mastoïdien, au même niveau que le rebord supérieur du cartilage thyroïde.

Note 1 : le muscle sterno-cléido-mastoïdien est plus apparent lorsque la tête est tournée vers le côté opposé, contre résistance.

Note 2 : SI16 se trouve au même niveau que ST9, LI18 et le rebord supérieur du cartilage thyroïde. ST9 est antérieur au muscle sterno-cléido-mastoïdien, SI16 est postérieur au muscle sterno-cléido-mastoïdien et LI18 est à mi-chemin entre les rebords antérieur et postérieur du muscle sterno-cléido-mastoïdien.

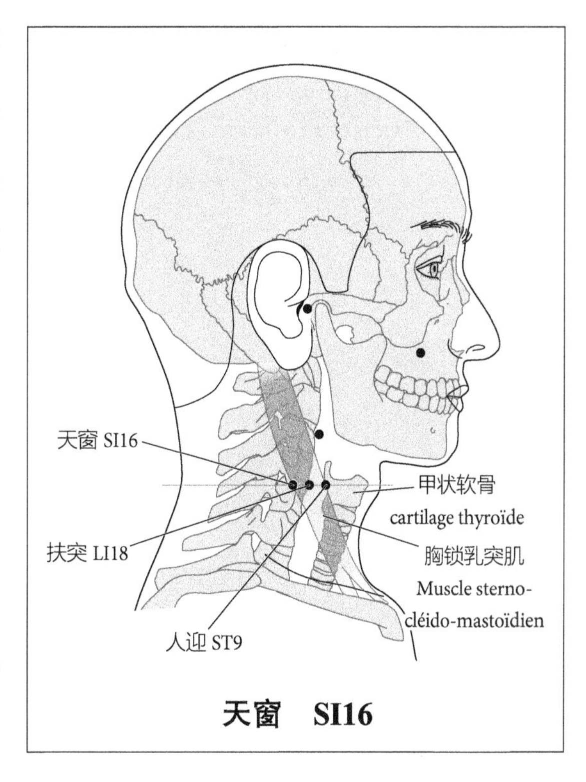

天窗 SI16

天容 Tiānróng（SI17）

在颈前部，下颌角后方，胸锁乳突肌的前缘凹陷中。

注：头部抗阻力转向对侧时胸锁乳突肌显露更明显。

Dans la région antérieure du cou, postérieur à l'angle de la mandibule, dans la dépression antérieure au muscle sterno-cléido-mastoïdien.

Note : le muscle sterno-cléido-mastoïdien est plus apparent lorsque la tête est tournée vers le côté opposé, contre résistance.

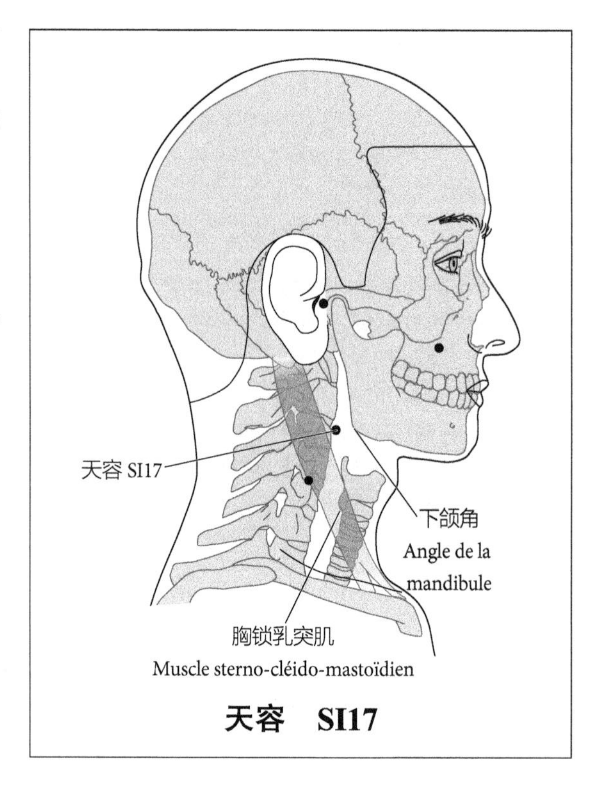

天容 SI17

颧髎 Quánliáo（SI18）

在面部，颧骨下缘，目外眦直下凹陷中。

Sur le visage, inférieur à l'os zygomatique, dans la dépression directement inférieure à l'angle de l'œil.

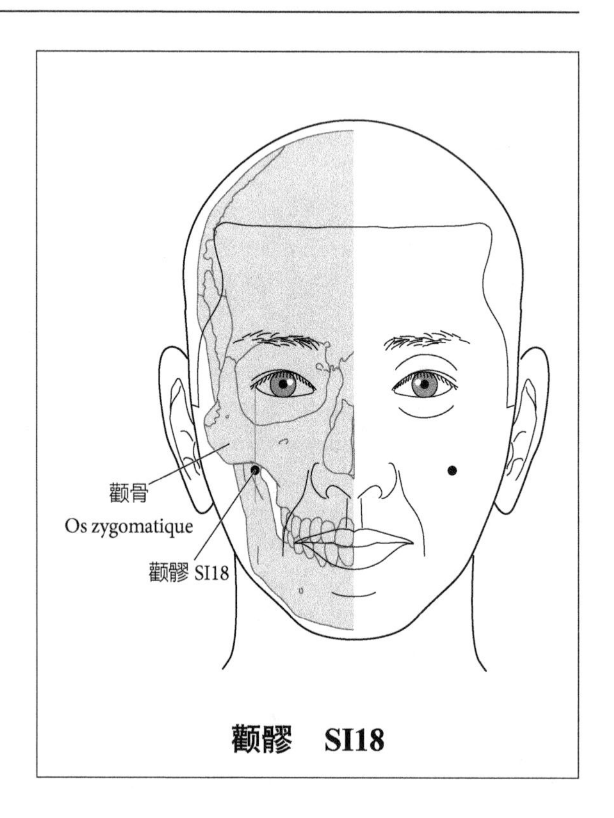

颧髎 SI18

听宫 Tīnggōng（SI19）

在面部，耳屏正中前缘与下颌骨髁突后缘之间的凹陷中。

注：微张口，耳屏正中前缘凹陷中，在耳门（TE21）与听会（GB2）之间。

Sur le visage, dans la dépression entre le rebord antérieur du centre du tragus et le rebord postérieur du condyle de la mandibule.

Note : lorsque la bouche est légèrement ouverte, SI19 se trouve dans la dépression antérieure au centre du tragus, entre TE21 et GB2.

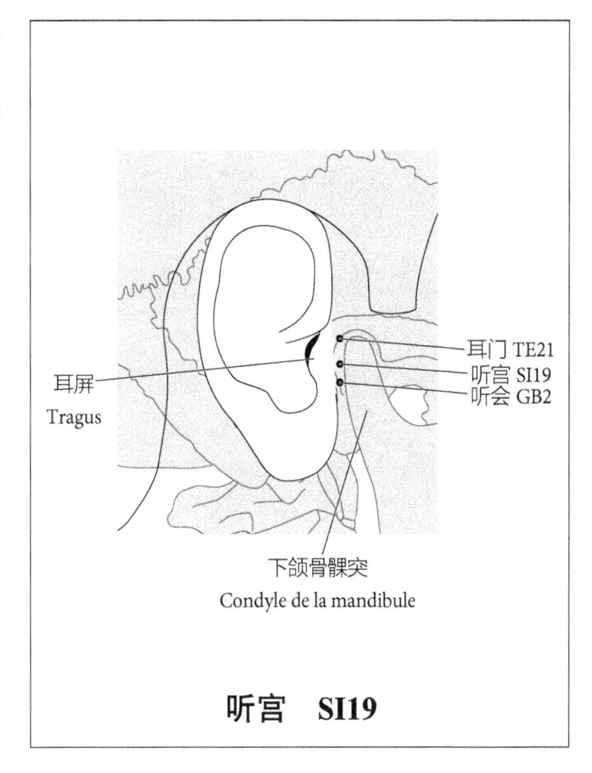

听宫 SI19

足太阳膀胱经

Méridien de la Vessie Tai Yang du pied

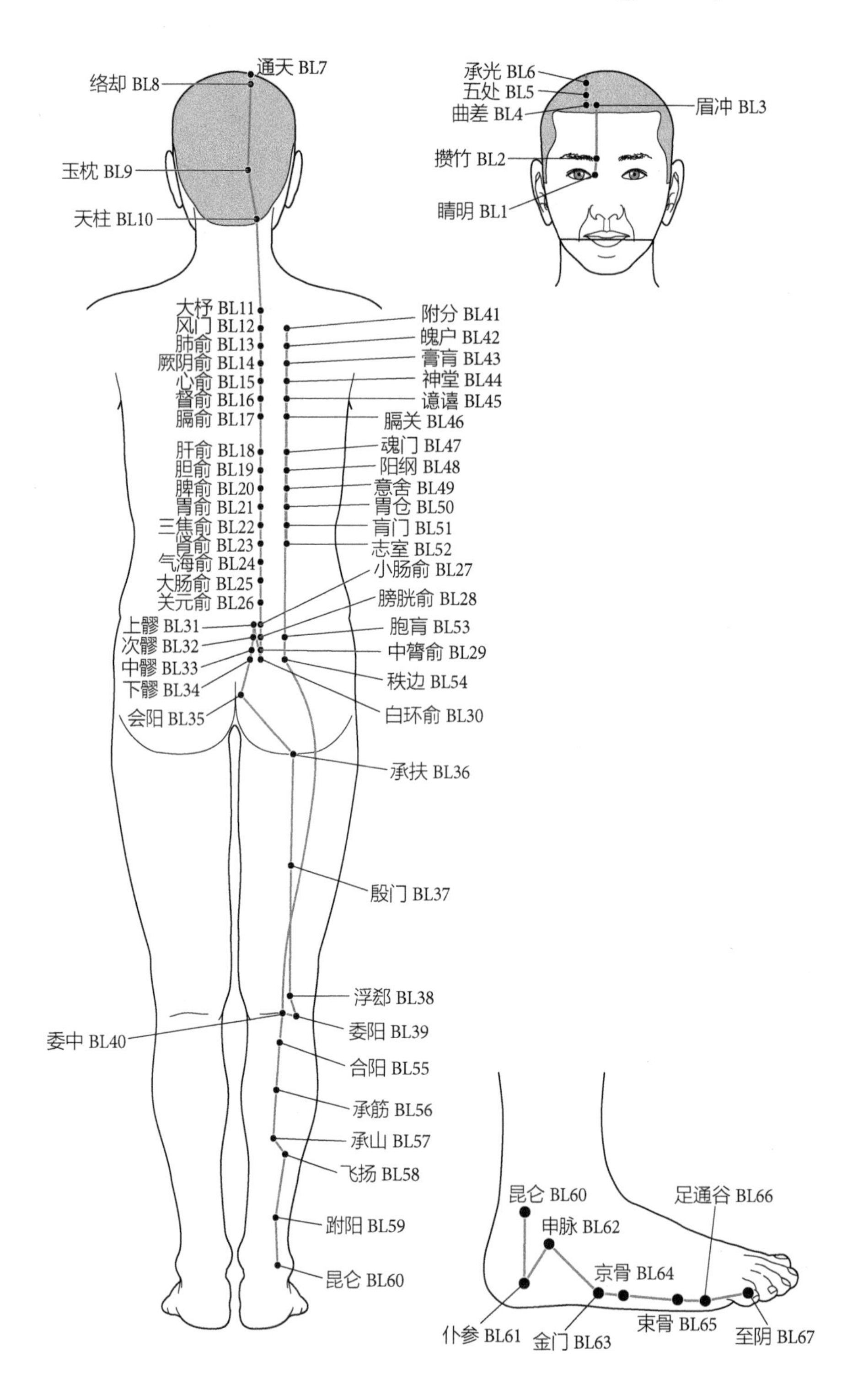

睛明 Jīngmíng（BL1）

在面部，目内眦内上方眶内侧壁凹陷中。

注：闭目，在目内眦内上方 0.1 寸许的凹陷中。

Sur le visage, dans la dépression entre les parties supéromédiales du canthus interne de l'œil et le mur médial de l'orbite.

Note : lorsque l'œil est fermé, BL1 se trouve dans la dépression médiosupérieure au canthus interne de l'œil de 0,1 B-cun.

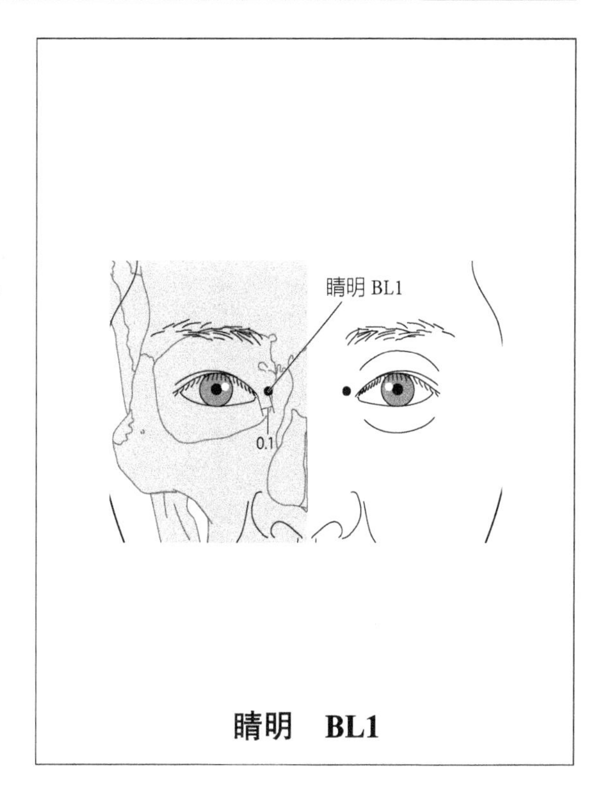

睛明 BL1

攒竹 Cuánzhú（BL2）

在头部，眉头陷中。

注：沿睛明穴（BL1）直上至眉头边缘可触及一凹陷，即额切迹处。

Sur la tête, dans la dépression à l'extrémité médiale du sourcil.

Note : une dépression, le foramen supraorbitaire, peut souvent être palpée à l'extrémité médiale du sourcil, directement supérieur à BL1.

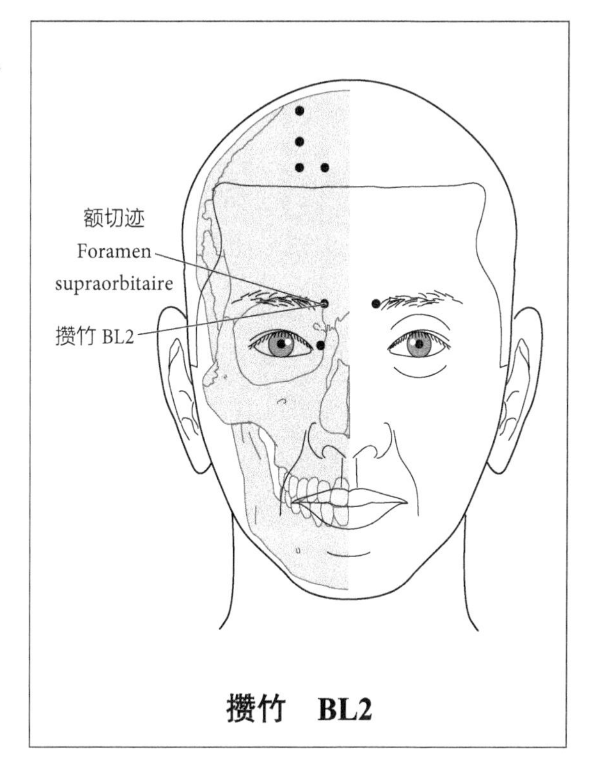

攒竹 BL2

眉冲 Méichōng（BL3）

在头部，额切迹直上入前发际 0.5 寸。

注：神庭（GV24）与曲差（BL4）中点。

Sur la tête, supérieur au foramen supraorbitaire, supérieur à la ligne du cuir chevelu de 0,5 B-cun.

Note : à mi-chemin entre GV24 et BL4.

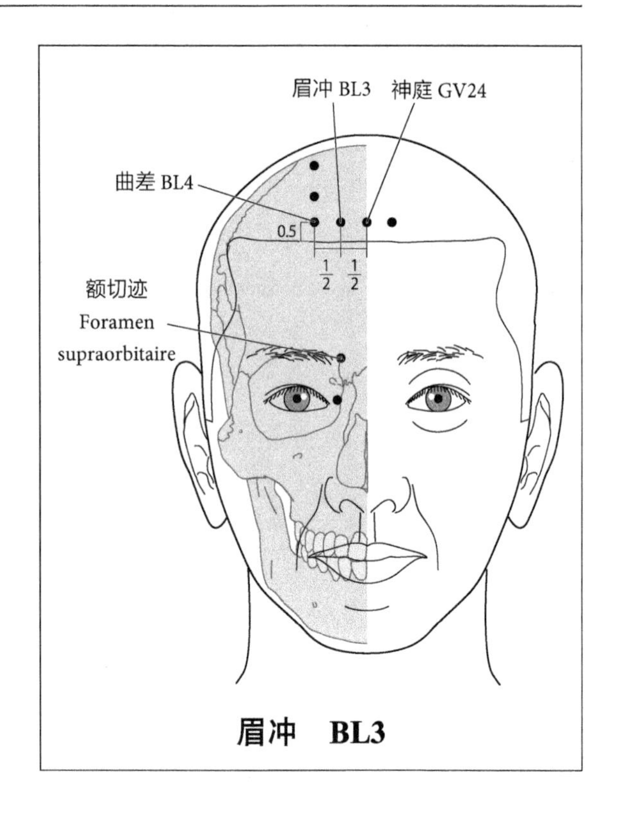

眉冲 BL3

曲差 Qūchā（BL4）

在头部，前发际正中直上 0.5 寸，旁开 1.5 寸。

注：神庭（GV24）与头维（ST8）连线的内 1/3 与外 2/3 的交点处。

Sur la tête, supérieur à la ligne du cuir chevelu de 0,5 B-cun, latéral à la ligne médiane antérieure de 1,5 B-cun.

Note : à la jonction du tiers médial et des deux tiers latéraux de la ligne reliant GV24 et ST8.

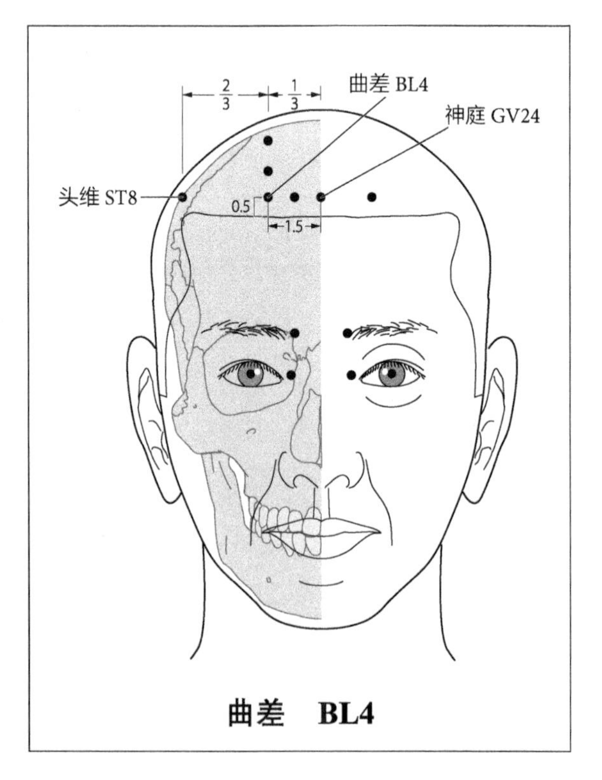

曲差 BL4

五处 Wǔchù（BL5）

在头部，前发际正中直上 1 寸，旁开 1.5 寸。

注：曲差（BL4）直上 0.5 寸处，横平上星（GV23）。

Sur la tête, supérieur à la ligne du cuir chevelu de 1 B-cun, latéral à la ligne médiane antérieure de 1,5 B-cun.

Note : supérieur à BL4 de 0,5 B-cun, au même niveau que GV23.

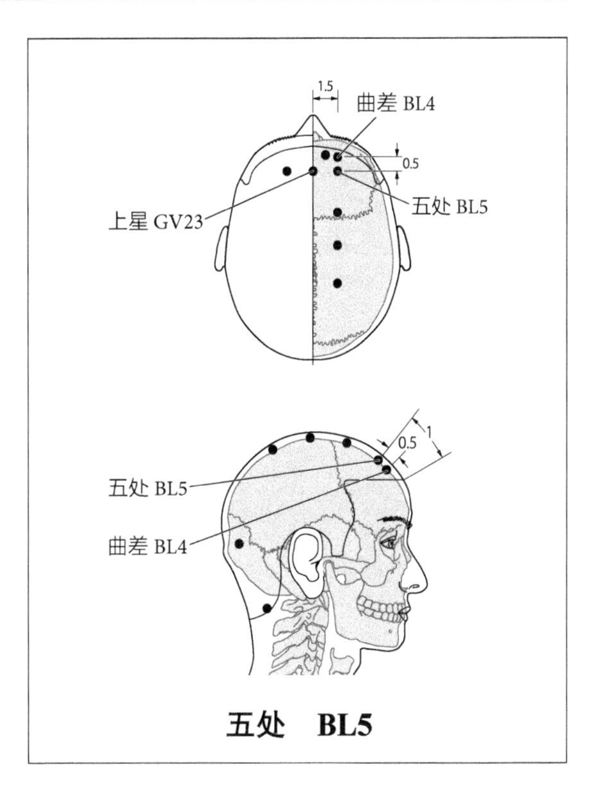

五处 BL5

承光 Chéngguāng（BL6）

在头部，前发际正中直上 2.5 寸，旁开 1.5 寸。

注：五处（BL5）直上 1.5 寸，曲差（BL4）直上 2 寸处。

Sur la tête, supérieur à la ligne du cuir chevelu de 2,5 B-cun, latéral à la ligne médiane antérieure de 1,5 B-cun.

Note : supérieur à BL5 de 1,5 B-cun, supérieur à BL4 de 2 B-cun.

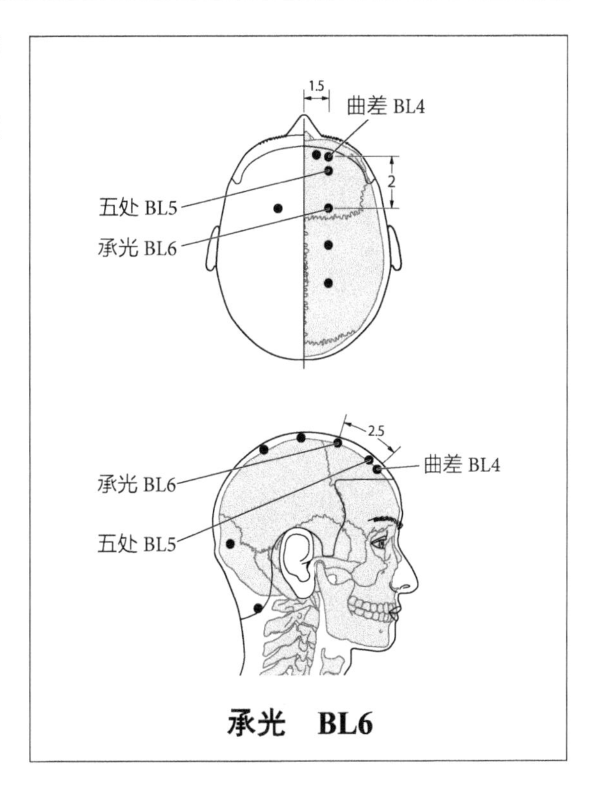

承光 BL6

通天　Tōngtiān (BL7)

在头部，前发际正中直上4寸，旁开1.5寸。

注：在承光（BL6）与络却（BL8）中点处。

Sur la tête, supérieur à la ligne du cuir chevelu de 4 B-cun, latéral à la ligne médiane antérieure de 1,5 B-cun.

Note : à mi-chemin entre BL6 et VBL.

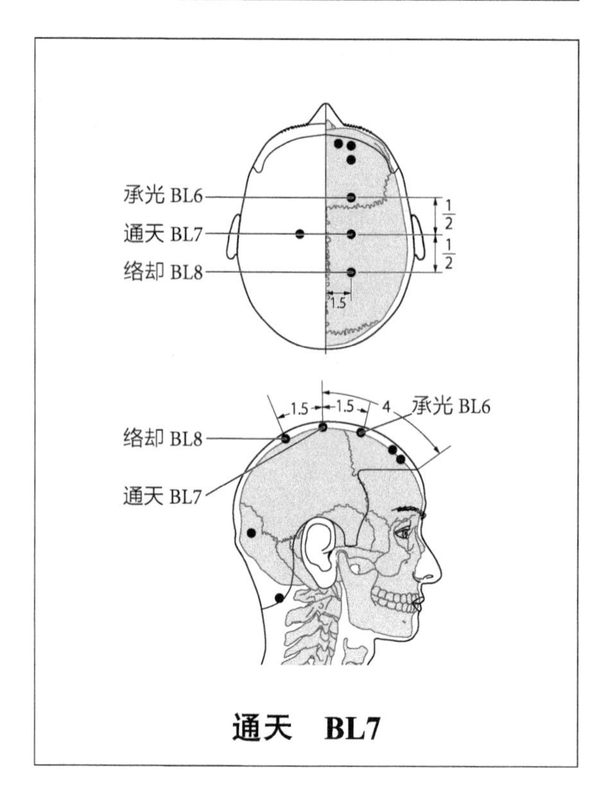

通天　BL7

络却　Luòquè (BL8)

在头部，前发际正中直上5.5寸，旁开1.5寸。

注：百会（GV20）后0.5寸，旁开1.5寸。

Sur la tête, supérieur à la ligne du cuir chevelu de 5,5 B-cun, latéral à la ligne médiane antérieure de 1,5 B-cun.

Note : postérieur à GV20 de 0,5 B-cun et latéral de 1,5 B-cun.

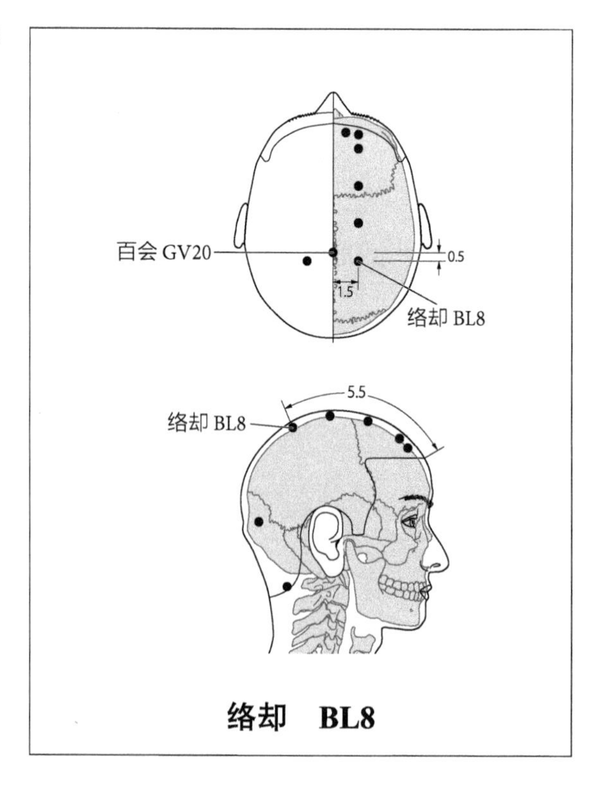

络却　BL8

玉枕 Yùzhěn（BL9）

在头部，横平枕外隆凸上缘，后正中线旁开 1.3 寸。

注：斜方肌外侧缘直上与枕外隆凸上缘水平线的交点，横平脑户（GV17）。

Sur la tête, au même niveau que le rebord supérieur de la protubérance occipitale externe, latéral à la ligne médiane postérieure de 1,3 B-cun.

Note : BL9 se trouve à l'intersection de deux lignes imaginaires : la ligne verticale du bord latéral du muscle trapèze et la ligne horizontale du rebord supérieur de la protubérance occipitale externe. Au même niveau que GV17.

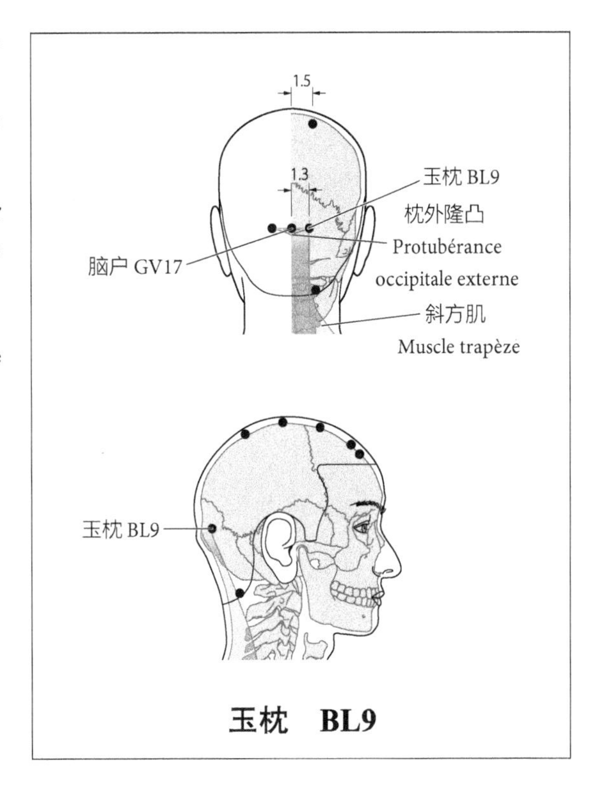

玉枕 BL9

天柱 Tiānzhù（BL10）

在颈后部，横平第 2 颈椎棘突上缘，斜方肌外缘凹陷中。

Dans la région postérieure du cou, au même niveau que le rebord supérieur du processus épineux de la seconde vertèbre cervicale (C2), dans la dépression latérale au muscle trapèze.

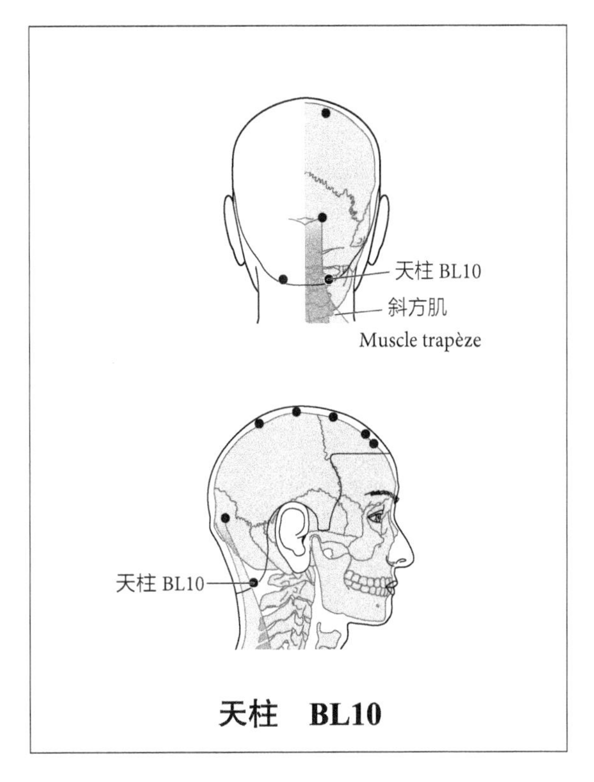

天柱 BL10

大杼 Dàzhù（BL11）

在背部，第1胸椎棘突下缘，后正中线旁开1.5寸。

Dans la région du dos, au même niveau que le rebord inférieur du processus épineux de la première vertèbre thoracique (Th1), latéral à la ligne médiane postérieure de 1,5 B-cun.

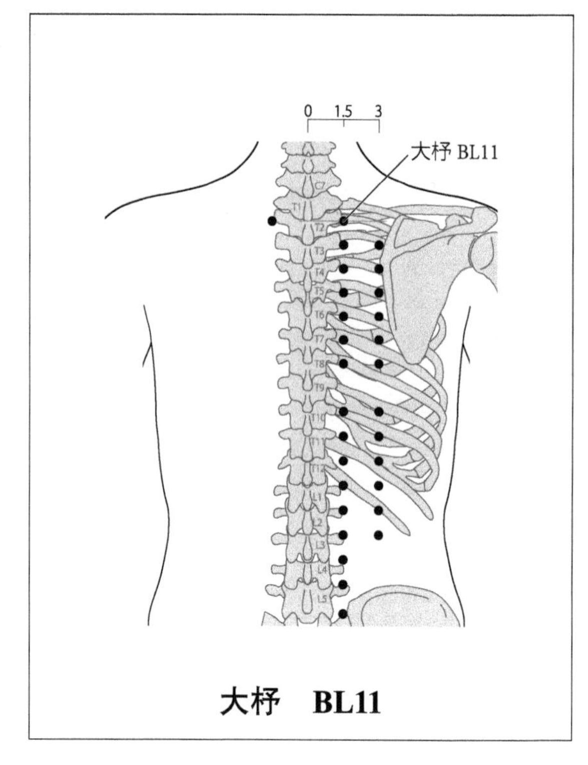

大杼 BL11

风门 Fēngmén（BL12）

在背部，第2胸椎棘突下缘，后正中线旁开1.5寸。

Dans la région du dos, au même niveau que le rebord inférieur du processus épineux de la seconde vertèbre thoracique (Th2), latéral à la ligne médiane postérieure de 1,5 B-cun.

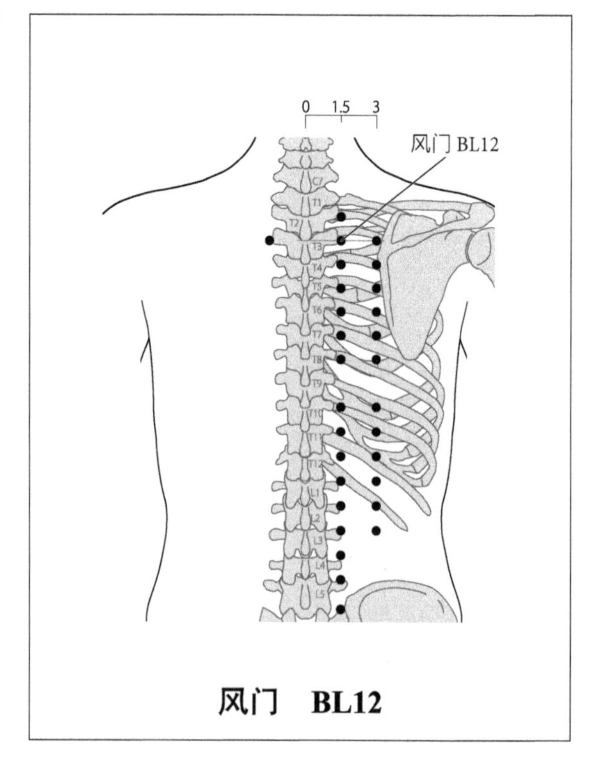

风门 BL12

肺俞 Fèishū（BL13）

在背部，第 3 胸椎棘突下缘，后正中线旁开 1.5 寸。

Dans la région du dos, au même niveau que le rebord inférieur du processus épineux de la troisième vertèbre thoracique (Th3), latéral à la ligne médiane postérieure de 1,5 B-cun.

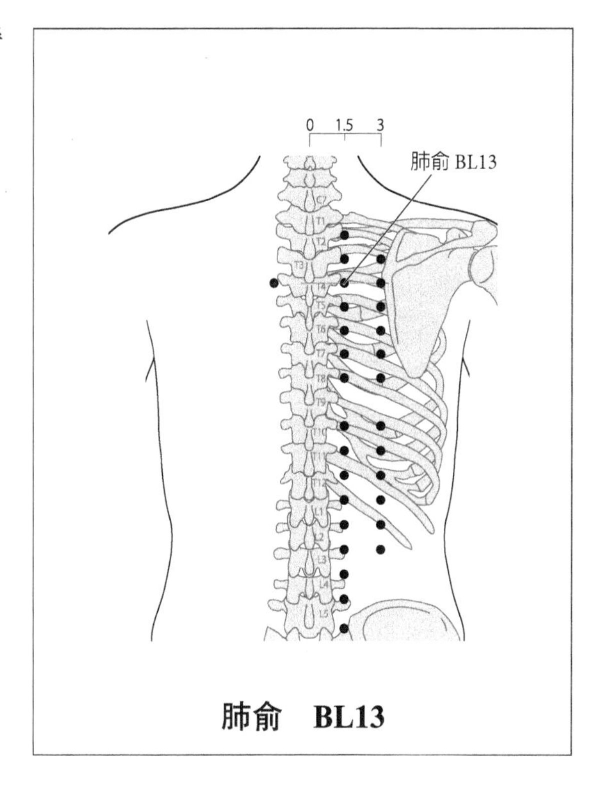

肺俞 BL13

厥阴俞 Juéyīnshū（BL14）

在背部，第 4 胸椎棘突下缘，后正中线旁开 1.5 寸。

Dans la région du dos, au même niveau que le rebord inférieur du processus épineux de la quatrième vertèbre thoracique (Th4), latéral à la ligne médiane postérieure de 1,5 B-cun.

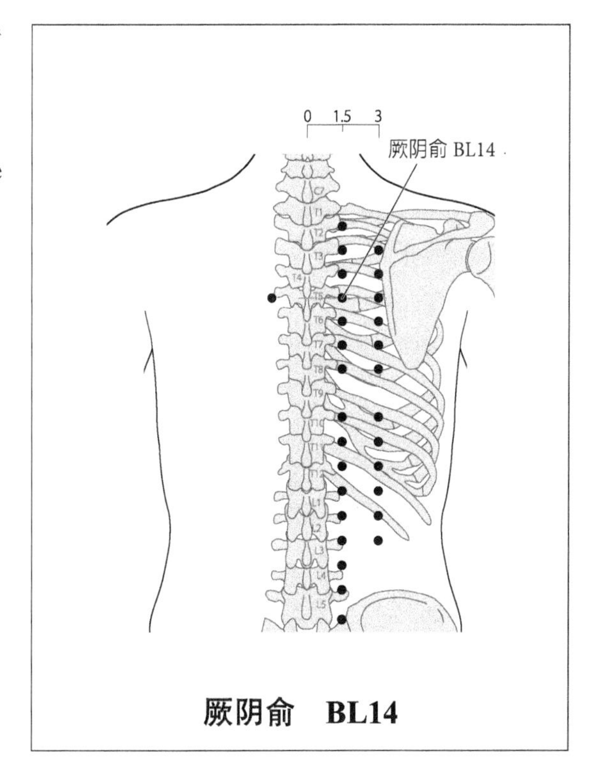

厥阴俞 BL14

心俞 Xīnshū（BL15）

在背部，第 5 胸椎棘突下缘，后正中线旁开 1.5 寸。

Dans la région du dos, au même niveau que le rebord inférieur du processus épineux de la cinquième vertèbre thoracique (Th5), latéral à la ligne médiane postérieure de 1,5 B-cun.

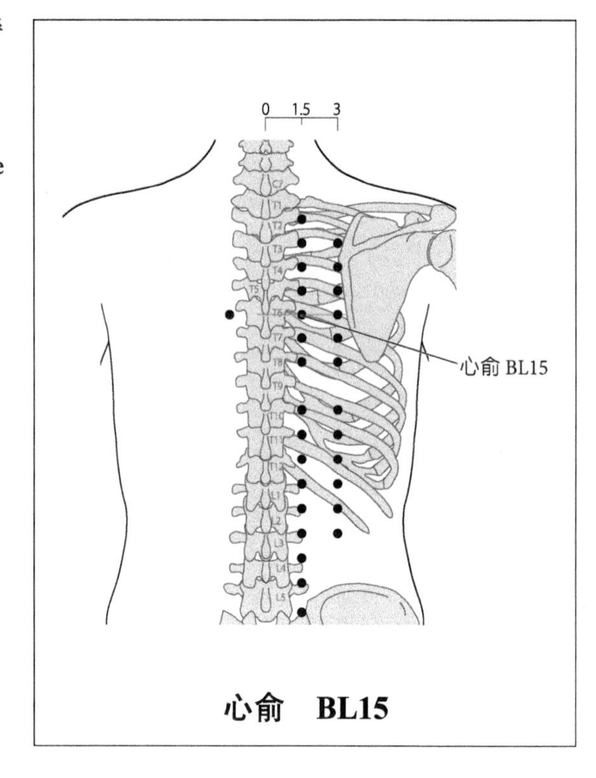

心俞 BL15

督俞 Dūshū（BL16）

在背部，第 6 胸椎棘突下缘，后正中线旁开 1.5 寸。

Dans la région du dos, au même niveau que le rebord inférieur du processus épineux de la sixième vertèbre thoracique (Th6), latéral à la ligne médiane postérieure de 1,5 B-cun.

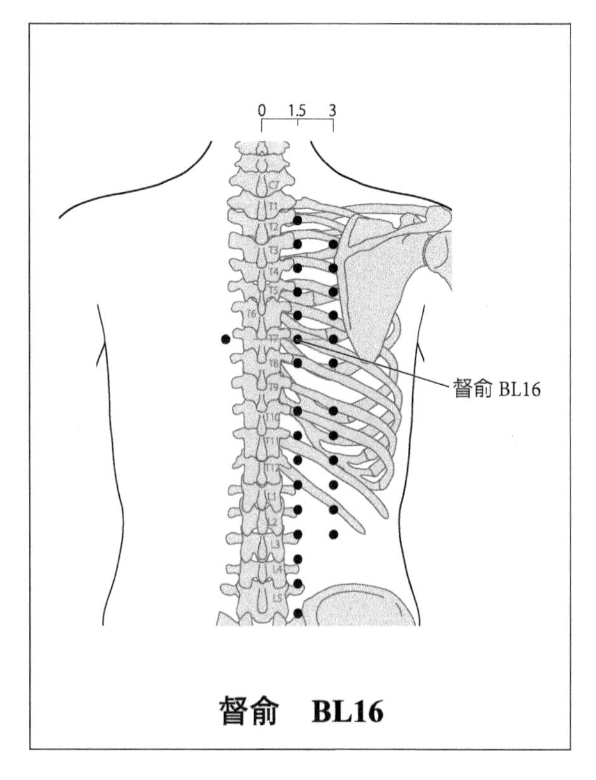

督俞 BL16

膈俞 Géshū（BL17）

在背部，第 7 胸椎棘突下缘，后正中线旁开 1.5 寸。

注：肩胛骨下角横平第 7 胸椎棘突。

Dans la région du dos, au même niveau que le rebord inférieur du processus épineux de la septième vertèbre thoracique (Th7), latéral à la ligne médiane postérieure de 1,5 B-cun.

Note : l'angle inférieur de l'omoplate est au même niveau que le processus épineux de la septième vertèbre thoracique.

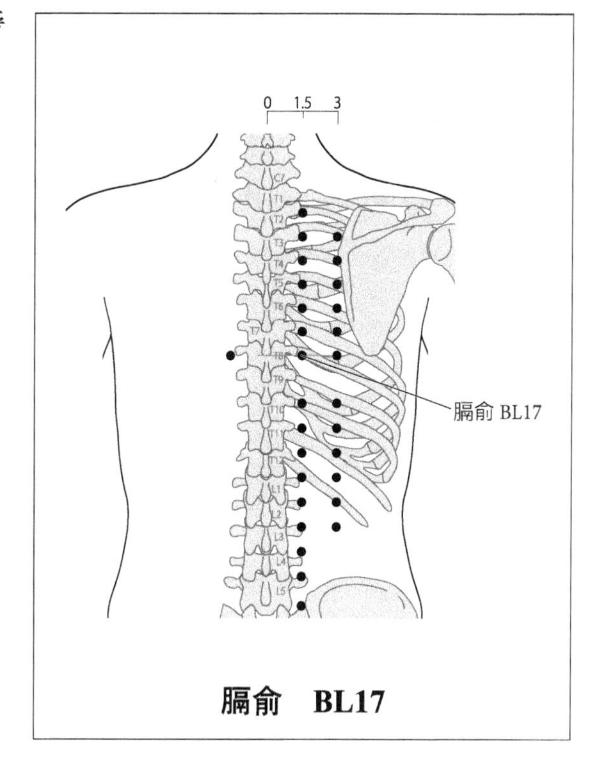

膈俞 BL17

肝俞 Gānshū（BL18）

在背部，第 9 胸椎棘突下缘，后正中线旁开 1.5 寸。

Dans la région du dos, au même niveau que le rebord inférieur du processus épineux de la neuvième vertèbre thoracique (Th9), latéral à la ligne médiane postérieure de 1,5 B-cun.

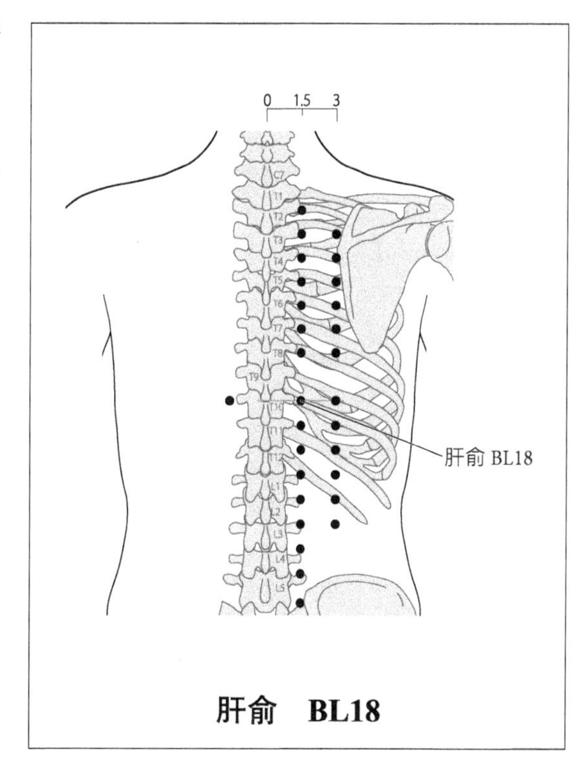

肝俞 BL18

胆俞 Dǎnshū（BL19）

在背部，第 10 胸椎棘突下缘，后正中线旁开 1.5 寸。

Dans la région du dos, au même niveau que le rebord inférieur du processus épineux de la dixième vertèbre thoracique（Th10), latéral à la ligne médiane postérieure de 1,5 B-cun.

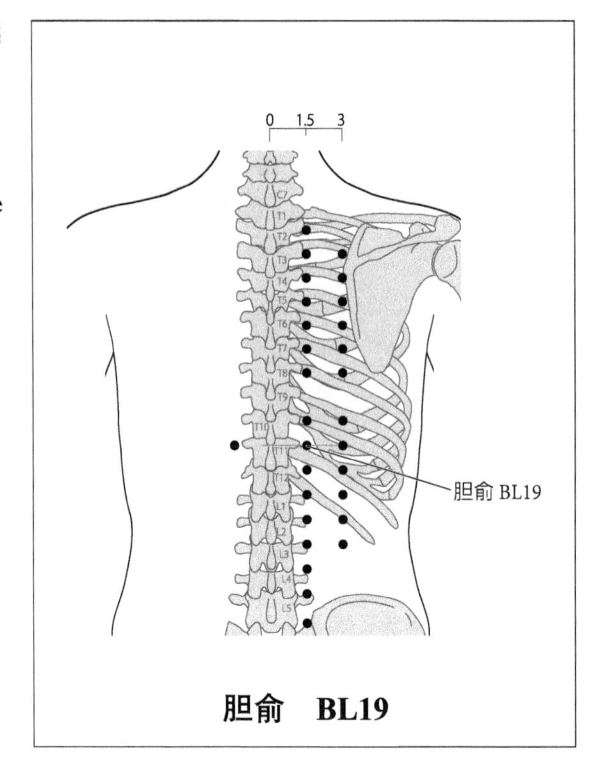

胆俞 BL19

脾俞 Píshū（BL20）

在背部，第 11 胸椎棘突下缘，后正中线旁开 1.5 寸。

Dans la région du dos, au même niveau que le rebord inférieur du processus épineux de la onzième vertèbre thoracique（Th11), latéral à la ligne médiane postérieure de 1,5 B-cun.

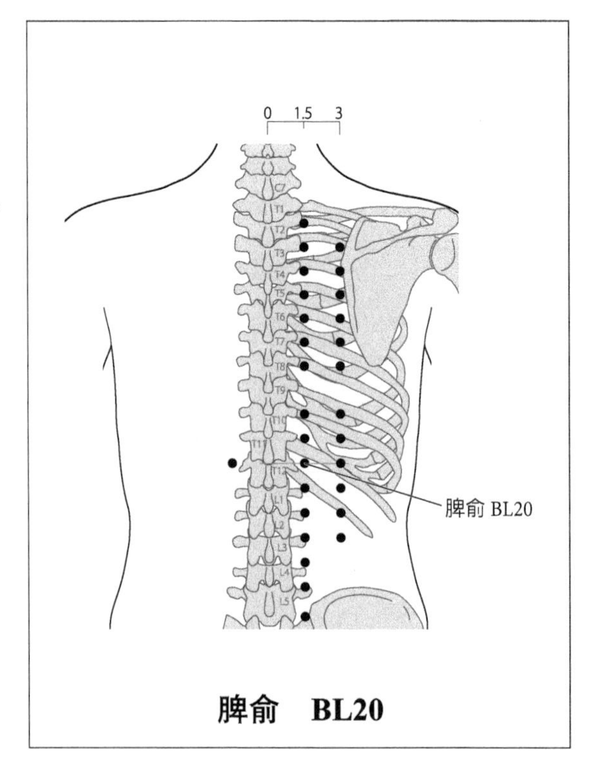

脾俞 BL20

胃俞 Wèishū（BL21）

在背部，第 12 胸椎棘突下缘，后正中线旁开 1.5 寸。

Dans la région du dos, au même niveau que le rebord inférieur du processus épineux de la douzième vertèbre thoracique (Th12), latéral à la ligne médiane postérieure de 1,5 B-cun.

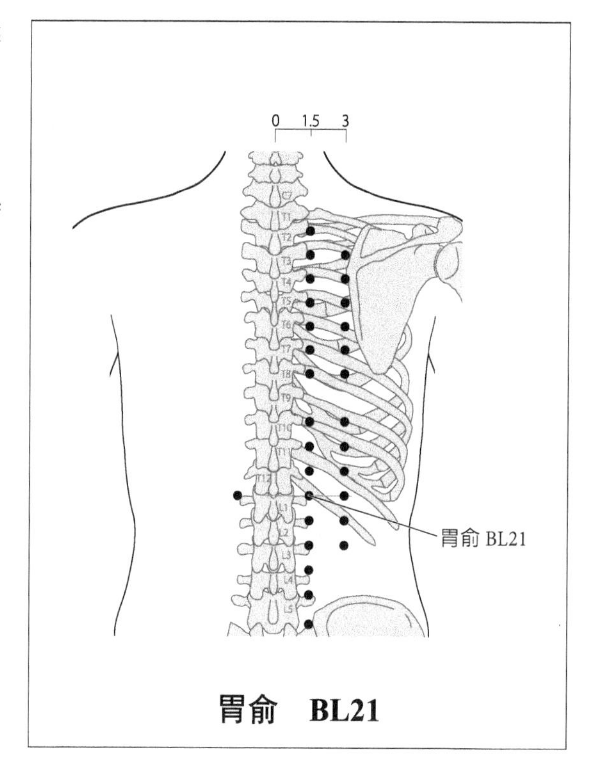

胃俞 BL21

三焦俞 Sānjiāoshū（BL22）

在腰部，第 1 腰椎棘突下缘，后正中线旁开 1.5 寸。

Dans la région lombaire, au même niveau que le rebord inférieur du processus épineux de la première vertèbre lombaire (L1), latéral à la ligne médiane postérieure de 1,5 B-cun.

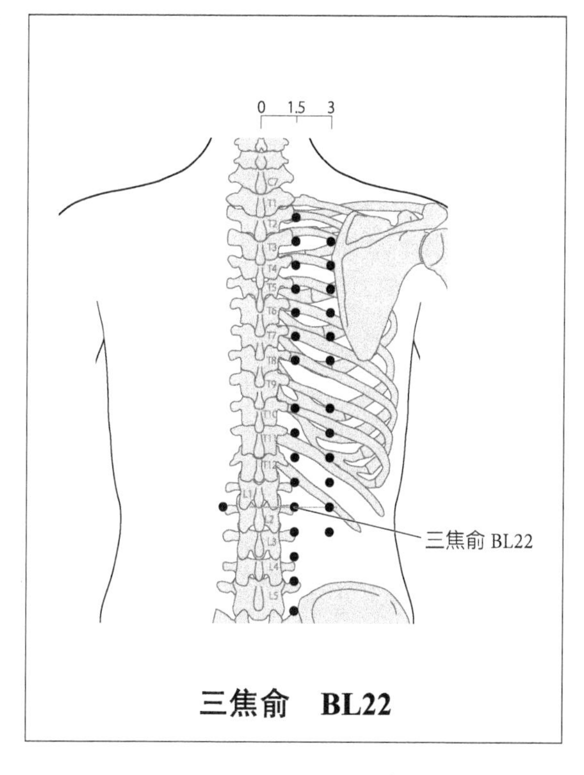

三焦俞 BL22

肾俞 Shènshū（BL23）

在腰部，第 2 腰椎棘突下缘，后正中线旁开 1.5 寸。

Dans la région lombaire, au même niveau que le rebord inférieur du processus épineux de la seconde vertèbre lombaire (L2), latéral à la ligne médiane postérieure de 1,5 B-cun.

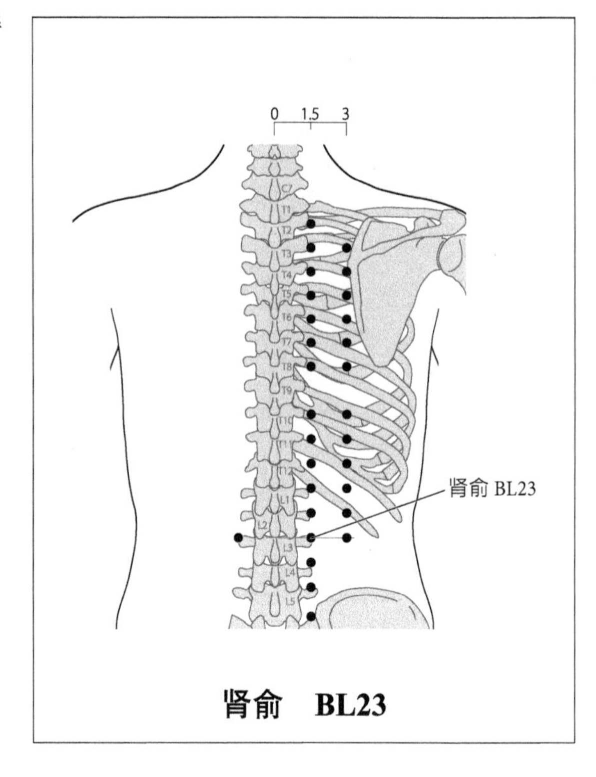

肾俞 BL23

气海俞 Qìhǎishū（BL24）

在腰部，第 3 腰椎棘突下缘，后正中线旁开 1.5 寸。

Dans la région lombaire, au même niveau que le rebord inférieur du processus épineux de la troisième vertèbre lombaire (L3), latéral à la ligne médiane postérieure de 1,5 B-cun.

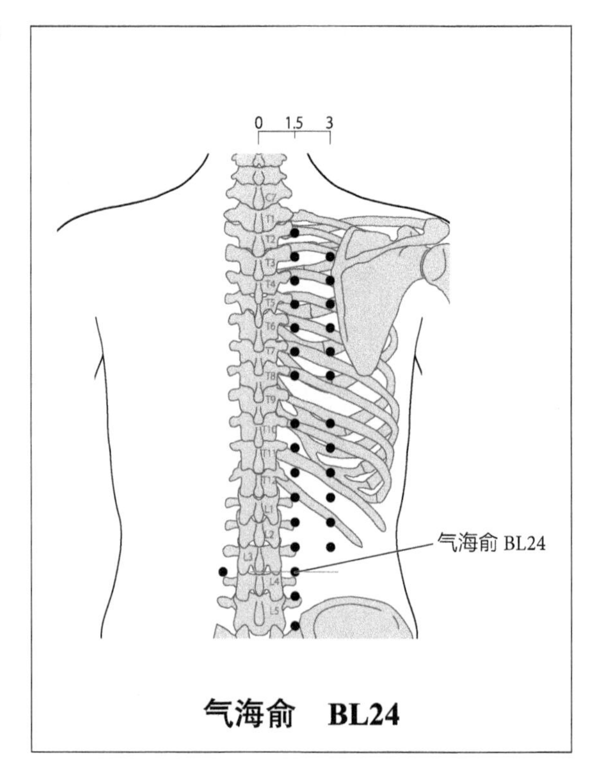

气海俞 BL24

大肠俞 Dàchángshū（BL25）

在腰部，第 4 腰椎棘突下缘，后正中线旁开 1.5 寸。

Dans la région lombaire, au même niveau que le rebord inférieur du processus épineux de la quatrième vertèbre lombaire (L4), latéral à la ligne médiane postérieure de 1,5 B-cun.

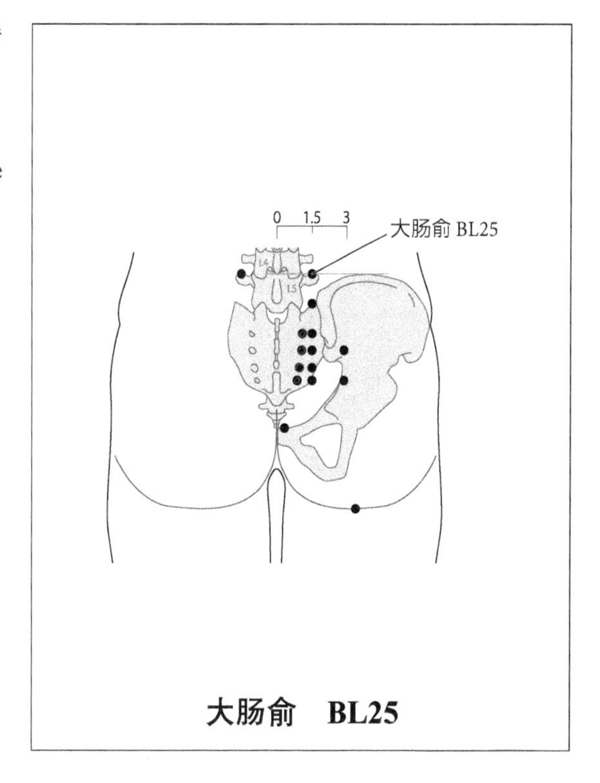

大肠俞 BL25

关元俞 Guānyuánshū（BL26）

在腰部，第 5 腰椎棘突下缘，后正中线旁开 1.5 寸。

Dans la région lombaire, au même niveau que le rebord inférieur du processus épineux de la cinquième vertèbre lombaire (L5), latéral à la ligne médiane postérieure de 1,5 B-cun.

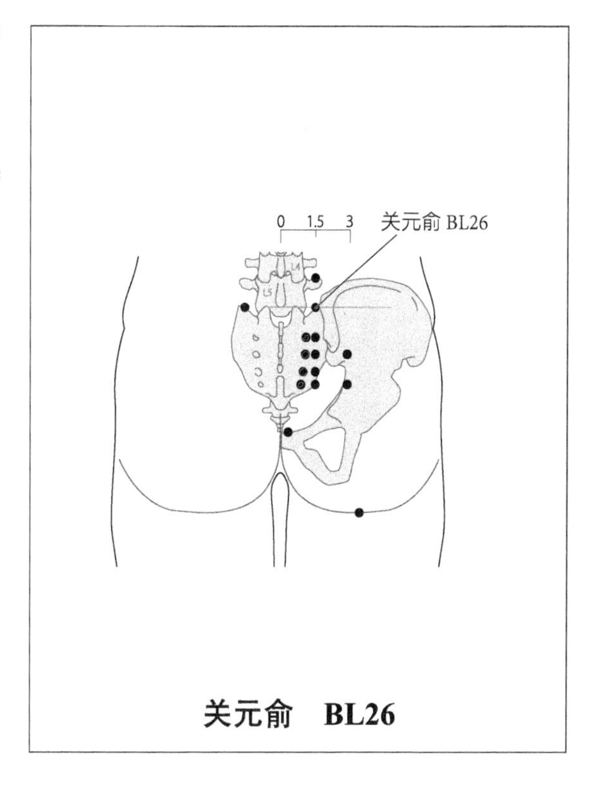

关元俞 BL26

小肠俞 Xiǎochángshū（BL27）

在骶部，横平第 1 骶后孔，骶正中嵴旁开 1.5 寸。

注：横平上髎（BL31）。

Dans la région sacrée, au même niveau que le premier foramen sacré postérieur, latéral à la crête sacrée de 1,5 B-cun.

Note : au même niveau que BL31.

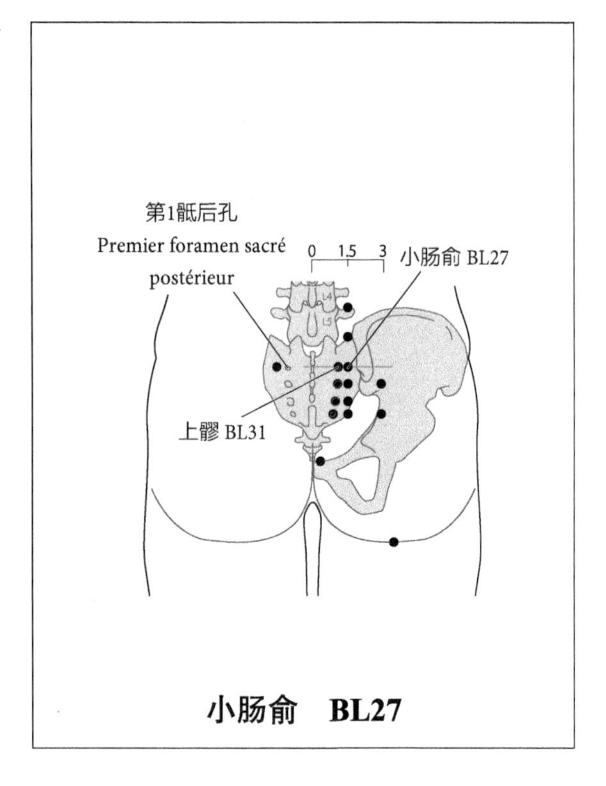

小肠俞 BL27

膀胱俞 Pángguāngshū（BL28）

在骶部，横平第 2 骶后孔，骶正中嵴旁开 1.5 寸。

注：横平次髎（BL32）。

Dans la région sacrée, au même niveau que le second foramen sacré postérieur, latéral à la crête sacrée de 1,5 B-cun.

Note : au même niveau que BL32.

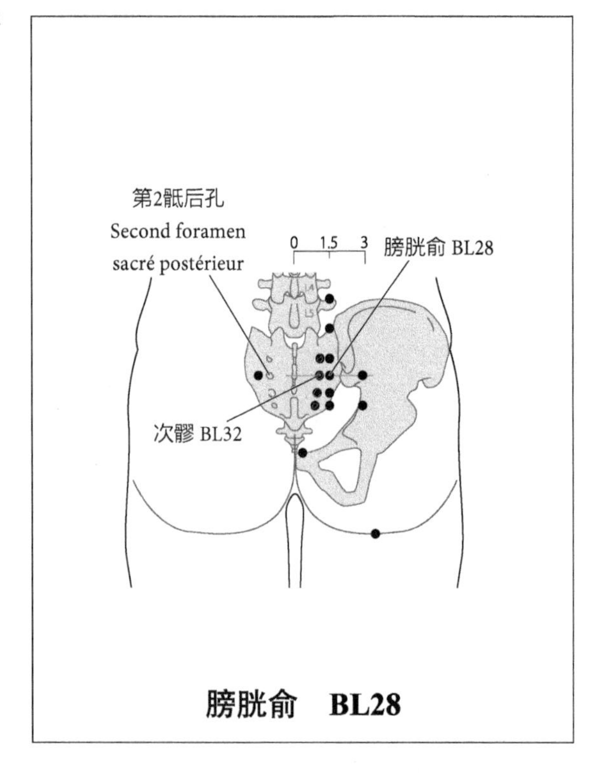

膀胱俞 BL28

中膂俞 Zhōnglǚshū（BL29）

在骶部，横平第 3 骶后孔，骶正中嵴旁开 1.5 寸。

注：横平中髎（BL33）。

Dans la région sacrée, au même niveau que le troisième foramen sacré postérieur, latéral à la crête sacrée de 1,5 B-cun.

Note : au même niveau que BL33.

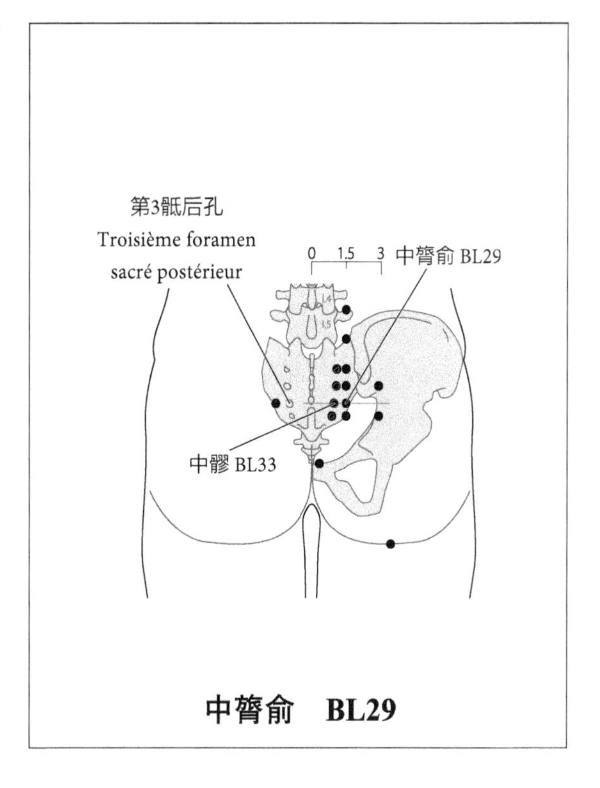

中膂俞 BL29

白环俞 Báihuánshū（BL30）

在骶区，横平第 4 骶后孔，骶正中嵴旁开 1.5 寸。

注：骶管裂孔旁开 1.5 寸，横平下髎（BL34）。

Dans la région sacrée, au même niveau que le quatrième foramen sacré postérieur, latéral à la crête sacrée de 1,5 B-cun.

Note : latéral au hiatus sacral de 1,5 B-cun, au même niveau que BL34.

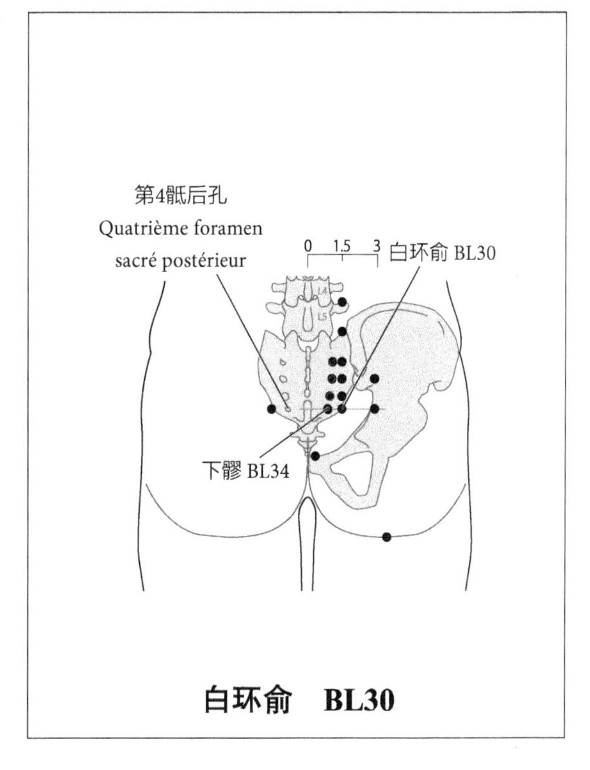

白环俞 BL30

上髎 Shàngliáo (BL31)

在骶部，正对第 1 骶后孔中。

注：次髎（BL32）上触摸到的凹陷即第 1 骶后孔。

Dans la région sacrée, dans le premier foramen sacré postérieur.

Note : le premier foramen sacré postérieur est palpable dans la dépression supérieure à BL32.

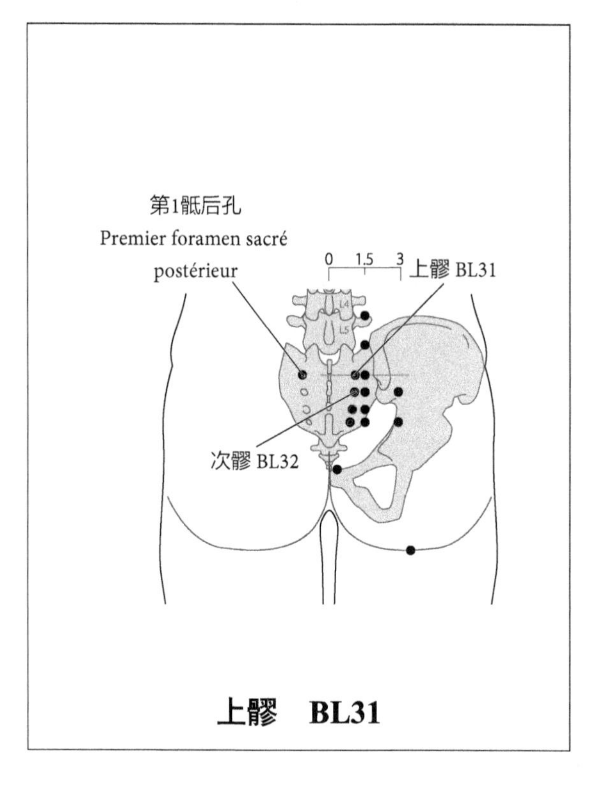

上髎 BL31

次髎 Cìliáo (BL32)

在骶部，正对第 2 骶后孔中。

注：髂后上棘与第 2 骶椎棘突连线的中点凹陷处，即第 2 骶后孔。

Dans la région sacrée, dans le second foramen sacré postérieur.

Note : le second foramen sacré postérieur se trouve dans la dépression à mi-chemin entre l'épine iliaque postérosupérieure et le processus épineux de la seconde vertèbre sacrée.

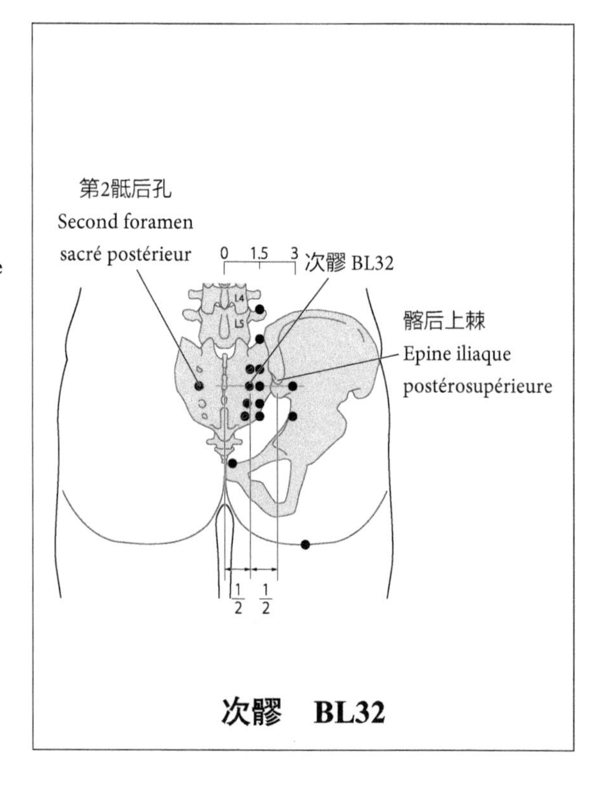

次髎 BL32

中髎 Zhōngliáo（BL33）

在骶部，正对第 3 骶后孔中。

注：次髎（BL32）下触摸到的第 1 个凹陷即第 3 骶后孔。

Dans la région sacrée, dans le troisième foramen sacré postérieur.

Note : le troisième foramen sacré postérieur se trouve dans le premier creux inférieur à BL32.

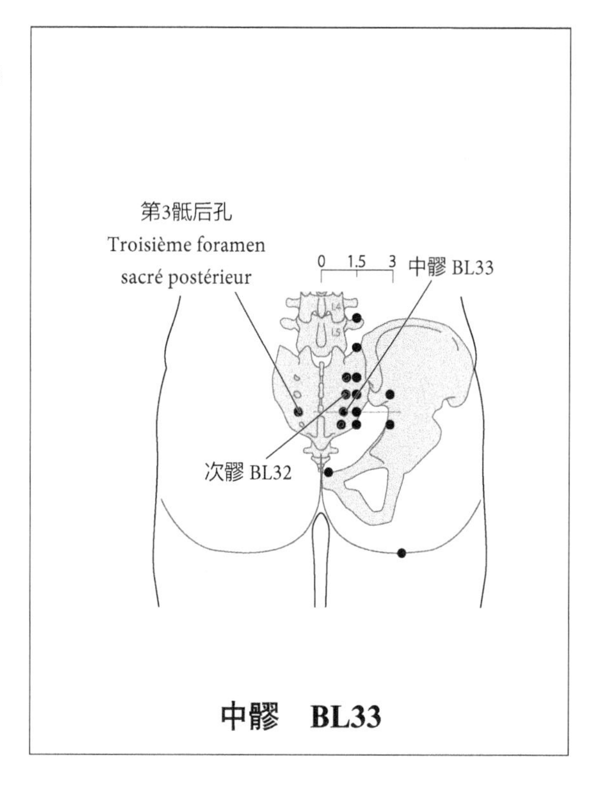

中髎 BL33

下髎 Xiàliáo（BL34）

在骶部，正对第 4 骶后孔中。

注：次髎（BL32）下触摸到的第 2 个凹陷即第 4 骶后孔，横平骶管裂孔。

Dans la région sacrée, dans le quatrième foramen sacré postérieur.

Note : le quatrième foramen sacré postérieur se trouve dans le second creux inférieur à BL32, au même niveau que le hiatus sacral.

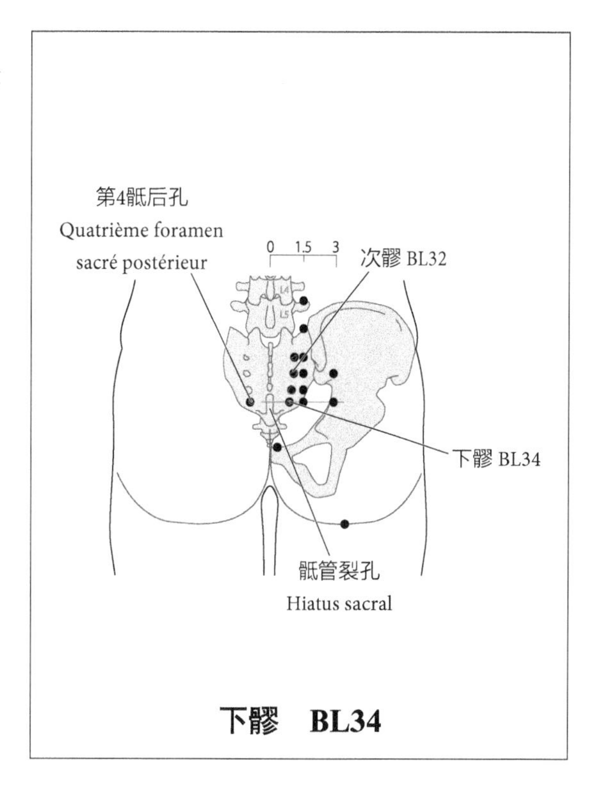

下髎 BL34

会阳 Huìyáng (BL35)

在臀部，尾骨端旁开 0.5 寸。

注：俯卧，或跪伏位，按取尾骨下端旁软陷处取穴。

Dans la région glutéale, latéral à l'extrémité du coccyx de 0,5 B-cun.

Note : lorsque le sujet est en position de décubitus ventral ou en position genu-pectorale, BL35 se trouve dans la dépression molle latérale à l'extrémité du coccyx.

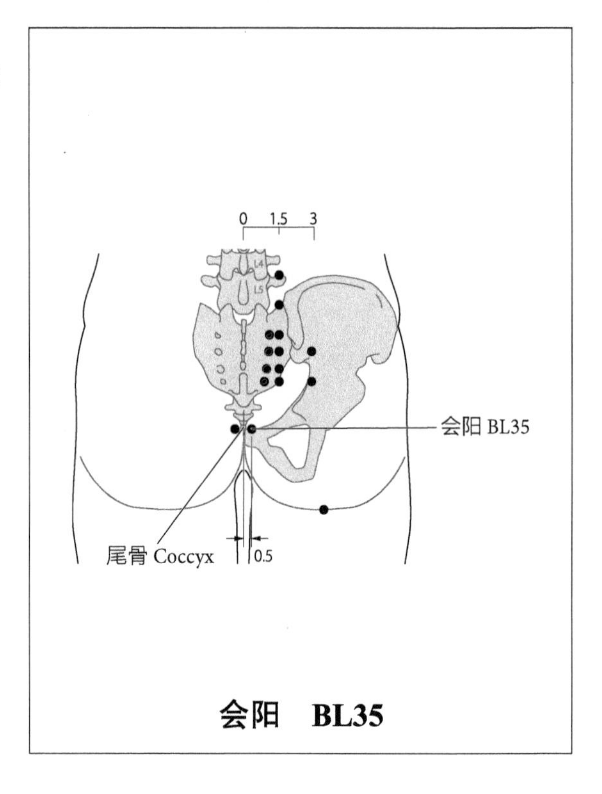

会阳 BL35

承扶 Chéngfú (BL36)

在臀部，臀沟的中点。

Dans la région glutéale, au milieu de pli interfessier.

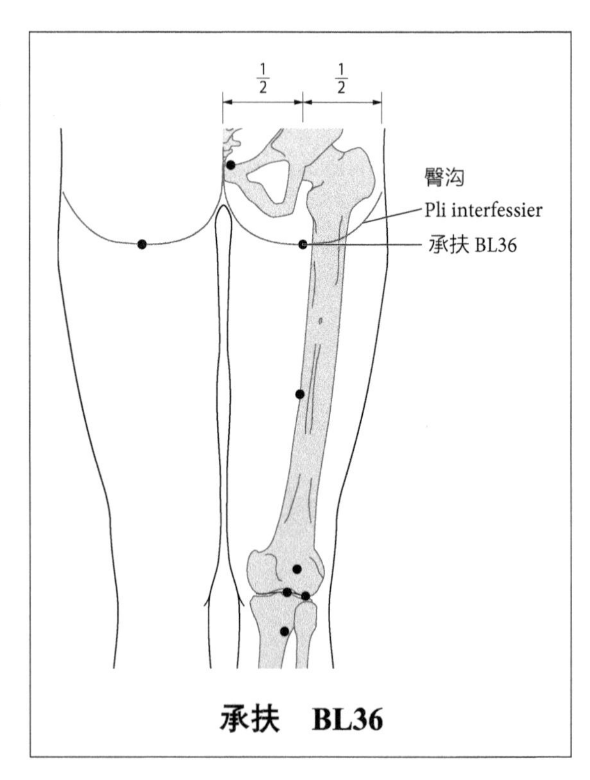

承扶 BL36

殷门 Yīnmén（BL37）

在股后侧，臀沟下 6 寸，股二头肌与半腱肌之间。

注 1：俯卧，膝关节抗阻力屈曲时，半腱肌和股二头肌显露更明显；同时大腿作内旋和外旋时，半腱肌和股二头肌更易触摸到。

注 2：于承扶（BL36）与委中（BL40）连线的中点上 1 寸处取穴。

Sur la face postérieure de la cuisse, entre le biceps fémoral et les muscles semi-tendineux, inférieur au pli interfessier de 6 B-cun.

Note 1 : en décubitus ventral, les muscles semi-tendineux et du biceps fémoral sont plus apparents lorsque le genou est en flexion, contre résistance. De plus, il est plus simple de trouver ces deux muscles en s'aidant de rotations interne et externe du bassin.

Note 2 : supérieur au point médian de la ligne reliant BL36 et BL40 de 1 B-cun.

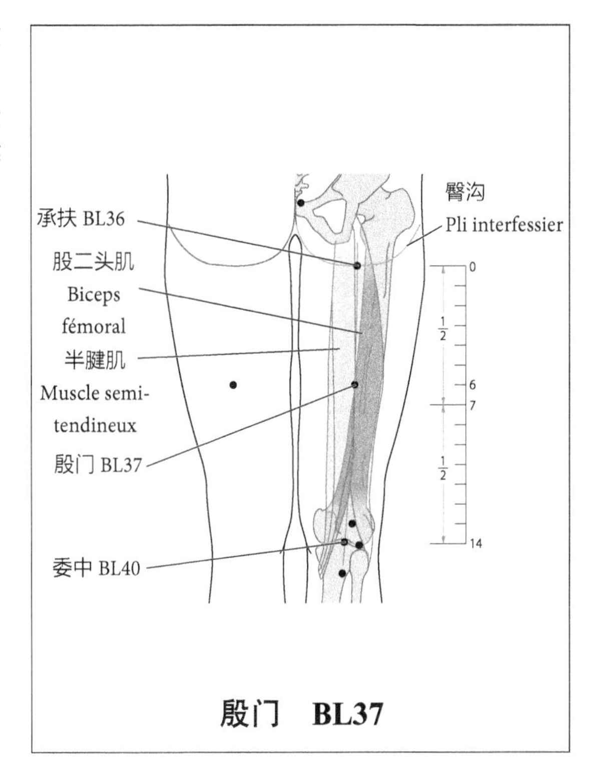

殷门 BL37

浮郄 Fúxì（BL38）

在膝后侧，腘横纹上 1 寸，股二头肌腱的内侧缘。

注：稍屈膝，委阳（BL39）上 1 寸，股二头肌腱内侧缘取穴。

Sur la face postérieure du genou, directement médial au tendon du muscle biceps fémoral, proximal à la fosse poplitée de 1 B-cun.

Note : lorsque le genou est en flexion légère, BL38 est médial au tendon du muscle biceps fémoral et proximal à BL39 de 1 B-cun.

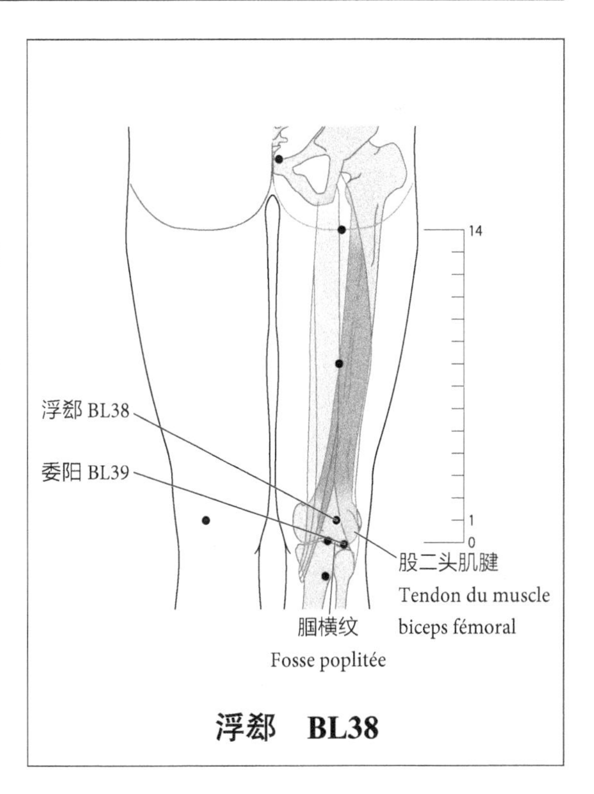

浮郄 BL38

委阳 Wěiyáng（BL39）

在膝后外侧，腘横纹上，股二头肌腱的内侧缘。

注：稍屈膝，股二头肌腱显露更明显。

Sur la face postérolatérale du genou, médial au tendon du muscle biceps fémoral dans la fosse poplitée.

Note：le tendon du biceps fémoral est plus proéminent lorsque le genou est en légère flexion.

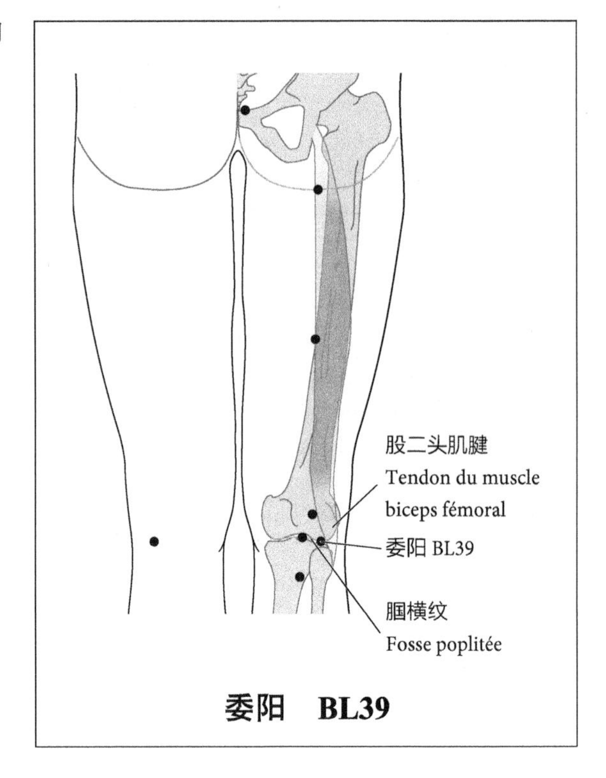

委阳 BL39

委中 Wěizhōng（BL40）

在膝后侧，腘横纹中央。

Sur la face postérieure du genou, au centre de la fosse poplitée.

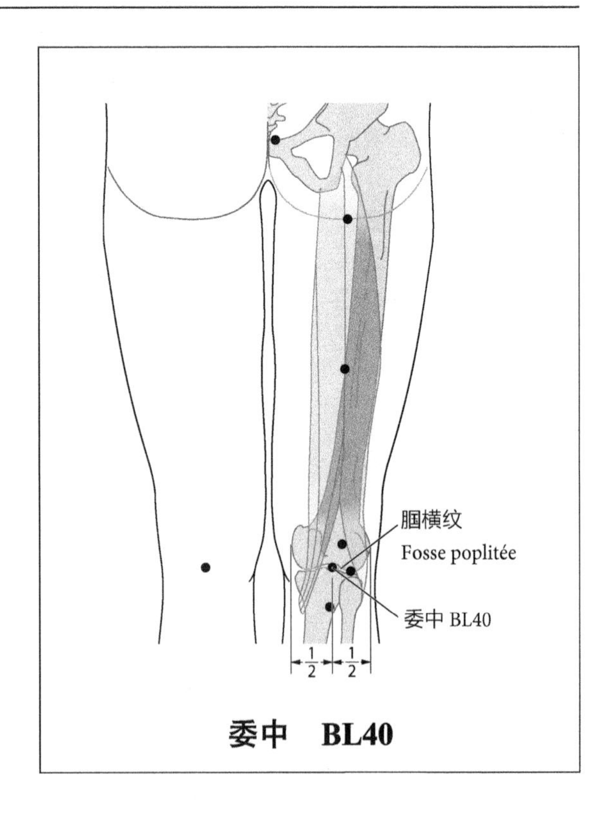

委中 BL40

附分 Fùfēn（BL41）

在背部，第 2 胸椎棘突下缘，后正中线旁开 3 寸。

注：本穴与内侧的风门（BL12）均位于第 2 胸椎棘突下缘水平。

Sur la région dorsale supérieure, au même niveau que le rebord inférieur du processus épineux de la seconde vertèbre thoracique (Th2), latéral à la ligne médiane postérieure de 3 B-cun.

Note : BL41 et BL12 se trouvent au même niveau que le rebord inférieur du processus épineux de la seconde vertèbre thoracique (Th2).

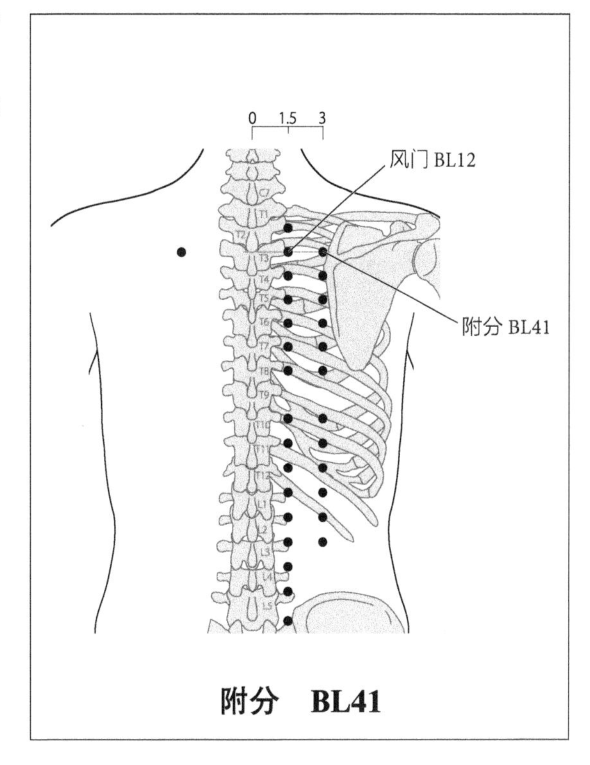

附分 BL41

魄户 Pòhù（BL42）

在背部，第 3 胸椎棘突下缘，后正中线旁开 3 寸。

注：本穴与内侧的肺俞（BL13）、身柱（GV12）均位于第 3 胸椎棘突下缘水平。

Sur la région dorsale supérieure, au même niveau que le rebord inférieur du processus épineux de la troisième vertèbre thoracique (Th3), latéral à la ligne médiane postérieure de 3 B-cun.

Note : BL42, BL13 et GV12 se trouvent au même niveau que le rebord inférieur du processus épineux de la troisième vertèbre thoracique (Th3).

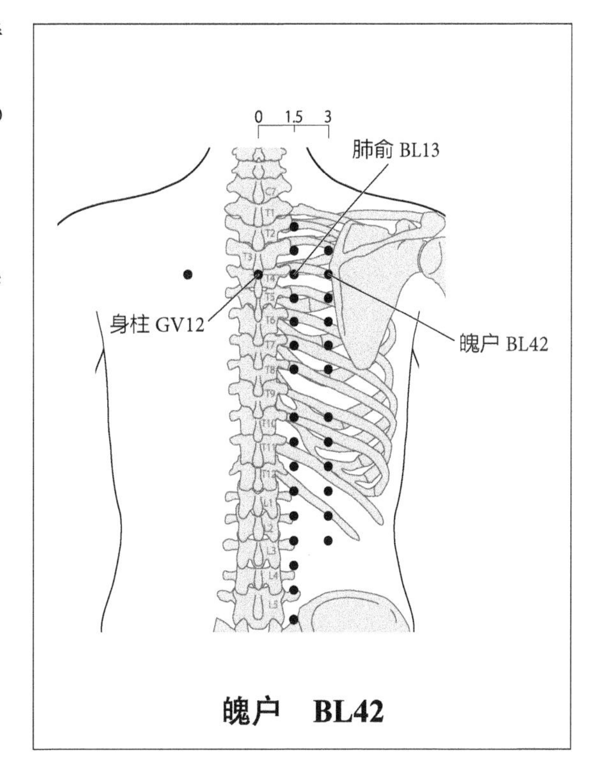

魄户 BL42

膏肓 Gāohuāng(BL43)

在背部，第4胸椎棘突下缘，后正中线旁开3寸。

注：本穴与内侧的厥阴俞（BL14）均位于第4胸椎棘突下缘水平。

Sur la région dorsale supérieure, au même niveau que le rebord inférieur du processus épineux de la quatrième vertèbre thoracique (Th4), latéral à la ligne médiane postérieure de 3 B-cun.

Note : BL43 et BL14 se trouvent au même niveau que le rebord inférieur du processus épineux de la quatrième vertèbre thoracique (Th4).

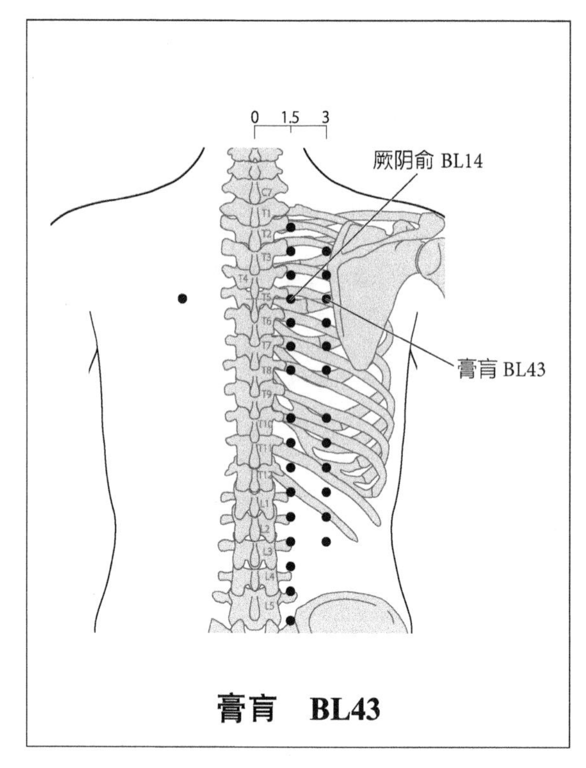

膏肓 BL43

神堂 Shéntáng(BL44)

在背部，第5胸椎棘突下缘，后正中线旁开3寸。

注：本穴与内侧的心俞（BL15）、神道（GV11）均位于第5胸椎棘突下缘水平。

Sur la région dorsale supérieure, au même niveau que le rebord inférieur du processus épineux de la cinquième vertèbre thoracique (Th5), latéral à la ligne médiane postérieure de 3 B-cun.

Note : BL44, BL15 et GV11 se trouvent au même niveau que le rebord inférieur du processus épineux de la cinquième vertèbre thoracique (Th5).

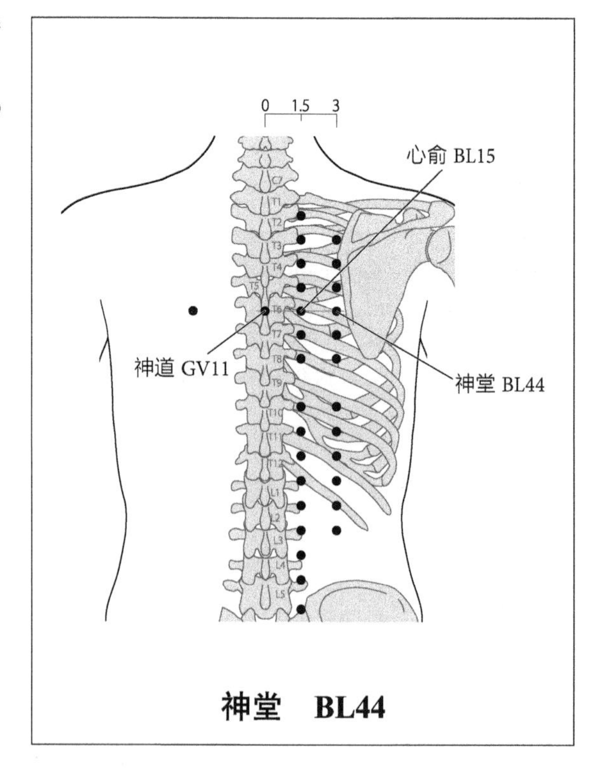

神堂 BL44

譩譆 Yìxǐ（BL45）

在背部，第 6 胸椎棘突下缘，后正中线旁开 3 寸。

注：本穴与内侧的督俞（BL16）、灵台（GV10）均位于第 6 胸椎棘突下缘水平。

Sur la région dorsale supérieure, au même niveau que le rebord inférieur du processus épineux de la sixième vertèbre thoracique（Th6), latéral à la ligne médiane postérieure de 3 B-cun.

Note : BL45, BL16 et GV10 se trouvent au même niveau que le rebord inférieur du processus épineux de la sixième vertèbre thoracique（Th6).

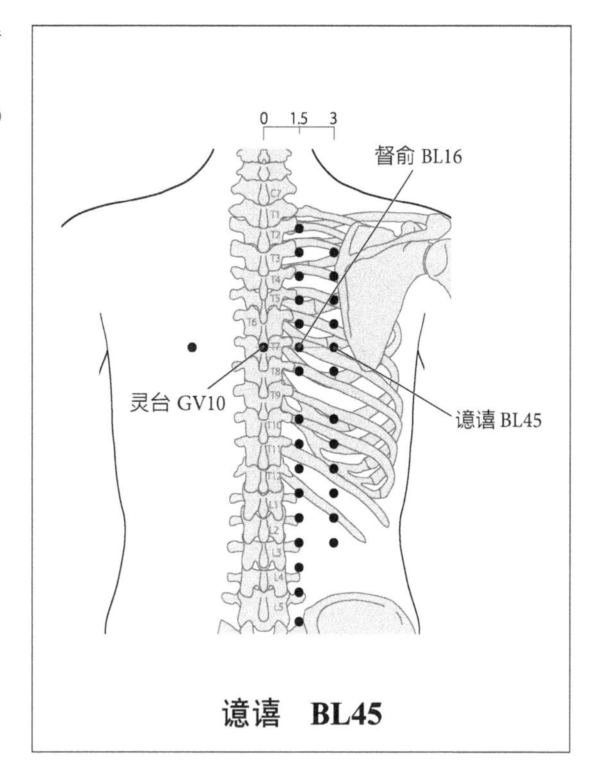

譩譆 BL45

膈关 Géguān（BL46）

在背部，第 7 胸椎棘突下缘，后正中线旁开 3 寸。

注：本穴与内侧的膈俞（BL17）、至阳（GV9）均位于第 7 胸椎棘突下缘水平。

Sur la région dorsale supérieure, au même niveau que le rebord inférieur du processus épineux de la septième vertèbre thoracique（Th7), latéral à la ligne médiane postérieure de 3 B-cun.

Note : BL46, BL17 et GV9 se trouvent au même niveau que le rebord inférieur du processus épineux de la septième vertèbre thoracique（Th7).

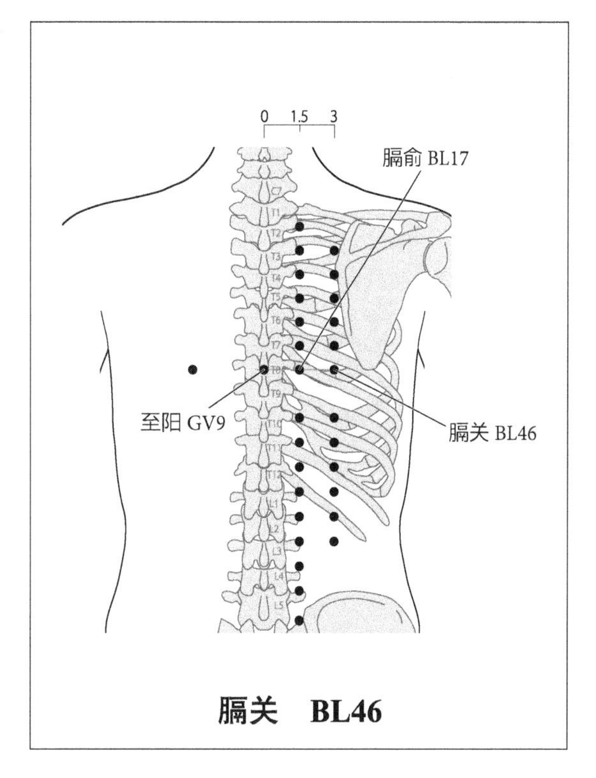

膈关 BL46

魂门 Húnmén(BL47)

在背部，第 9 胸椎棘突下缘，后正中线旁开 3 寸。

注：本穴与内侧的肝俞（BL18）、筋缩（GV8）均位于第 9 胸椎棘突下缘水平。

Sur la région dorsale supérieure, au même niveau que le rebord inférieur du processus épineux de la neuvième vertèbre thoracique (Th9), latéral à la ligne médiane postérieure de 3 B-cun.

Note : BL47, BL18 et GV8 se trouvent au même niveau que le rebord inférieur du processus épineux de la neuvième vertèbre thoracique (Th9).

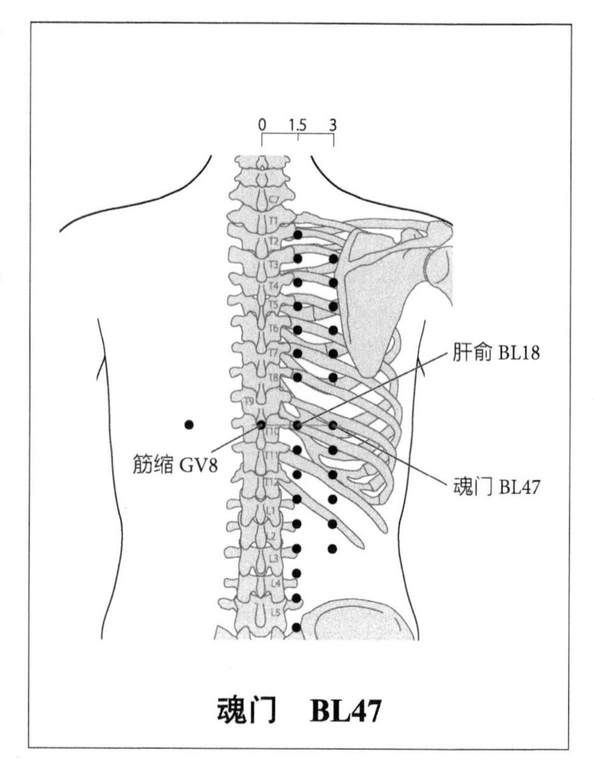

魂门 BL47

阳纲 Yánggāng(BL48)

在背部，第 10 胸椎棘突下缘，后正中线旁开 3 寸。

注：本穴与内侧的胆俞（BL19）、中枢（GV7）均位于第 10 胸椎棘突下缘水平。

Sur la région dorsale supérieure, au même niveau que le rebord inférieur du processus épineux de la dixième vertèbre thoracique (Th10), latéral à la ligne médiane postérieure de 3 B-cun.

Note : BL48, BL19 et GV7 se trouvent au même niveau que le rebord inférieur du processus épineux de la dixième vertèbre thoracique (Th10).

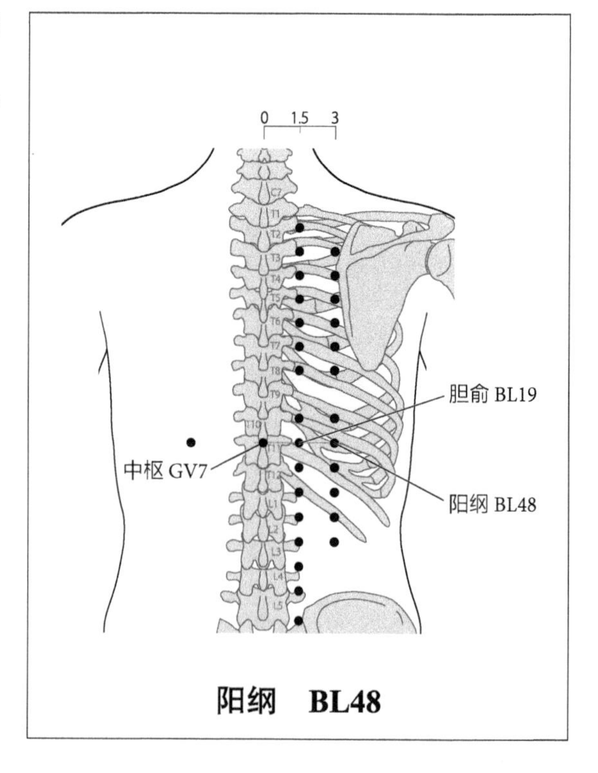

阳纲 BL48

意舍 Yìshè（BL49）

在背部，第 11 胸椎棘突下缘，后正中线旁开 3 寸。

注：本穴与内侧的脾俞（BL20）、脊中（GV6）均位于第 11 胸椎棘突下缘水平。

Sur la région dorsale supérieure, au même niveau que le rebord inférieur du processus épineux de la onzième vertèbre thoracique (Th11), latéral à la ligne médiane postérieure de 3 B-cun.

Note : BL49, BL20 et GV6 se trouvent au même niveau que le rebord inférieur du processus épineux de la onzième vertèbre thoracique (Th11).

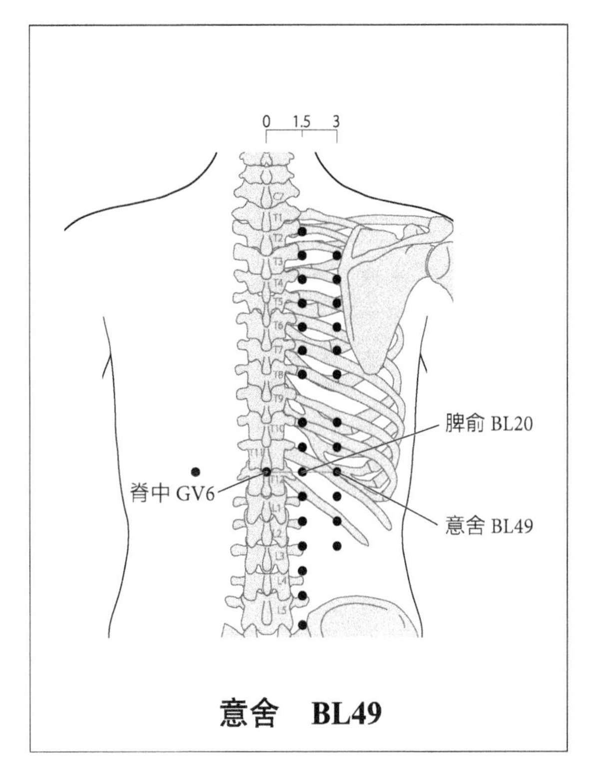

意舍 BL49

胃仓 Wèicāng（BL50）

在背部，第 12 胸椎棘突下缘，后正中线旁开 3 寸。

注：本穴与内侧的胃俞（BL21）均位于第 12 胸椎棘突下缘水平。

Sur la région dorsale supérieure, au même niveau que le rebord inférieur du processus épineux de la douzième vertèbre thoracique (Th12), latéral à la ligne médiane postérieure de 3 B-cun.

Note : BL50 et BL21 se trouvent au même niveau que le rebord inférieur du processus épineux de la douzième vertèbre thoracique (Th12).

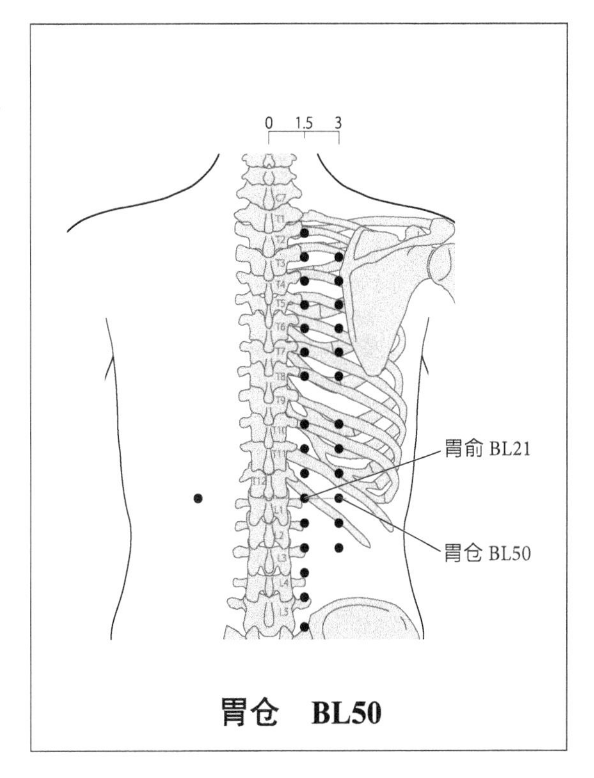

胃仓 BL50

肓门 Huāngmén (BL51)

在腰部，第 1 腰椎棘突下缘，后正中线旁开 3 寸。

注：本穴与内侧的三焦俞（BL22）、悬枢（GV5）均位于第 1 腰椎棘突下缘水平。

Dans la région lombaire, au même niveau que le rebord inférieur du processus épineux de la première vertèbre lombaire (L1), latéral à la ligne médiane postérieure de 3 B-cun.

Note : BL51, BL22 et GV5 se trouvent au même niveau que le rebord inférieur du processus épineux de la première vertèbre lombaire (L1).

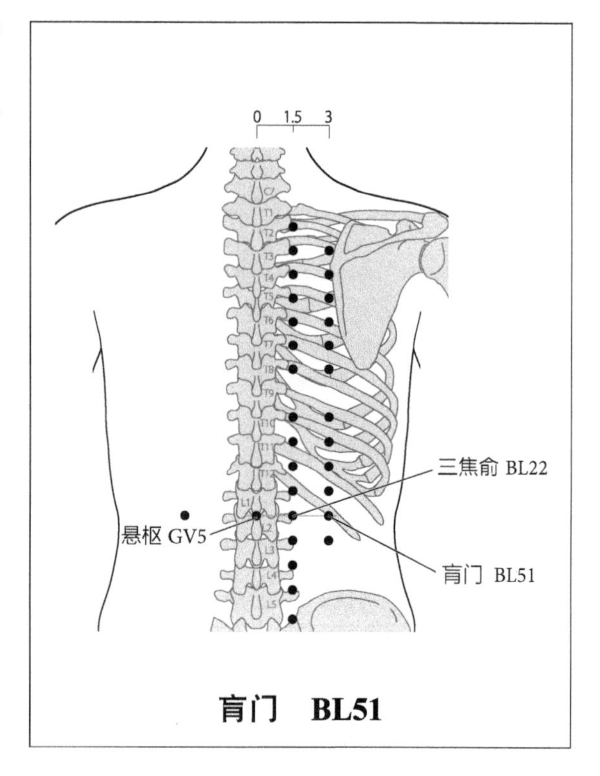

肓门 BL51

志室 Zhìshì (BL52)

在腰部，第 2 腰椎棘突下缘，后正中线旁开 3 寸。

注：本穴与内侧的肾俞（BL23）、命门（GV4）均位于第 2 腰椎棘突下缘水平。

Dans la région lombaire, au même niveau que le rebord inférieur du processus épineux de la seconde vertèbre lombaire (L2), latéral à la ligne médiane postérieure de 3 B-cun.

Note : BL52, BL23 et GV4 se trouvent au même niveau que le rebord inférieur du processus épineux de la seconde vertèbre lombaire (L2).

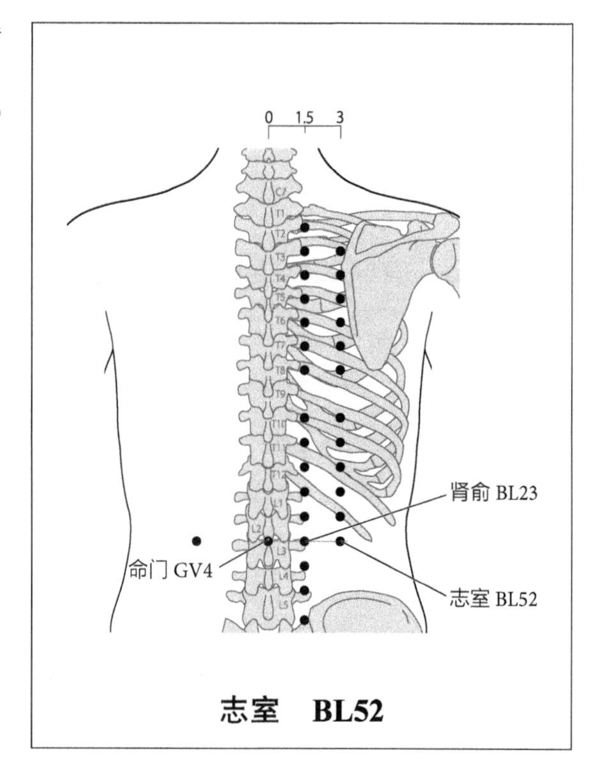

志室 BL52

胞肓 Bāohuāng（BL53）

在臀部，横平第 2 骶后孔，骶正中嵴旁开 3 寸。

注：本穴与内侧的膀胱俞（BL28）、次髎（BL32）均位于第 2 骶后孔水平。

Dans la région glutéale, au même niveau que le second foramen sacré postérieur, latéral à la crête sacrée de 3 B-cun.

Note : BL53, BL28 et BL32 se trouvent tous au même niveau que le second foramen sacré postérieur.

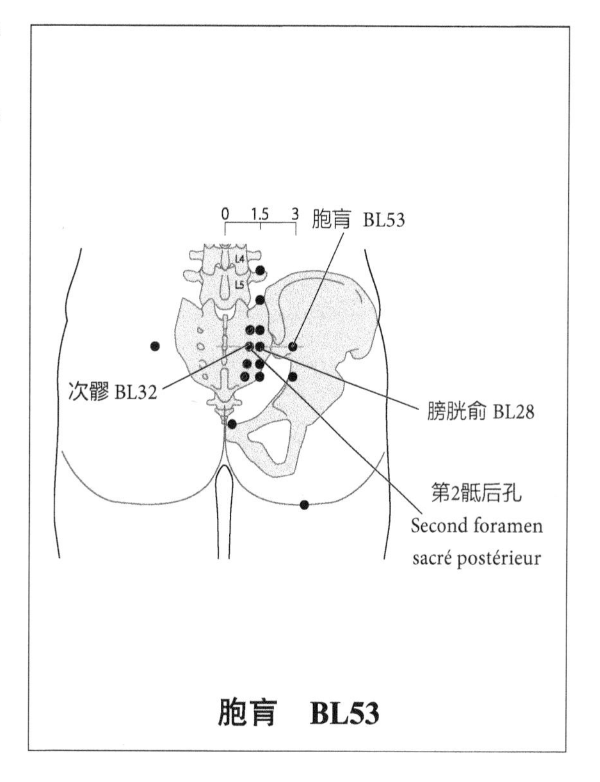

胞肓 BL53

秩边 Zhìbiān（BL54）

在臀部，横平第 4 骶后孔，骶正中嵴旁开 3 寸。

注：骶管裂孔旁开 3 寸，横平白环俞（BL30）。

Dans la région glutéale, au même niveau que le quatrième foramen sacré postérieur, latéral à la crête sacrée de 3 B-cun.

Note : latéral au hiatus sacral de 3 B-cun, au même niveau que BL30.

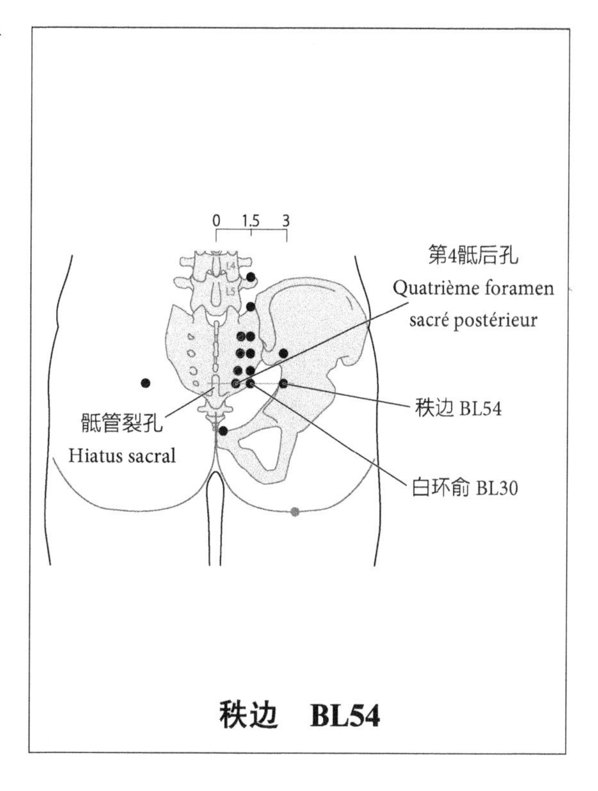

秩边 BL54

合阳 Héyáng（BL55）

在小腿后侧，腘横纹下 2 寸，腓肠肌内、外侧头之间。

注：在委中（BL40）与承山（BL57）的连线上，委中（BL40）直下 2 寸。

Sur la face postérieure du mollet, entre le chef latéral et le chef médial du muscle gastrocnémien, distal à la fosse poplitée de 2 B-cun.

Note : distal à BL40 de 2 B-cun, sur la ligne reliant BL40 et BL57.

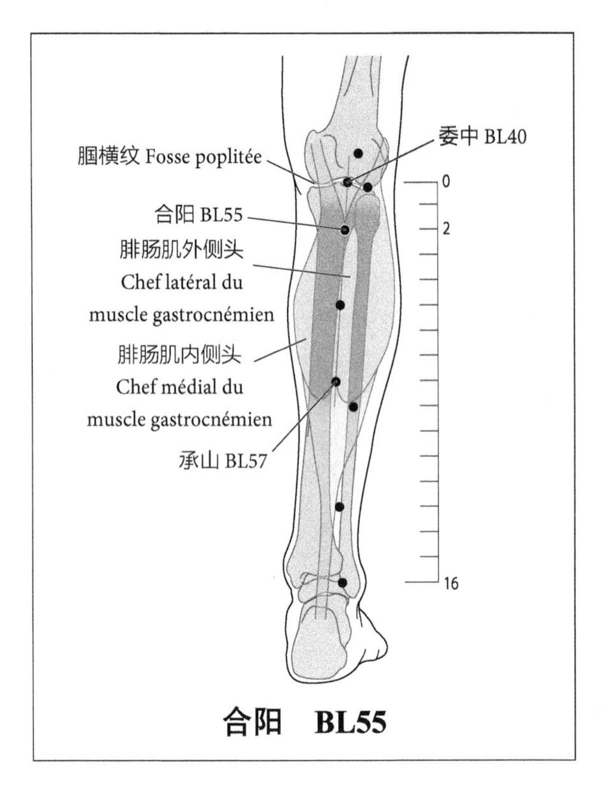

合阳 BL55

承筋 Chéngjīn（BL56）

在小腿后侧，腘横纹下 5 寸，腓肠肌两肌腹之间。

注：合阳（BL55）与承山（BL57）连线的中点。

Sur la face postérieure du mollet, entre les deux ventres du muscle gastrocnémien, distal à la fosse poplitée de 5 B-cun.

Note : à mi-chemin entre BL55 et BL57.

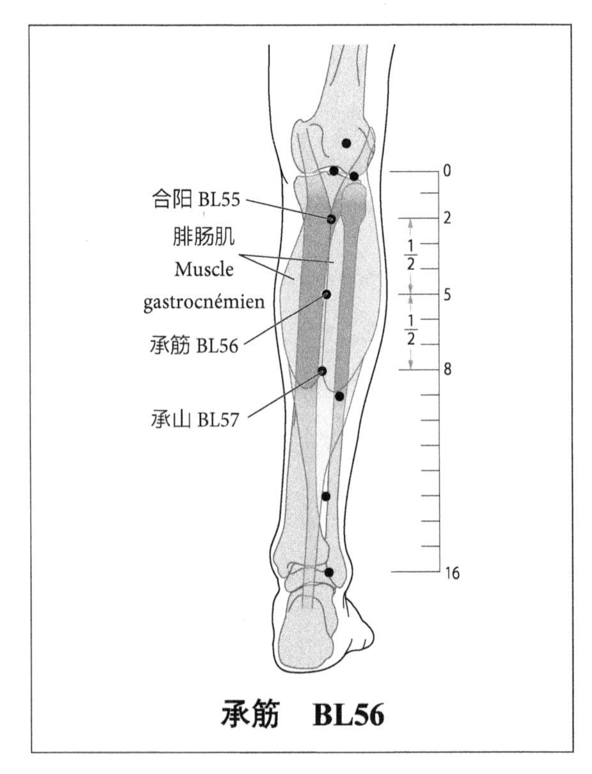

承筋 BL56

承山 Chéngshān（BL57）

在小腿后侧，腓肠肌两肌腹与跟腱交角处。

注：伸直小腿（跖屈）或足跟上提时，腓肠肌肌腹下出现尖角凹陷中（即腓肠肌内、外侧头分开的地方，呈“人”字形沟）。

Sur la face postérieure du mollet, à l'intersection entre le tendon calcanéen et les deux ventres du muscle gastrocnémien.

Note : lorsque la jambe est tendue ou en flexion plantaire, BL57 se trouve dans la dépression anglée inférieure au ventre du muscle gastrocnémien. Les deux chefs du muscle sont séparés et forment une forme en lambda (Λ).

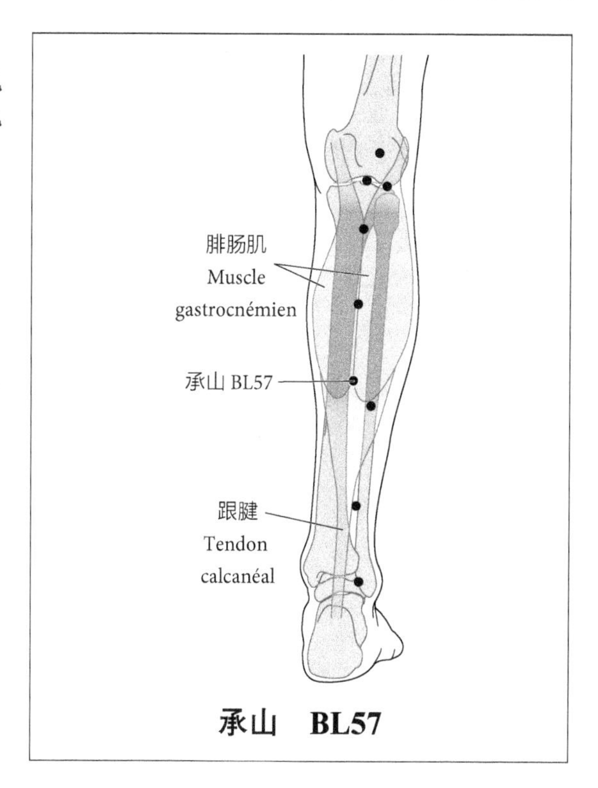

承山 BL57

飞扬 Fēiyáng（BL58）

在小腿后外侧，昆仑（BL60）直上7寸，腓肠肌外侧头下缘与跟腱移行处。

注：承山（BL57）外侧斜下方1寸处，昆仑（BL60）直上。

Sur la face postérolatérale du mollet, entre le rebord inférieur du chef latéral du muscle gastrocnémien et le tendon calcanéen, proximal à BL60 de 7 B-cun.

Note : BL58 est latérodistal à BL57 de 1 B-cun et proximal à BL60.

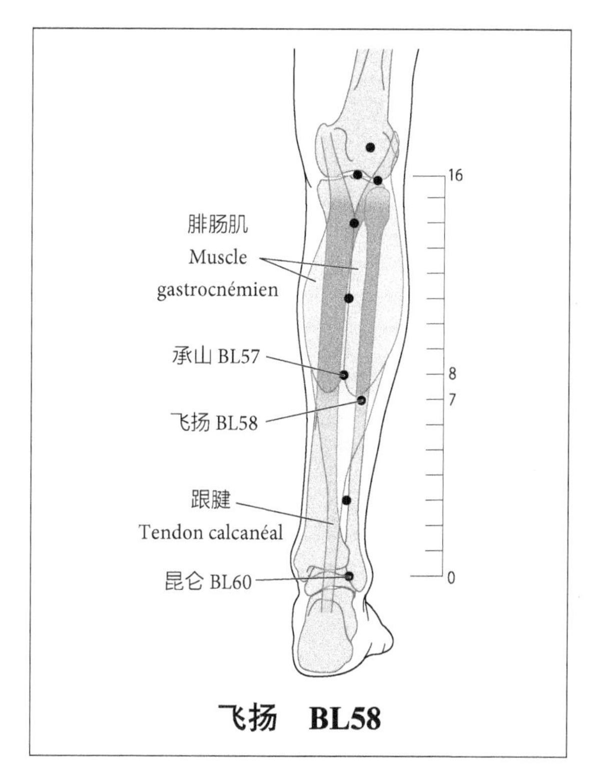

飞扬 BL58

跗阳 Fūyáng（BL59）

在小腿后外侧，昆仑（BL60）直上3寸，腓骨与跟腱之间。

Sur la face postérolatérale du mollet, entre le péroné et le tendon calcanéen, proximal à BL60 de 3 B-cun.

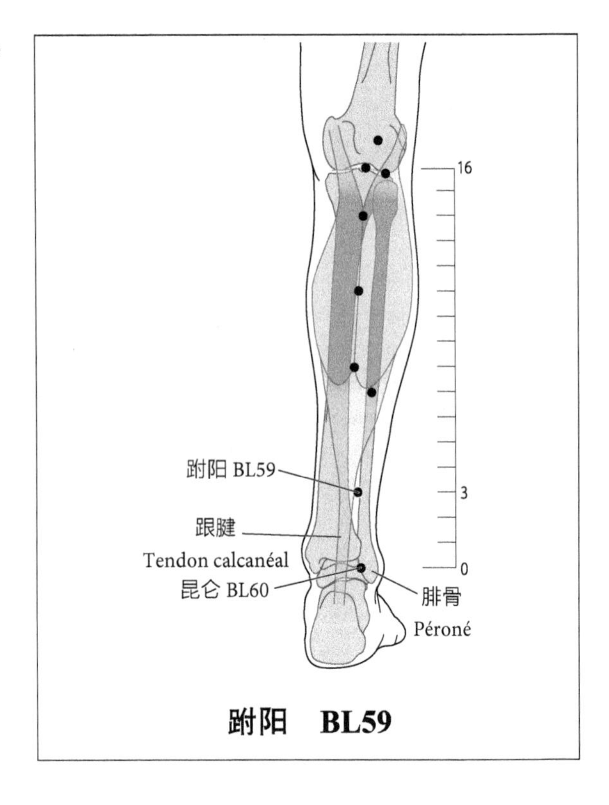

跗阳 BL59

昆仑 Kūnlún（BL60）

在踝后外侧，外踝尖与跟腱之间的凹陷中。

Sur la face postérolatérale de la cheville, dans la dépression entre la proéminence de la malléole latérale et le tendon calcanéen.

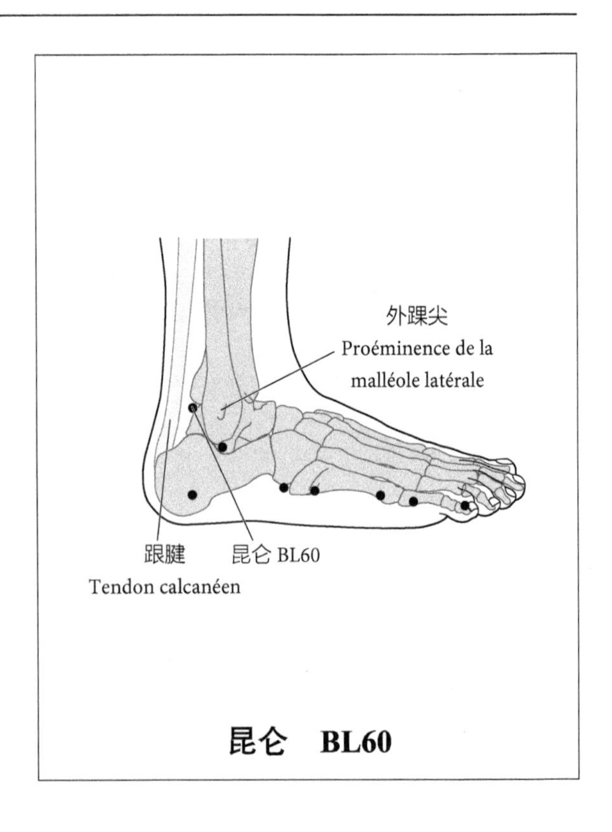

昆仑 BL60

仆参 Púcān（BL61）

在足外侧，昆仑（BL60）直下，跟骨外侧，赤白肉际处。

Sur la face latérale du pied, distal à BL60, latéral au calcanéus, à la jonction de la peau rouge et de la peau blanche.

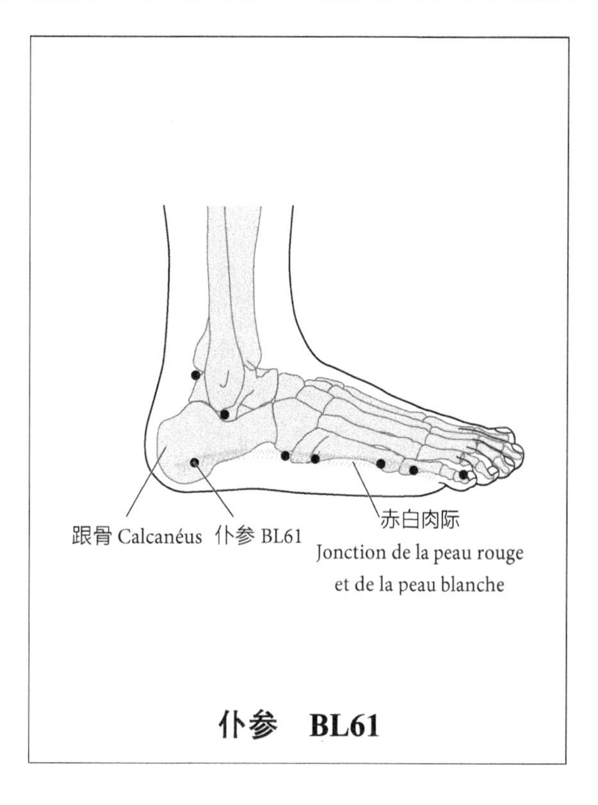

仆参 BL61

申脉 Shēnmài（BL62）

在足外侧，外踝尖直下，外踝下缘与跟骨之间凹陷中。

注：外踝下缘下方凹陷中。与照海（KI6）内外相对。

Sur la face latérale du pied, directement inférieur à la proéminence de la malléole latérale, dans la dépression entre le rebord inférieur de la malléole latérale et le calcanéus.

Note : BL62 se trouve dans la dépression distale au rebord inférieur de la malléole latérale. Le point médial correspondant à BL62 est KI6.

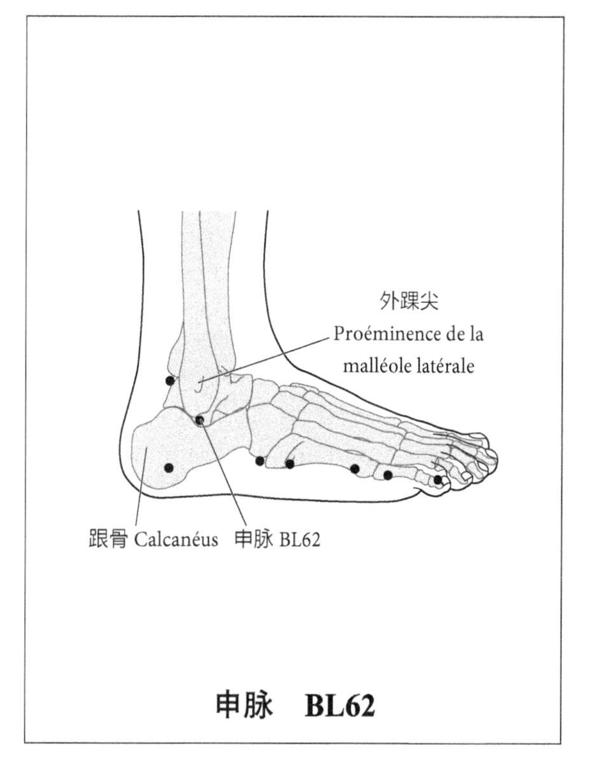

申脉 BL62

金门 Jīnmén（BL63）

在足背，外踝前缘直下，第 5 跖骨粗隆后方，骰骨下缘凹陷中。

Sur le dos du pied, distal au rebord antérieur de la malléole latérale, postérieur à la tubérosité du cinquième os métatarsien, dans la dépression inférieure à l'os cuboïde.

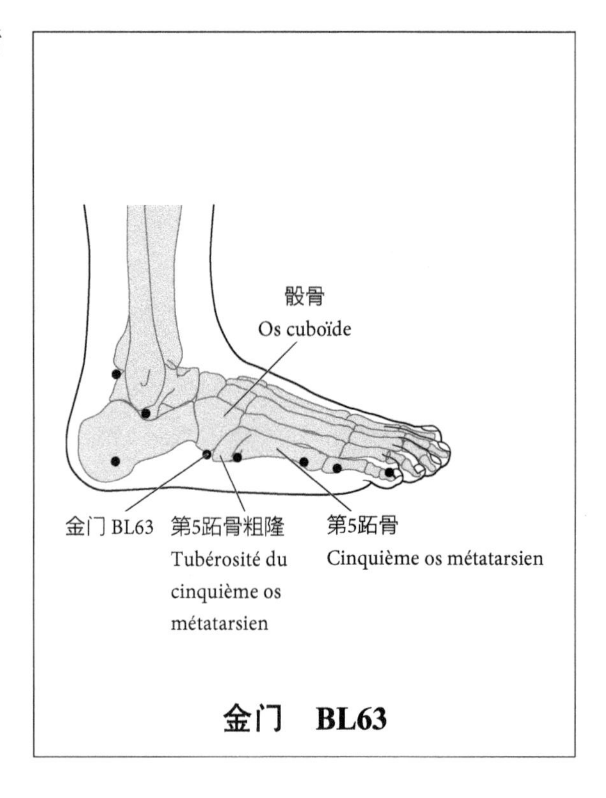

金门 BL63

京骨 Jīnggǔ（BL64）

在足外侧，第 5 跖骨粗隆前方，赤白肉际处。

注：约当足跟与第 5 跖趾关节连线的中点处可触到明显隆起的骨，即第 5 跖骨粗隆。

Sur la face latérale du pied, distal à la tubérosité du cinquième os métatarsien, à la jonction de la peau rouge et de la peau blanche.

Note : la tubérosité du cinquième os métatarsien se trouve approximativement au point médian entre le talon et la cinquième articulation métatarso-phalangienne.

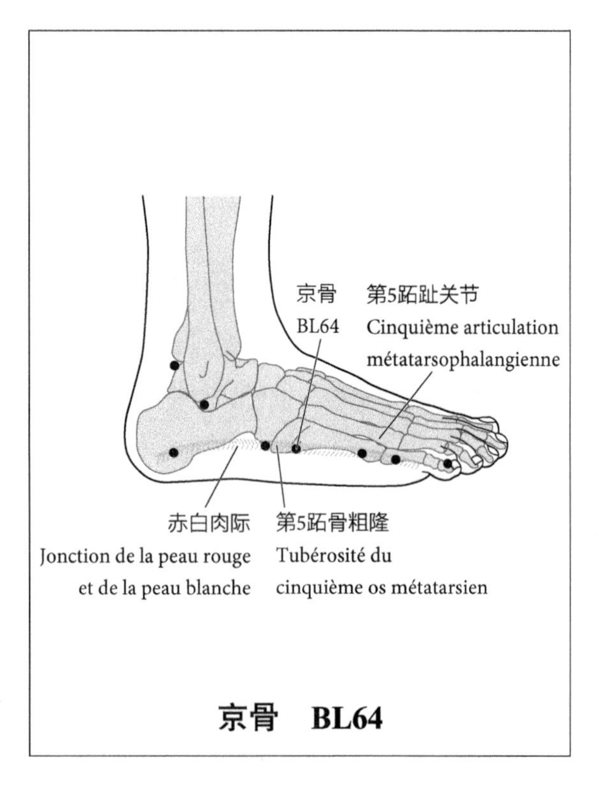

京骨 BL64

束骨 Shùgǔ（BL65）

在足外侧，第 5 跖趾关节的近端，赤白肉际处凹陷中。

Sur la face latérale du pied, dans la dépression proximale à la cinquième articulation métatarso-phalangienne, à la jonction de la peau rouge et de la peau blanche.

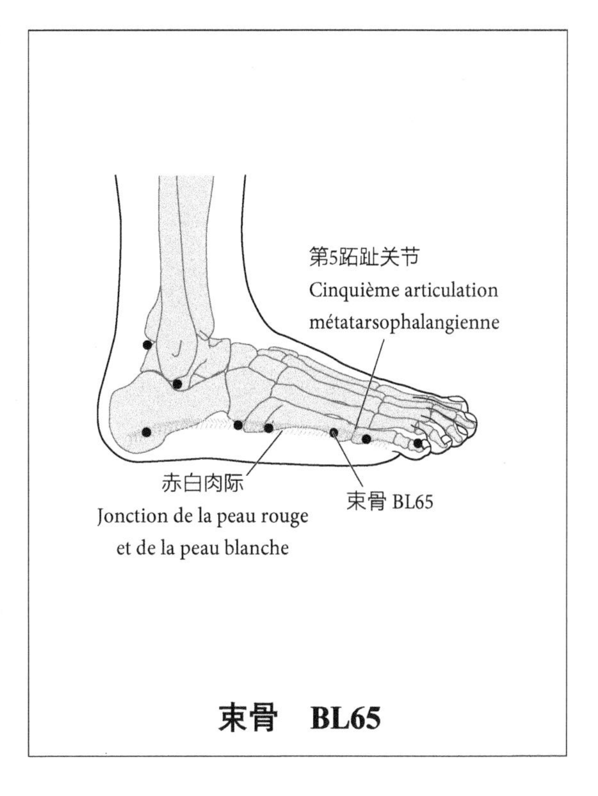

束骨 BL65

足通谷 Zútōnggǔ（BL66）

在足趾，第 5 跖趾关节的远端外侧，赤白肉际处凹陷中。

Sur le petit orteil, dans la dépression latérodistale à la cinquième articulation métatarso-phalangienne, à la jonction de la peau rouge et de la peau blanche.

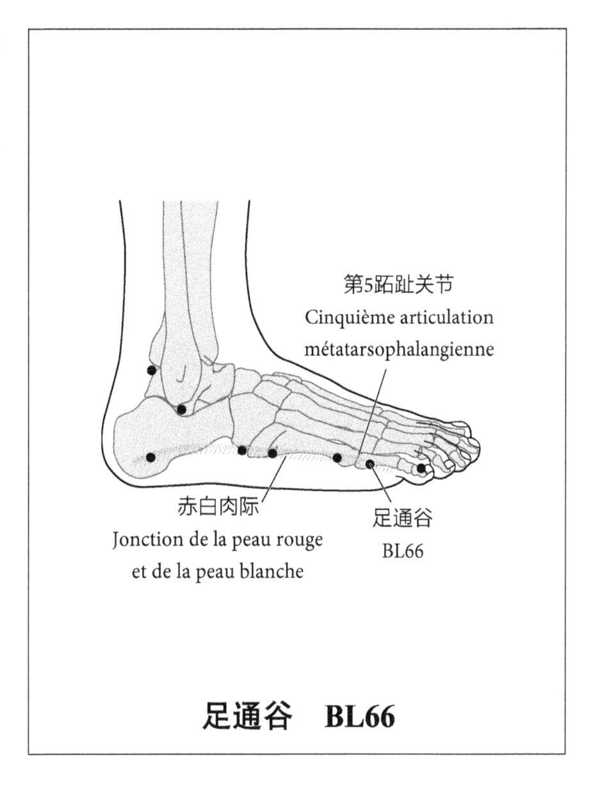

足通谷 BL66

至阴 Zhìyīn（BL67）

在足趾，小趾末节外侧，趾甲根角侧后方0.1寸（指寸），沿趾甲外侧画一直线与趾甲基底缘水平线交点处。

Sur la face latérale du pied, dans la dépression proximale à la cinquième articulation métatarso-phalangienne, à la jonction de la peau rouge et de la peau blanche.

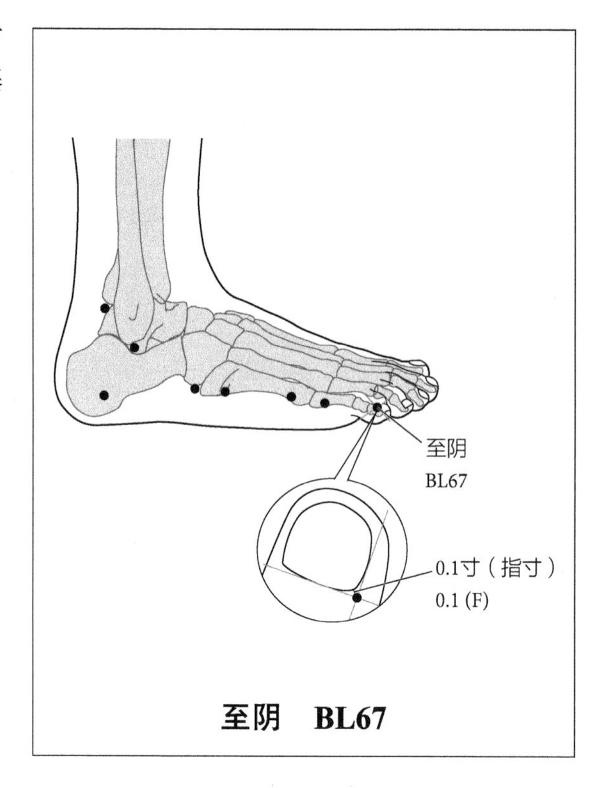

至阴 BL67

足少阴肾经 Méridien des Reins Shao Yin du pied

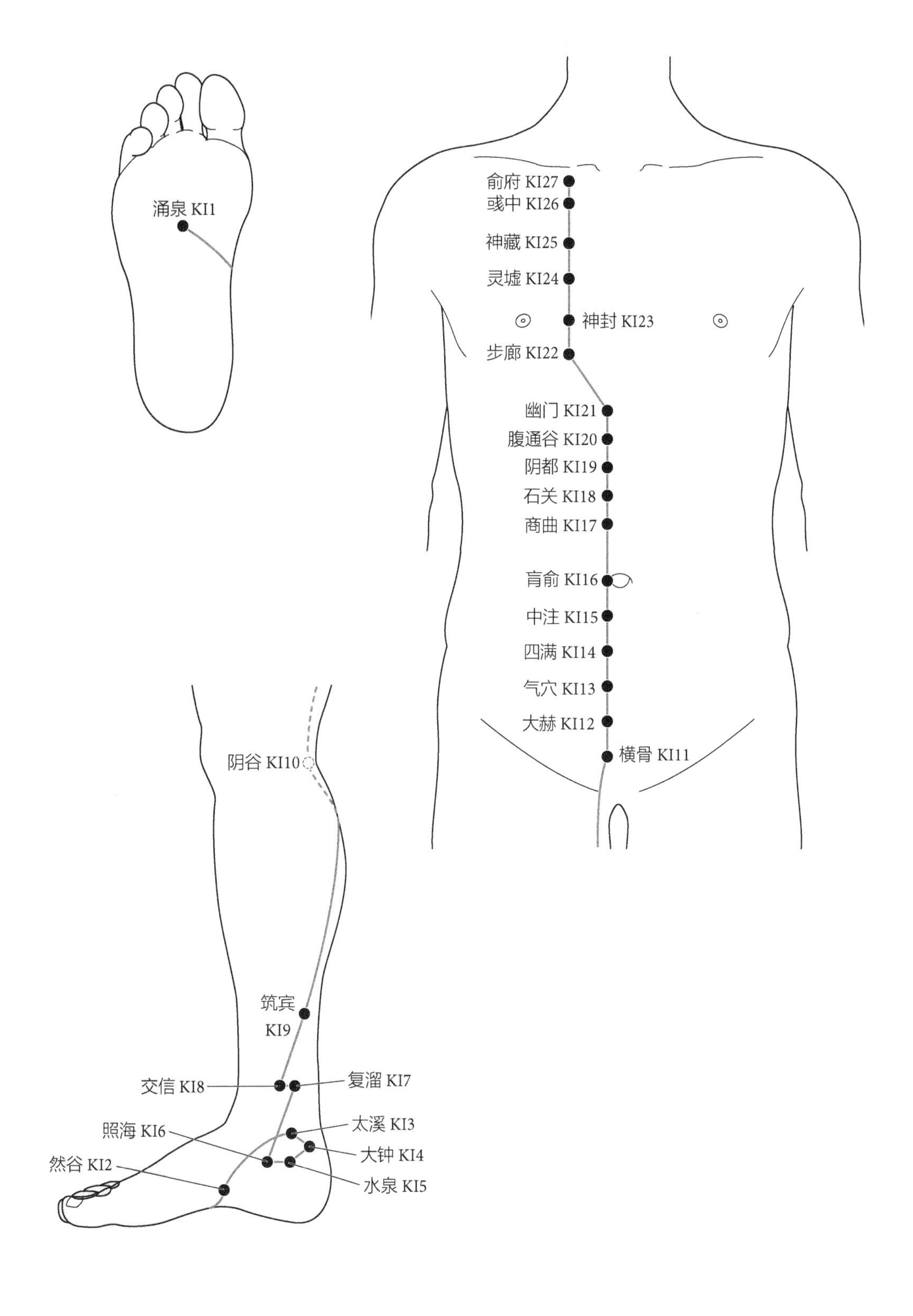

涌泉 Yǒngquán（KI1）

在足底，屈足卷趾时足心最凹陷中。

注：卷足时，约当足底第 2、3 趾蹼缘与足跟连线的前 1/3 与后 2/3 交点凹陷中。

Sur la plante du pied, dans la dépression la plus profonde.

Note : lorsque les orteils sont en flexion, KI1 se trouve approximativement dans la dépression à la jonction entre le tiers antérieur et les deux tiers postérieurs de la ligne reliant le talon et l'espace palmaire entre les bases du second et troisième orteil.

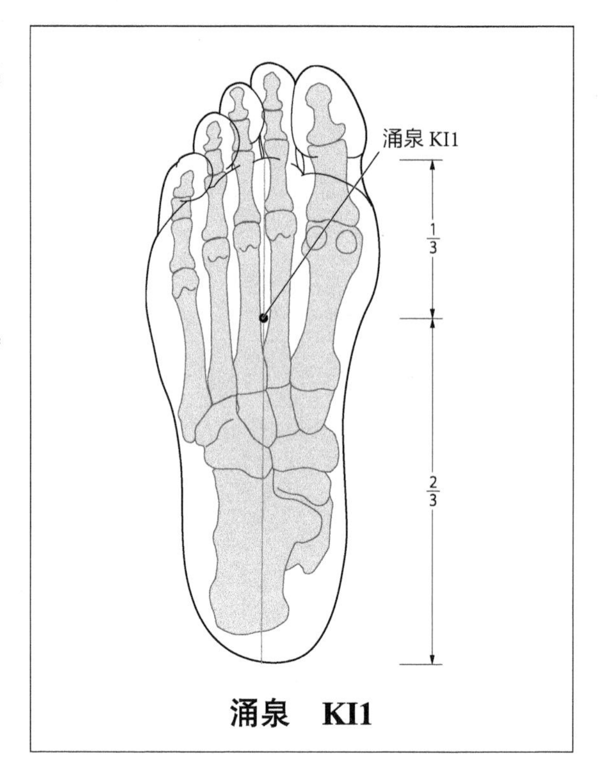

涌泉 KI1

然谷 Rángǔ（KI2）

在足内侧，足舟骨粗隆下方，赤白肉际处。[8]

Sur la face médiale du pied, inférieur à la tubérosité de l'os naviculaire, à la jonction de la peau rouge et de la peau blanche.

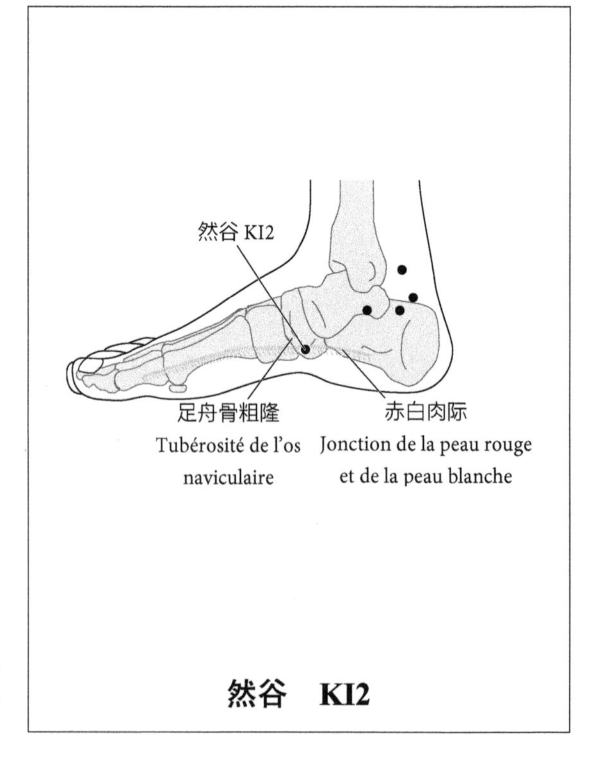

然谷 KI2

[8] 然谷穴应在骨下际，而图上标在了骨面上。 KI2 se trouve sur la face inférieure de l'os, et non sur la surface osseuse comme indiqué sur l'illustration.

太溪 Tàixī（KI3）

在踝后内侧，内踝尖与跟腱之间的凹陷中。

Sur la face postéromédiale de la cheville, dans la dépression entre la proéminence de la malléole médiale et le tendon calcanéen.

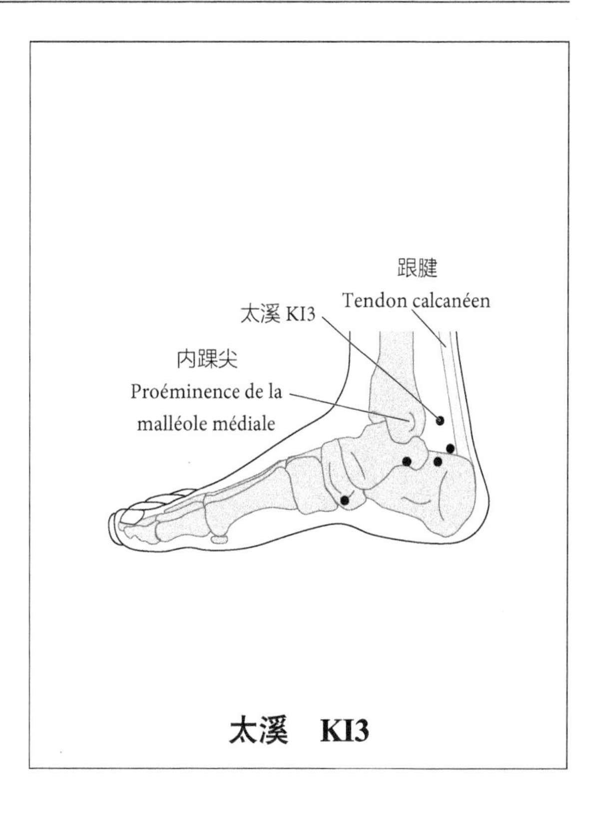

太溪 KI3

大钟 Dàzhōng（KI4）

在足内侧，内踝后下方，跟骨上缘，跟腱附着部内侧前缘凹陷中。

Sur la face médiale du pied, postéro-inférieur à la malléole médiale, supérieur au calcanéus, dans la dépression antérieure à l'enthèse médiale du tendon calcanéen.

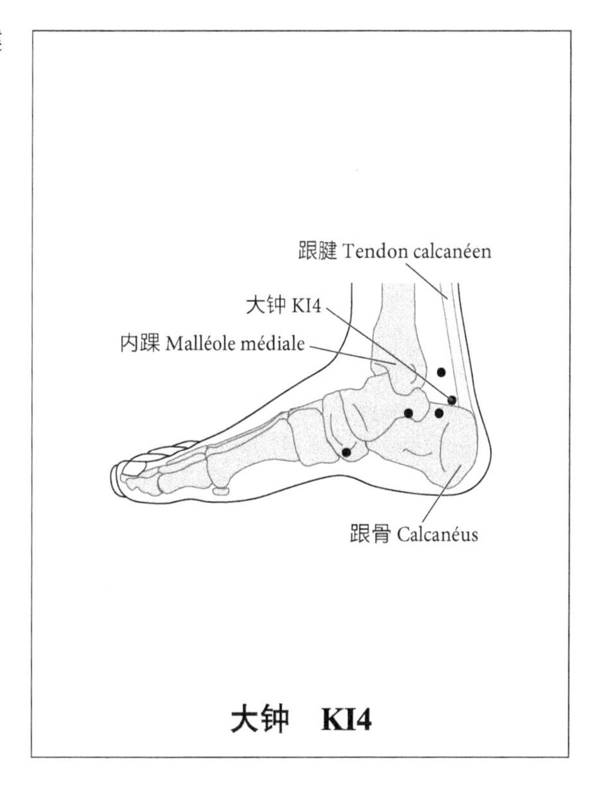

大钟 KI4

水泉 Shuǐquán（KI5）

在足内侧，太溪（KI3）直下 1 寸，跟骨结节前缘凹陷处。

Sur la face médiale du pied, inférieur à KI3 de 1 B-cun, dans la dépression antérieure à la tubérosité calcanéenne.

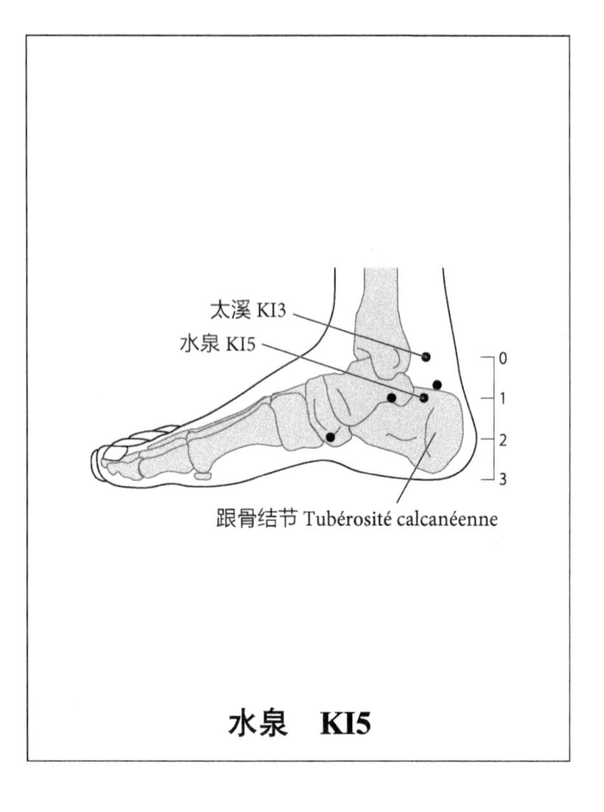

水泉 KI5

照海 Zhàohǎi（KI6）

在足内侧，内踝尖下 1 寸，内踝下缘边际凹陷中。

注：与申脉内外相对。

Sur la face médiale du pied, inférieur à la proéminence de la malléole médiale de 1 B-cun, dans la dépression inférieure à la malléole médiale.

Note : le point latéral correspondant à KI6 est BL62.

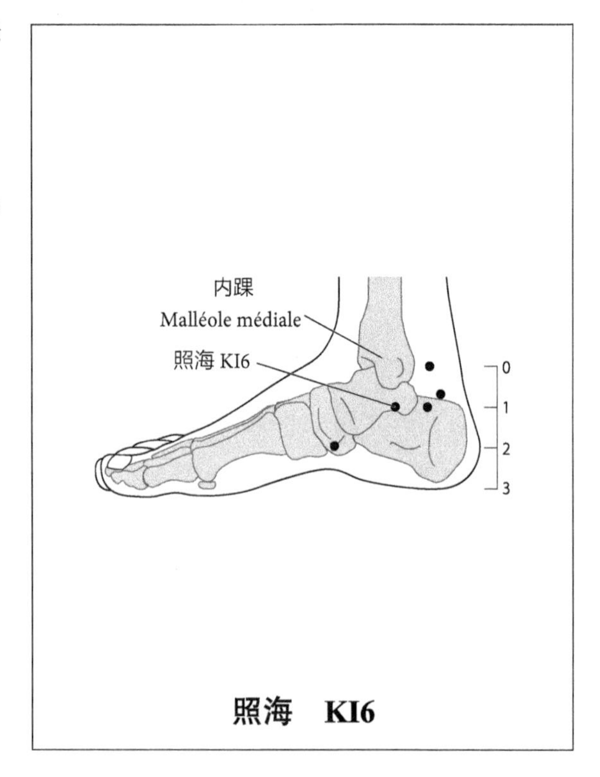

照海 KI6

复溜 Fùliū（KI7）

在小腿后内侧，内踝尖上 2 寸，跟腱的前缘。

注：前平交信（KI8）。

Sur la face postéromédiale du mollet, antérieur au tendon calcanéen, supérieur à la proéminence de la malléole médiale de 2 B-cun.

Note : au même niveau et postérieur à KI8.

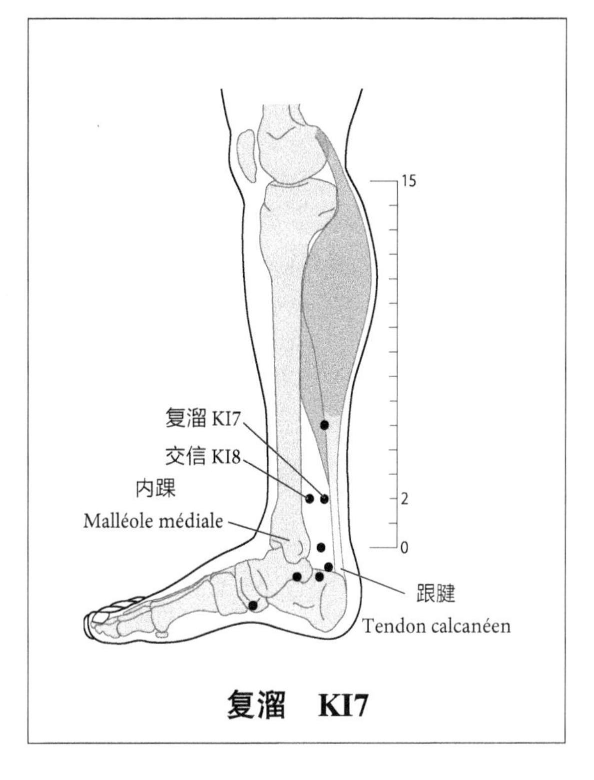

复溜 KI7

交信 Jiāoxìn（KI8）

在小腿内侧，内踝尖上 2 寸，胫骨内侧缘后际凹陷中。

注：复溜（KI7）前 0.5 寸。

Sur la face médiale du mollet, dans la dépression postérieure au rebord médial du tibia, supérieur à la proéminence de la malléole médiale de 2 B-cun.

Note : antérieur à KI7 de 0,5 B-cun.

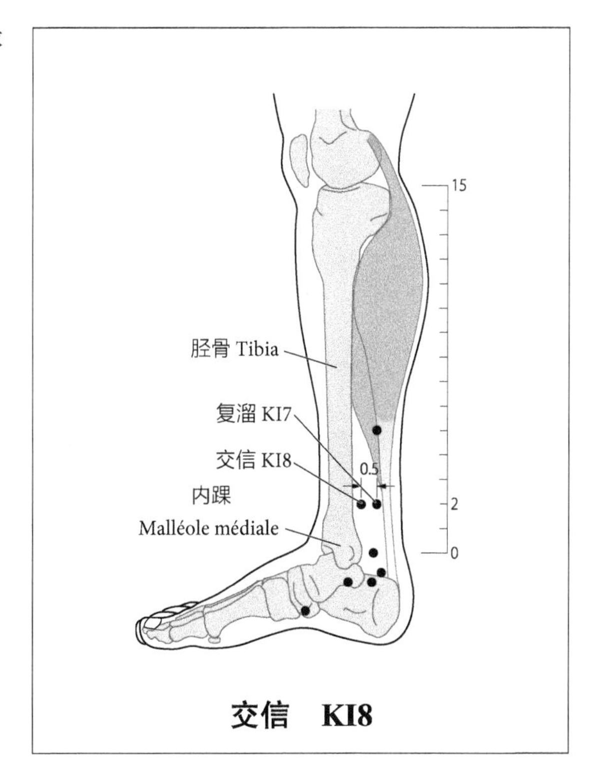

交信 KI8

筑宾 Zhùbīn（KI9）

在小腿后内侧，内踝尖直上5寸，比目鱼肌与跟腱之间。

注1：屈膝，小腿抗阻力绷紧（跖屈），胫骨内侧缘后呈现一条明显的纵行肌肉，即比目鱼肌。

注2：太溪（KI3）与阴谷（KI10）的连线上，横平蠡沟（LR5）。

Sur la face postéromédiale de la jambe, entre le muscle soléaire et le tendon calcanéen, supérieur à la proéminence de la malléole médiale de 0,5 B-cun.

Note 1 : lorsque le genou est fléchi et le mollet tendu, contre résistance (en flexion plantaire), le muscle soléaire devient plus apparent le long du rebord médial du tibia.

Note 2 : au même niveau que LR5, sur la ligne reliant KI3 et KI10.

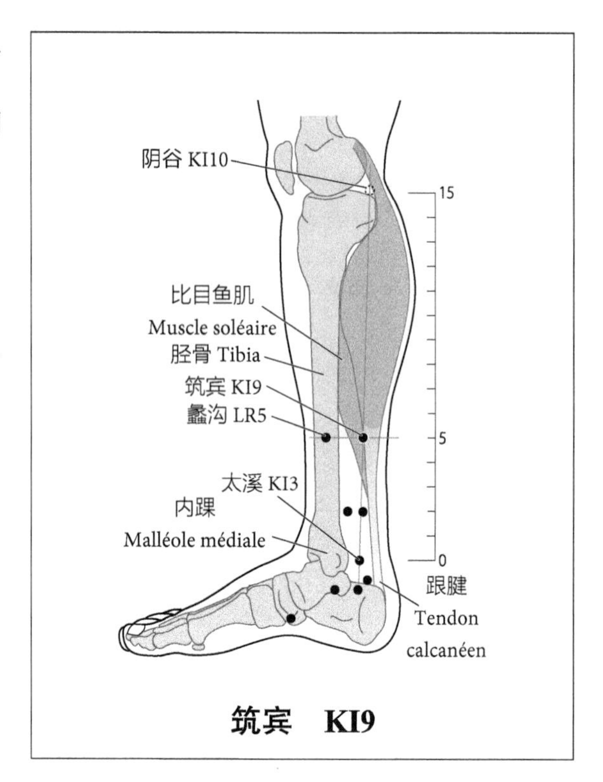

筑宾 KI9

阴谷 Yīngǔ（KI10）

在膝后内侧，腘横纹上，半腱肌肌腱外侧缘。

Sur la face postéromédiale du genou, latéral au tendon semi-tendineux, dans la fosse poplitée.

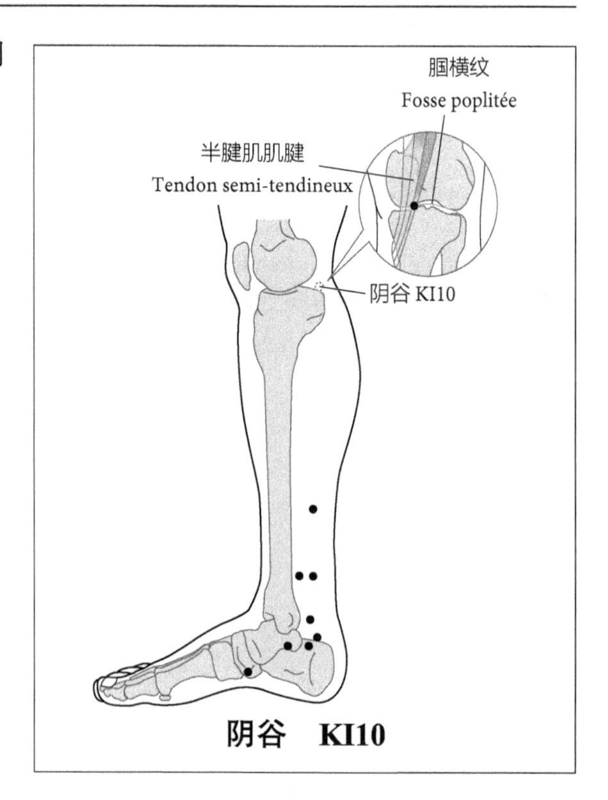

阴谷 KI10

横骨 Hénggǔ（KI11）

在下腹部，脐中下5寸，前正中线旁开0.5寸。

Sur l'abdomen inférieur, inférieur au centre de l'ombilic de 5 B-cun, latéral à la ligne médiane antérieure de 0,5 B-cun.

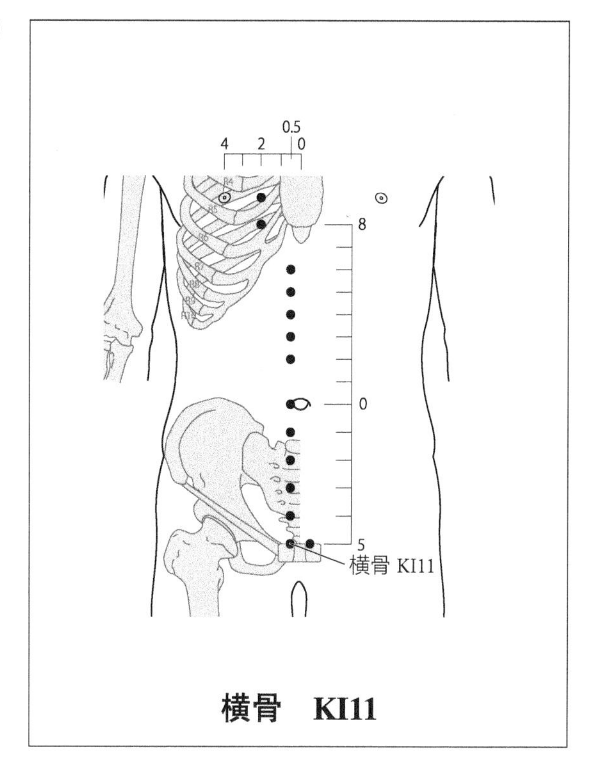

横骨 KI11

大赫 Dàhè（KI12）

在下腹部，脐中下4寸，前正中线旁开0.5寸。

Sur l'abdomen inférieur, inférieur au centre de l'ombilic de 4 B-cun, latéral à la ligne médiane antérieure de 0,5 B-cun.

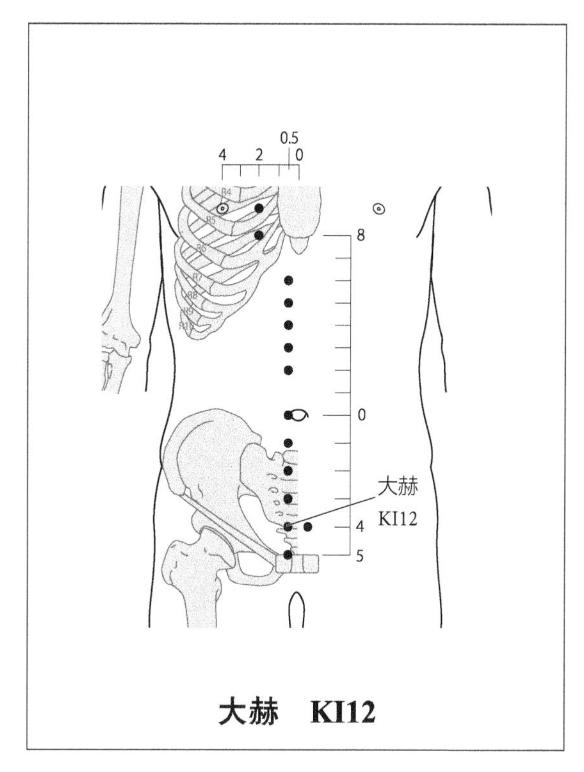

大赫 KI12

气穴 Qìxué（KI13）

在下腹部，脐中下3寸，前正中线旁开0.5寸。

Sur l'abdomen inférieur, inférieur au centre de l'ombilic de 3 B-cun, latéral à la ligne médiane antérieure de 0,5 B-cun.

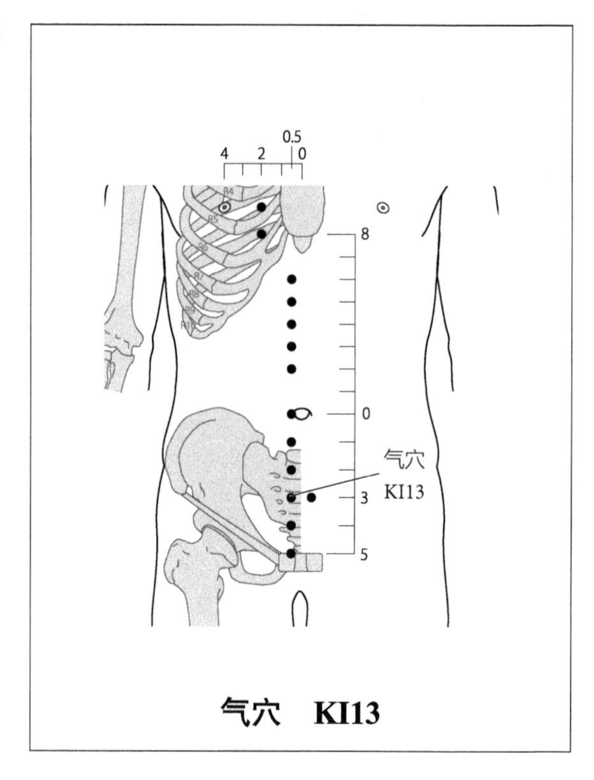

气穴 KI13

四满 Sìmǎn（KI14）

在下腹部，脐中下2寸，前正中线旁开0.5寸。

Sur l'abdomen inférieur, inférieur au centre de l'ombilic de 2 B-cun, latéral à la ligne médiane antérieure de 0,5 B-cun.

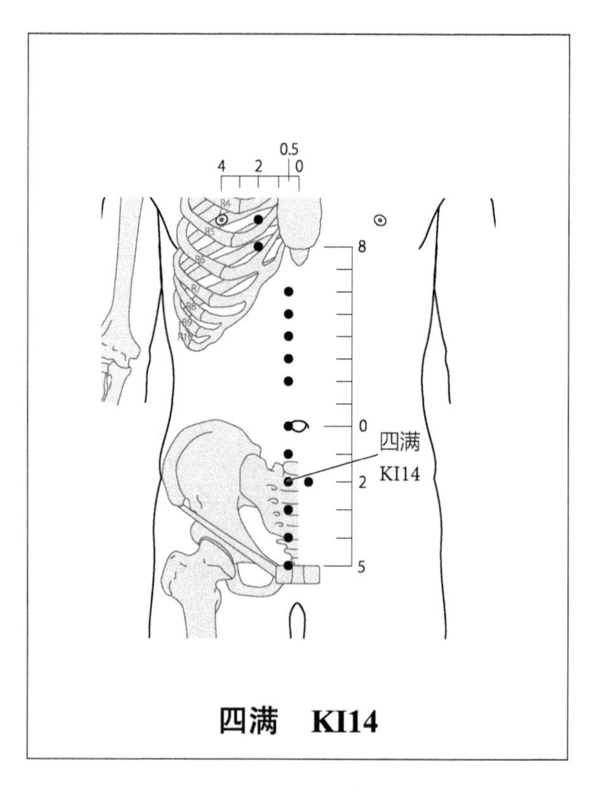

四满 KI14

中注 Zhōngzhù（KI15）

在下腹部，脐中下 1 寸，前正中线旁开 0.5 寸。

Sur l'abdomen inférieur, inférieur au centre de l'ombilic de 1 B-cun, latéral à la ligne médiane antérieure de 0,5 B-cun.

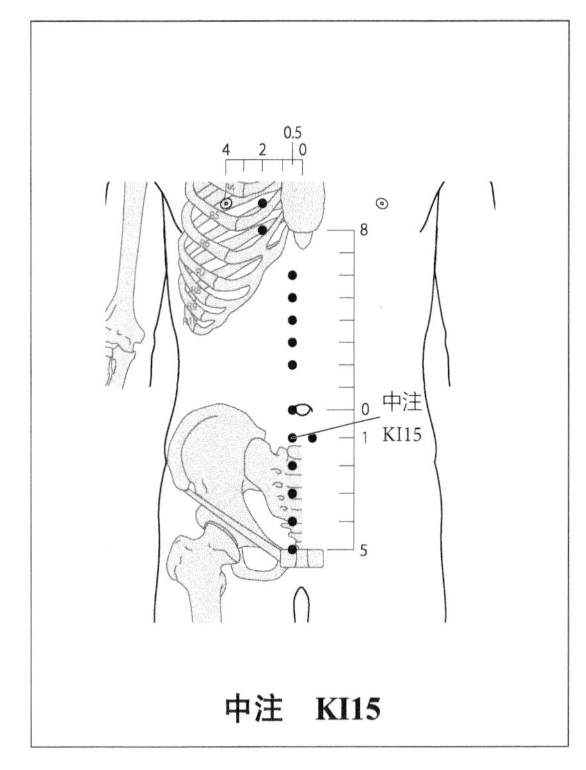

中注 KI15

肓俞 Huāngshū（KI16）

在上腹部，脐中旁开 0.5 寸。

Sur l'abdomen supérieur, latéral au centre de l'ombilic de 0,5 B-cun.

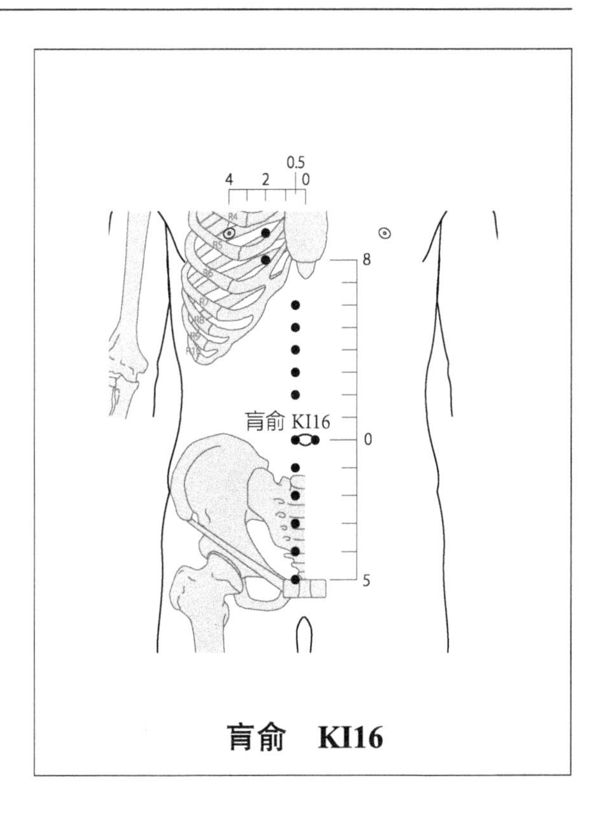

肓俞 KI16

商曲 Shāngqū（KI17）

在上腹部，脐中上2寸，前正中线旁开0.5寸。

Sur l'abdomen supérieur, supérieur au centre de l'ombilic de 2 B-cun, latéral à la ligne médiane antérieure de 0,5 B-cun.

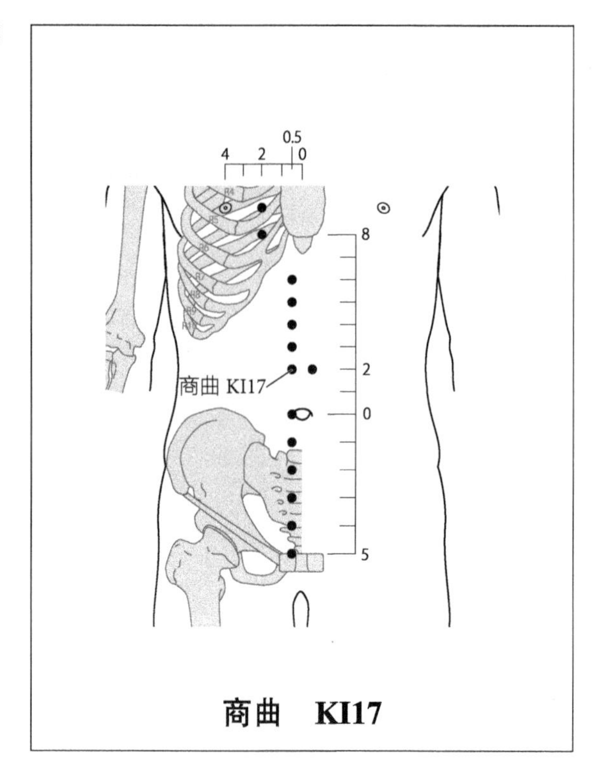

商曲 KI17

石关 Shíguān（KI18）

在上腹部，脐中上3寸，前正中线旁开0.5寸。

Sur l'abdomen supérieur, supérieur au centre de l'ombilic de 3 B-cun, latéral à la ligne médiane antérieure de 0,5 B-cun.

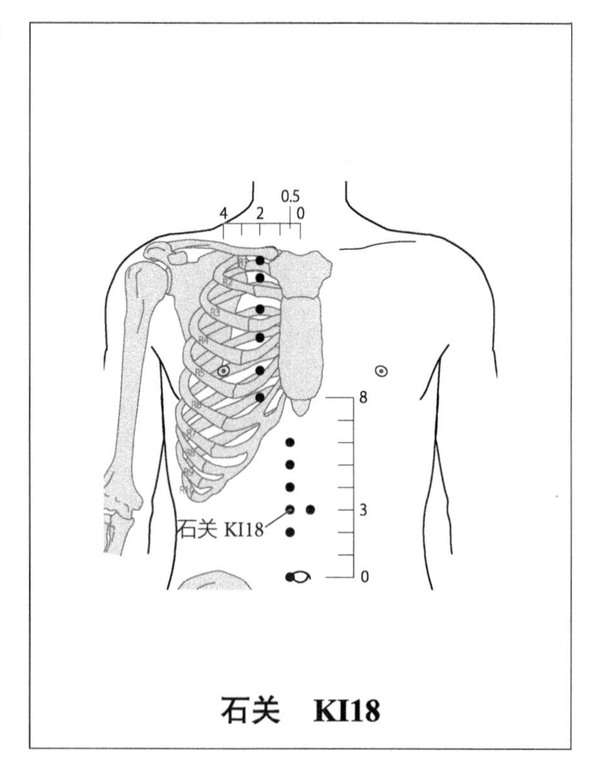

石关 KI18

阴都 Yīndū（KI19）

在上腹部，脐中上4寸，前正中线旁开0.5寸。

Sur l'abdomen supérieur, supérieur au centre de l'ombilic de 4 B-cun, latéral à la ligne médiane antérieure de 0,5 B-cun.

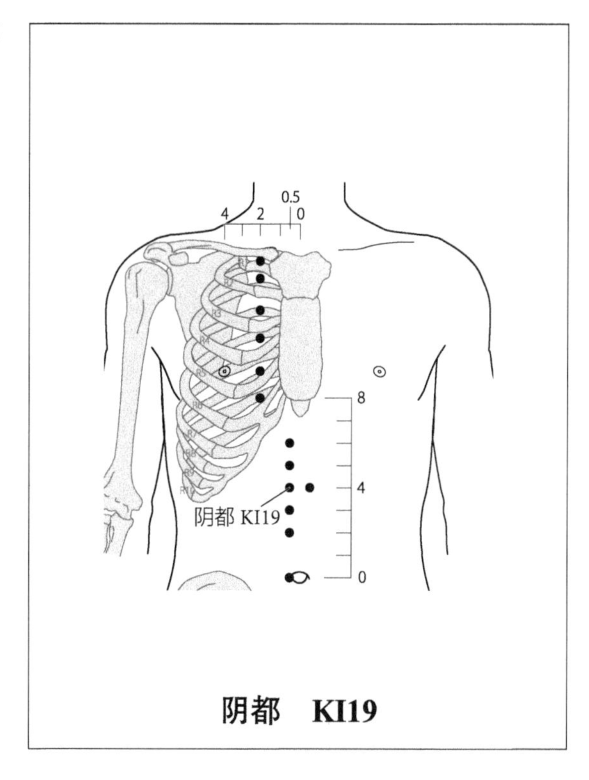

阴都 KI19

腹通谷 Fùtōnggǔ（KI20）

在上腹部，脐中上5寸，前正中线旁开0.5寸。

Sur l'abdomen supérieur, supérieur au centre de l'ombilic de 5 B-cun, latéral à la ligne médiane antérieure de 0,5 B-cun.

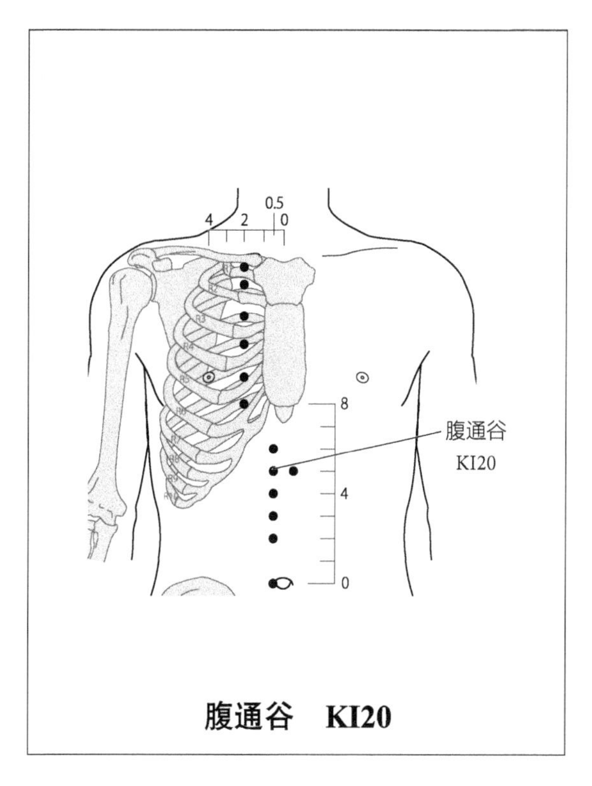

腹通谷 KI20

幽门 Yōumén（KI21）

在上腹部，脐中上6寸，前正中线旁开0.5寸。

Sur l'abdomen supérieur, supérieur au centre de l'ombilic de 6 B-cun, latéral à la ligne médiane antérieure de 0,5 B-cun.

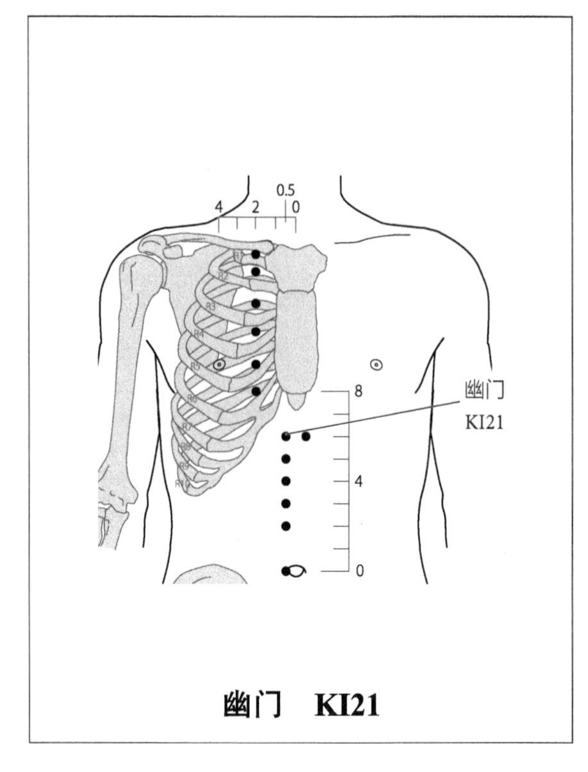

幽门 KI21

步廊 Bùláng（KI22）

在前胸部，第5肋间隙，前正中线旁开2寸。

Dans la région thoracique antérieure, dans le cinquième espace intercostal, latéral à la ligne médiane antérieur de 2 B-cun.

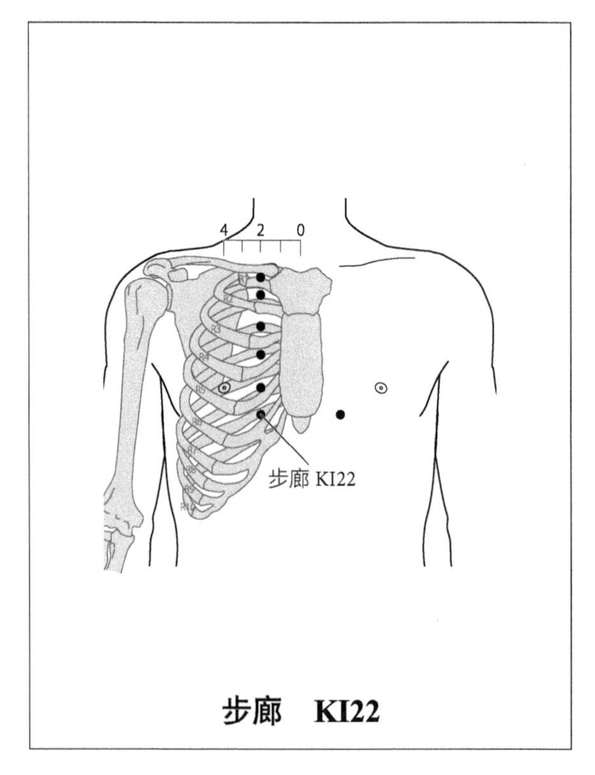

步廊 KI22

神封 Shénfēng（KI23）

在前胸部，第 4 肋间隙，前正中线旁开 2 寸。

Dans la région thoracique antérieure, dans le quatrième espace intercostal, latéral à la ligne médiane antérieur de 2 B-cun.

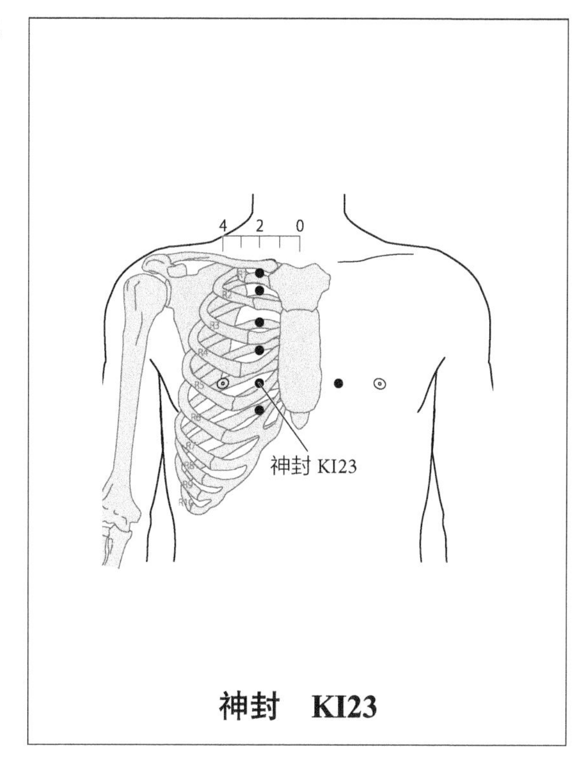

神封 KI23

灵墟 Língxū（KI24）

在前胸部，第 3 肋间隙，前正中线旁开 2 寸。

Dans la région thoracique antérieure, dans le troisième espace intercostal, latéral à la ligne médiane antérieur de 2 B-cun.

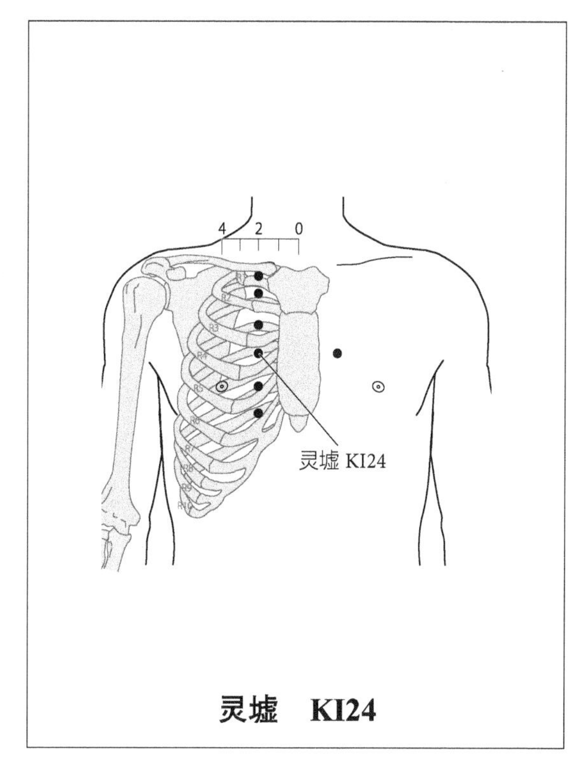

灵墟 KI24

神藏 Shéncáng（KI25）

在前胸部，第2肋间隙，前正中线旁开2寸。

Dans la région thoracique antérieure, dans le second espace intercostal, latéral à la ligne médiane antérieur de 2 B-cun.

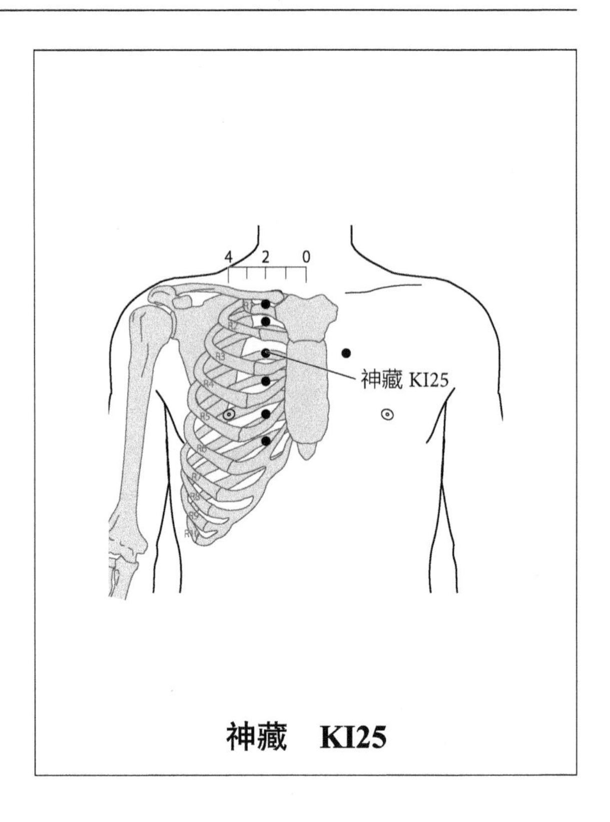

神藏 KI25

彧中 Yùzhōng（KI26）

在前胸部，第1肋间隙，前正中线旁开2寸。

Dans la région thoracique antérieure, dans le premier espace intercostal, latéral à la ligne médiane antérieur de 2 B-cun.

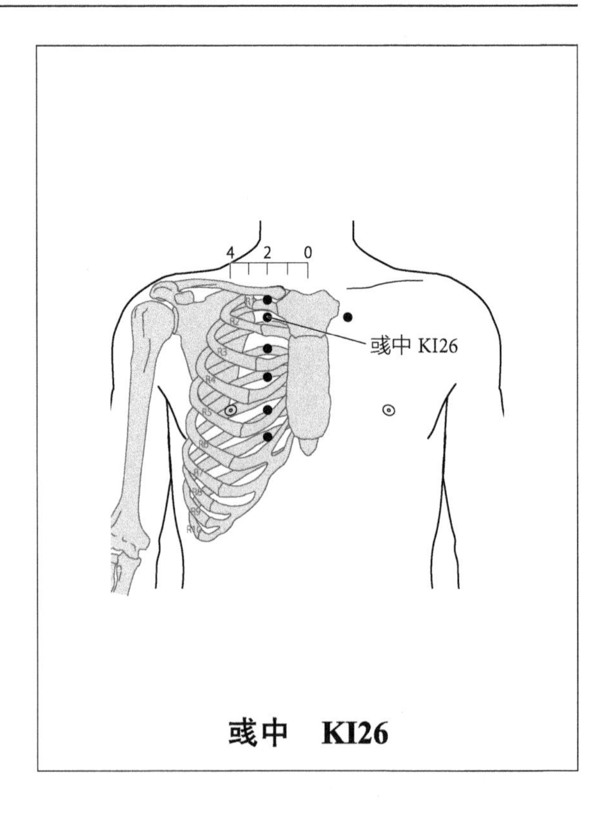

彧中 KI26

俞府 Shūfǔ（KI27）

在前胸部，锁骨下缘，前正中线旁开 2 寸。

Dans la région thoracique antérieure, inférieur à la clavicule, latéral à la ligne médiane antérieure de 2 B-cun.

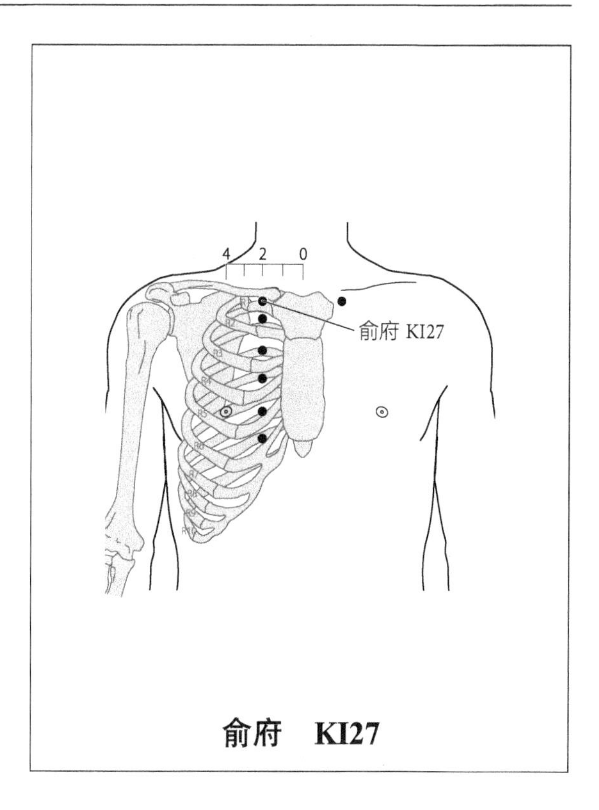

俞府 KI27

手厥阴心包经

Méridien du Maître du Cœur Jue Yin de la main

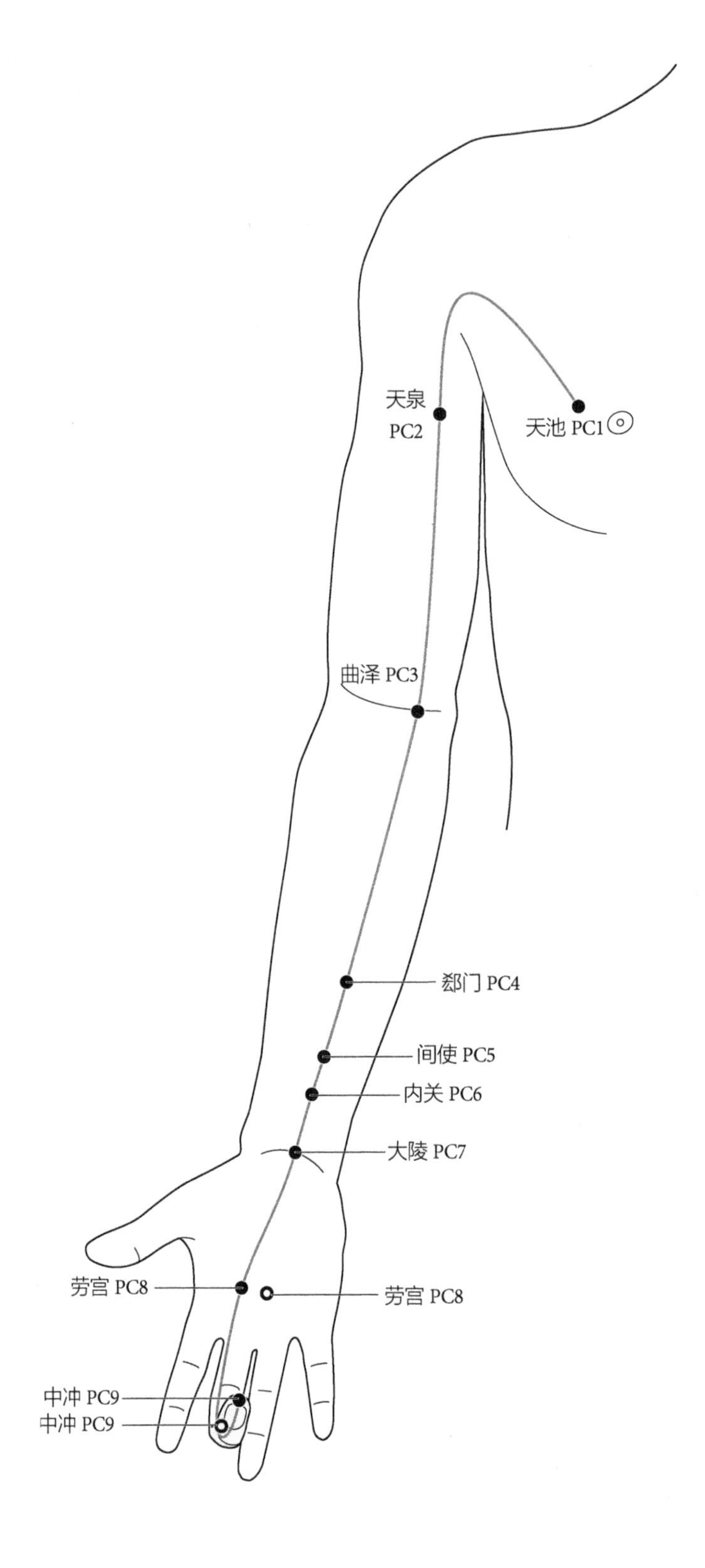

天池 Tiānchí（PC1）

在前胸部，第4肋间隙，前正中线旁开5寸。

Sur la région thoracique antérieure, dans le quatrième espace intercostal, latéral à la ligne médiane antérieure de 5 B-cun.

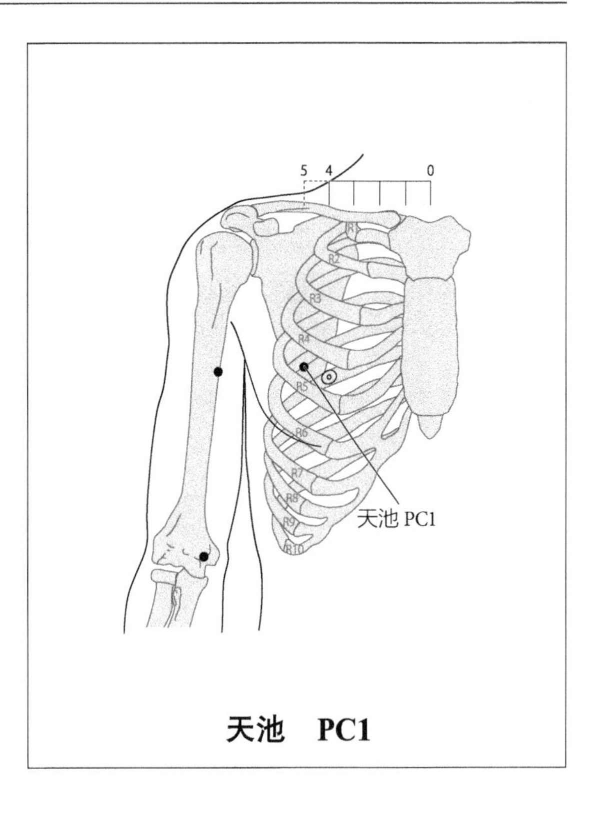

天池 PC1

天泉 Tiānquán（PC2）

在臂前侧，腋前纹头下2寸，肱二头肌的长、短头之间。

Sur la face antérieure du bras, entre le chef long et le chef court du muscle biceps brachial, distal à la strie axillaire antérieure de 2 B-cun.

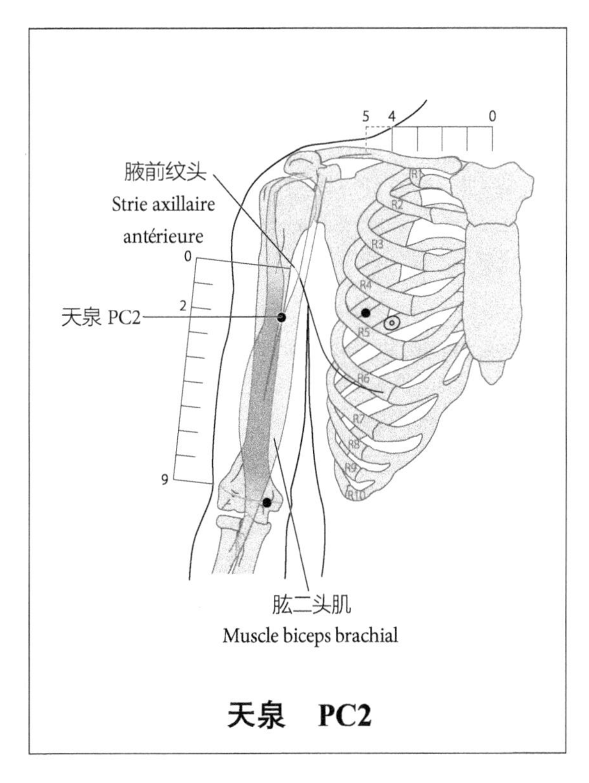

天泉 PC2

曲泽 Qūzé（PC3）

在肘前侧，肘横纹上，肱二头肌腱的尺侧缘凹陷处。

注：仰掌，屈肘 45°，肱二头肌腱内侧缘。

Sur la face antérieure du coude, à la strie cubitale, dans la dépression médiale au tendon du biceps brachial.

Note : lorsque le coude est fléchi à 45 degrés et la main en supination, PC3 se trouve médialement au tendon du biceps brachial.

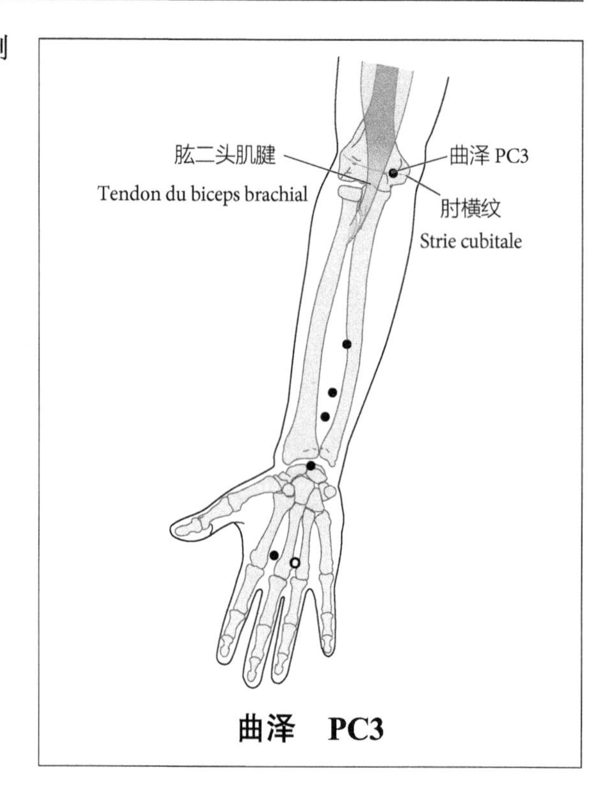

曲泽 PC3

郄门 Xìmén（PC4）

在前臂前侧，腕掌侧横纹上 5 寸，掌长肌腱与桡侧腕屈肌腱之间。

注 1：握拳，腕旋后，微屈肘时，显现两肌腱。郄门穴在曲泽（PC3）与大陵（PC7）连线中点下 1 寸，两肌腱之间。

注 2：若两手的一侧或双侧摸不到掌长肌腱，则以桡侧腕屈肌腱尺侧定穴。

Sur la face antérieure de l'avant-bras, entre les tendons du muscle long palmaire et du muscle fléchisseur radial du carpe, proximal à la strie transversale du poignet de 5 B-cun.

Note 1 : en serrant le poing avec la main en supination et le coude légèrement fléchi, les deux tendons deviennent plus proéminents. PC4 est distal au milieu de la ligne reliant PC3 et PC7 de 1 B-cun.

Note 2 : si le tendon du muscle long palmaire n'est pas palpable, PC4 est médial au tendon du muscle fléchisseur radial du carpe.

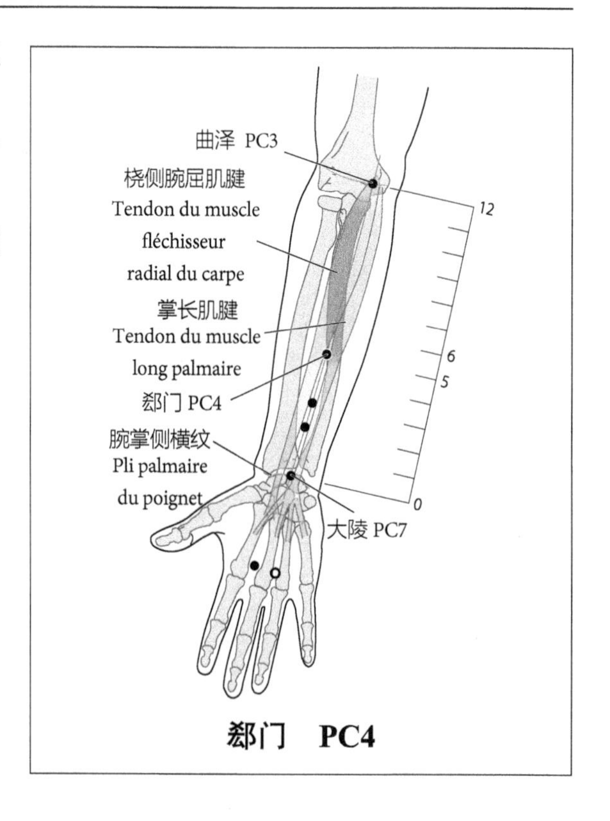

郄门 PC4

间使 Jiānshǐ（PC5）

在前臂前侧，腕掌侧横纹上 3 寸，掌长肌腱与桡侧腕屈肌腱之间。

注 1：握拳，腕旋后，微屈肘时，显现两肌腱。间使穴在大陵（PC7）直上 3 寸，两肌腱之间。

注 2：若两手的一侧或双侧摸不到掌长肌腱，则以桡侧腕屈肌腱尺侧定穴。

Sur la face antérieure de l'avant-bras, entre les tendons du muscle long palmaire et du muscle fléchisseur radial du carpe, proximal à la strie transversale du poignet de 3 B-cun.

Note 1 : en serrant le poing avec la main en supination et le coude légèrement fléchi, les deux tendons deviennent plus proéminents. PC5 est proximal à PC7 de 3 B-cun.

Note 2 : si le tendon du muscle long palmaire n'est pas palpable, PC5 est médial au tendon du muscle fléchisseur radial du carpe.

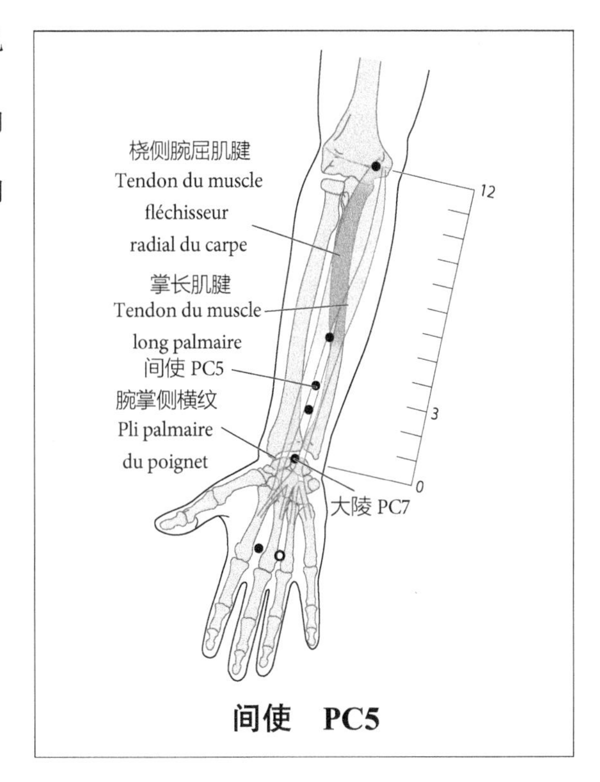

间使 PC5

内关 Nèiguān（PC6）

在前臂前侧，腕掌侧横纹上 2 寸，掌长肌腱与桡侧腕屈肌腱之间。

注 1：握拳，腕旋后，微屈肘时，显现两肌腱。内关在大陵（PC7）直上 2 寸，两肌腱之间，与外关（TE5）相对。

注 2：若两手的一侧或双侧摸不到掌长肌腱，则以桡侧腕屈肌腱尺侧定穴。

Sur la face antérieure de l'avant-bras, entre les tendons du muscle long palmaire et du muscle fléchisseur radial du carpe, proximal à la strie transversale du poignet de 2 B-cun.

Note 1 : en serrant le poing avec la main en supination et le coude légèrement fléchi, les deux tendons deviennent plus proéminents. PC6 est proximal à PC7 de 2 B-cun. Le point postérieur correspondant à PC6 est TE5.

Note 2 : si le tendon du muscle long palmaire n'est pas palpable, PC6 est médial au tendon du muscle fléchisseur radial du carpe.

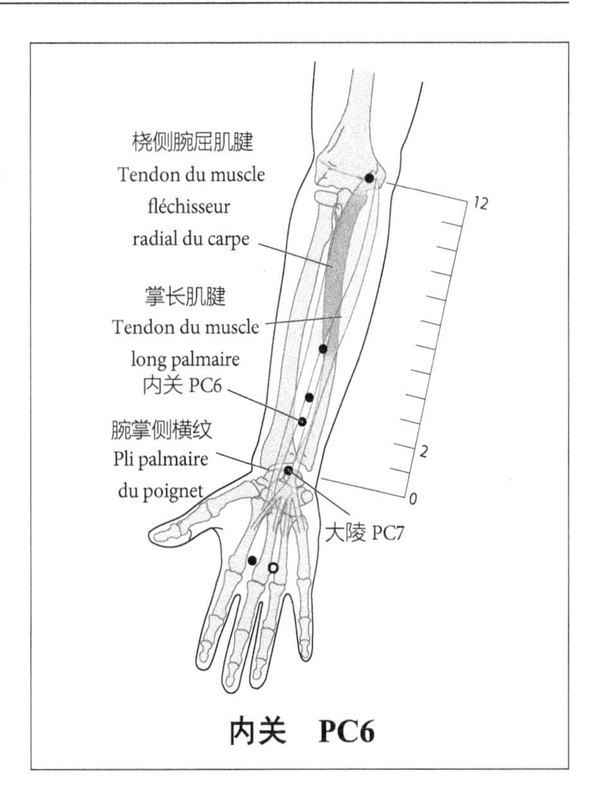

内关 PC6

大陵 Dàlíng (PC7)

在腕前侧，腕掌侧横纹中，掌长肌腱与桡侧腕屈肌腱之间。[9]

注：握拳，微屈腕时，显现两肌腱。大陵穴在腕掌侧横纹的中点，两肌腱之间，横平豌豆骨近端处的神门（HT7）。

Sur la face antérieure de l'avant-bras, entre les tendons du muscle long palmaire et du muscle fléchisseur radial du carpe, sur la strie transversale du poignet.

Note : en serrant le poing et en fléchissant légèrement le poignet, PC7 se trouve au milieu de la strie transversale du poignet, entre les tendons du muscle long palmaire et du muscle fléchisseur radial du carpe, au même niveau que C7, à l'extrémité proximale de l'os pisiforme.

桡侧腕屈肌
Tendon du muscle fléchisseur radial du carpe
腕掌侧横纹
Pli palmaire du poignet
掌长肌
Tendon du muscle long palmaire
大陵 PC7
神门 HT7
豌豆骨
Os pisiforme
大陵 PC7 神门 HT7

大陵 PC7

[9] 大陵穴定位与神门穴相平，而图上此二穴位置明显不在同一平面。 PC7 devrait être au même niveau que HT7, ce qui n'est clairement pas le cas sur cette illustration.

劳宫 Láogōng (PC8)

在手掌，横平第3掌指关节近端，第2、3掌骨之间凹陷中。

备注：替代定位：在手掌，横平第3掌指关节近端，第3、4掌骨之间凹陷中。

Sur la palme de la main, dans la dépression entre le second et troisième os métacarpien, proximal à l'articulation métacarpo-phalangienne.

Remarque : position alternative pour PC8 sur la palme de la main, dans la dépression entre le troisième et quatrième os métacarpien, proximal à l'articulation métacarpo-phalangienne.

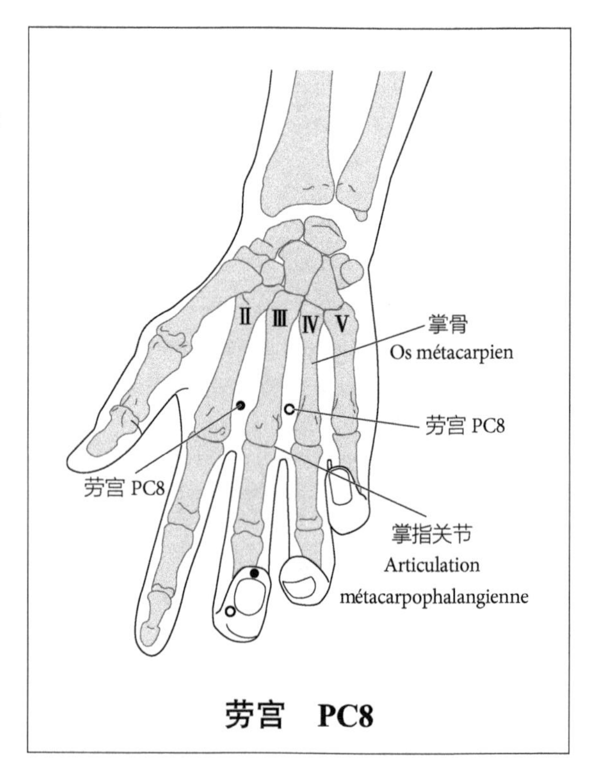

劳宫 PC8

中冲 Zhōngchōng（PC9）

在手指，中指末端最高点。

备注：替代定位：在手指，中指末节桡侧指甲根角侧上方 0.1 寸（指寸），沿指甲桡侧画一直线与指甲基底缘水平线交点处。

Sur le doigt, au centre de l'extrémité du majeur.

Remarque : position alternative pour PC9—Sur le majeur, proximal au coin radial de l'ongle de 0,1 F-cun, à l'intersection de la ligne verticale du rebord radial de l'ongle et de la ligne horizontale de la base de l'ongle.

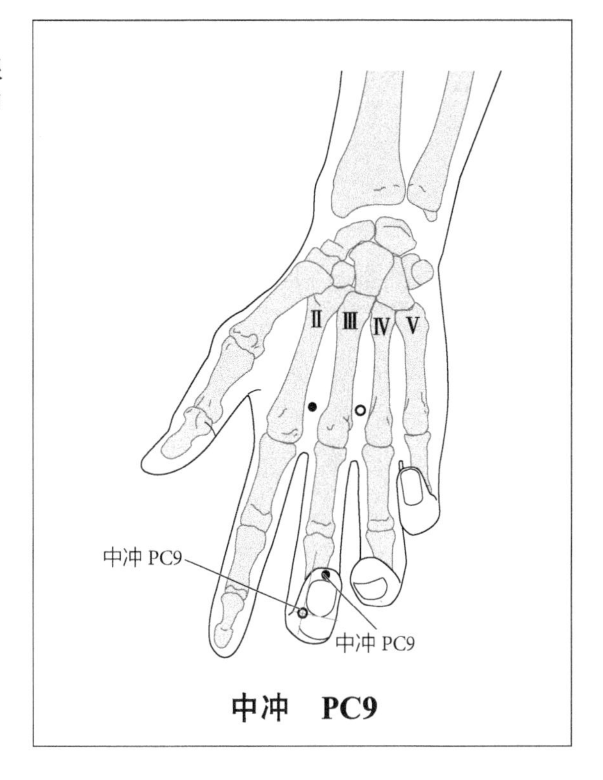

中冲 PC9

手少阳三焦经

Méridien du Triple Réchauffeur Shao Yang de la main

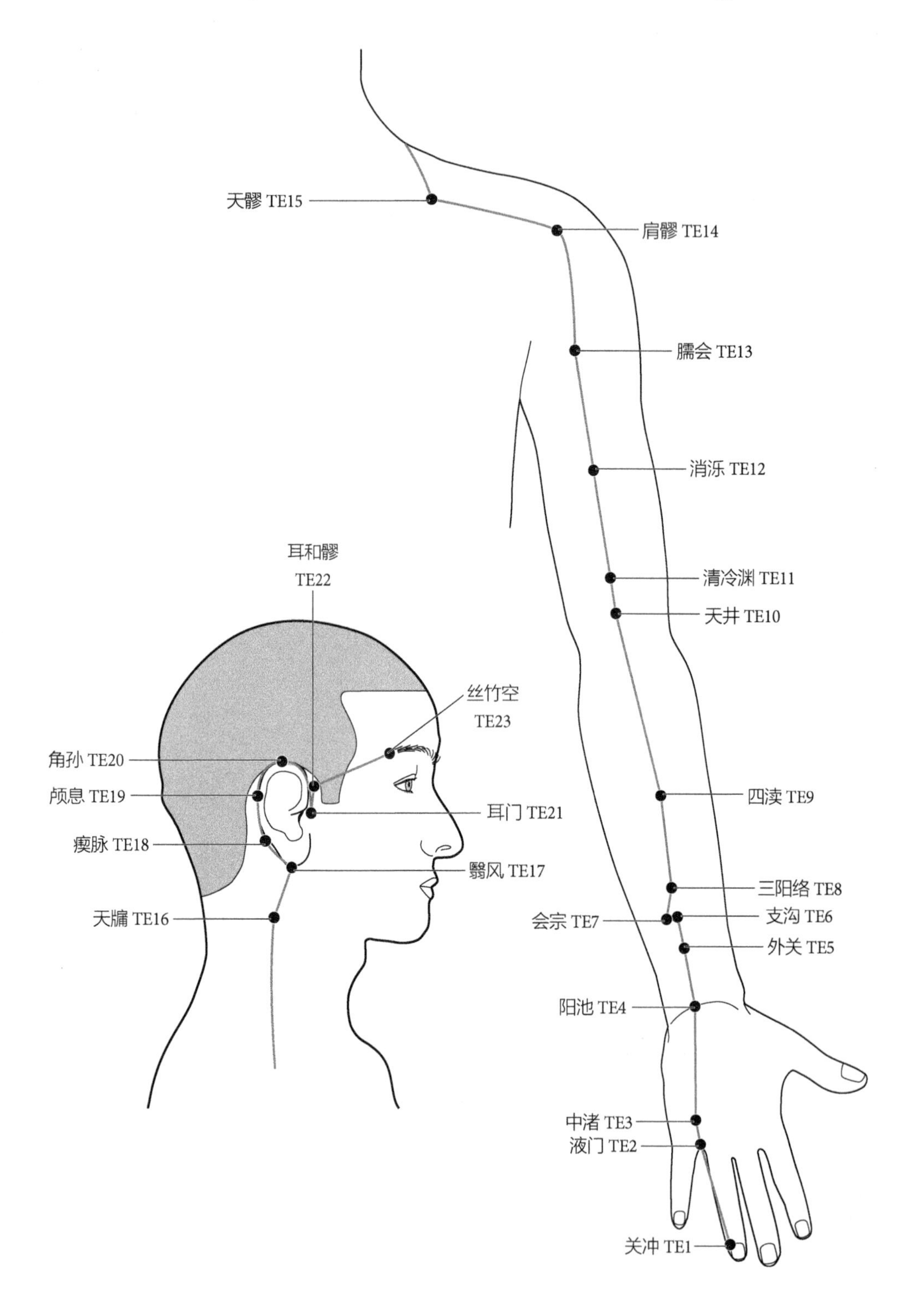

关冲 Guānchōng（TE1）

在手指，第 4 指末节尺侧，指甲根角侧上方 0.1 寸（指寸），沿指甲尺侧画一直线与指甲基底缘水平线交点处。

Sur l'annulaire, ulnaire à la phalange distale, proximal au coin ulnaire de l'ongle de 0,1 F-cun, à l'intersection de la ligne verticale du rebord ulnaire de l'ongle et de la ligne horizontale de la base de l'ongle.

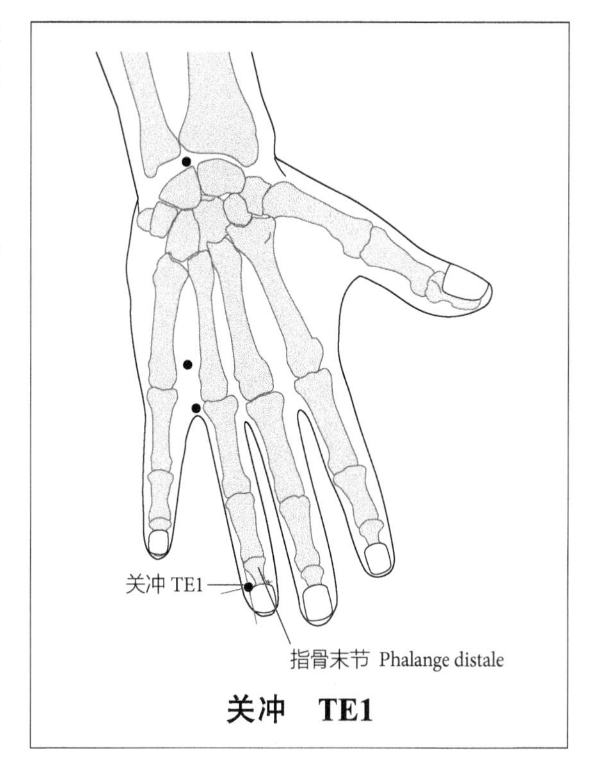

关冲 TE1

液门 Yèmén（TE2）

在手背，第 4、5 指间，指蹼缘上方赤白肉际凹陷中。

Sur le dos de la main, dans la dépression supérieure à l'espace palmaire entre l'annulaire et l'auriculaire, à la jonction de la peau rouge et de la peau blanche.

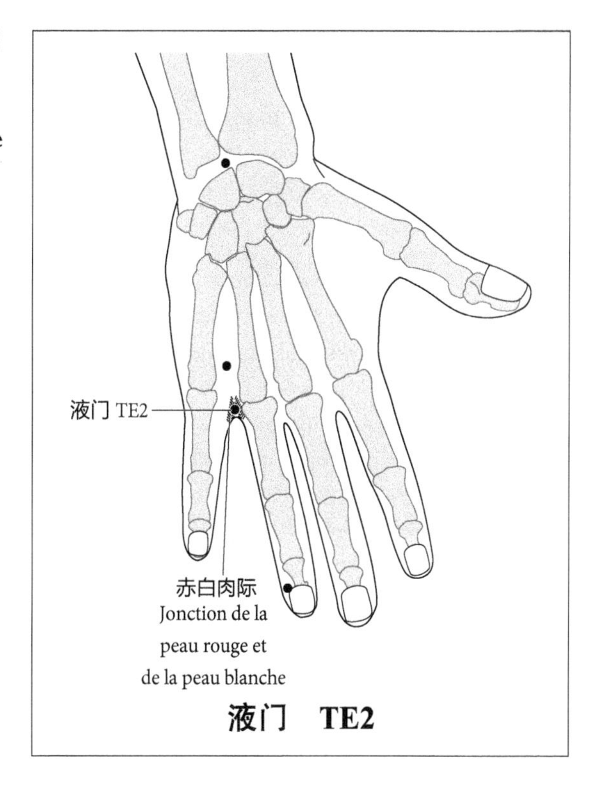

液门 TE2

中渚　Zhōngzhǔ（TE3）

在手背，第4、5掌骨间，第4掌指关节近端凹陷中。

Sur le dos de la main, entre le quatrième et cinquième os métacarpien, dans la dépression proximale à la quatrième articulation métacarpo-phalangienne.

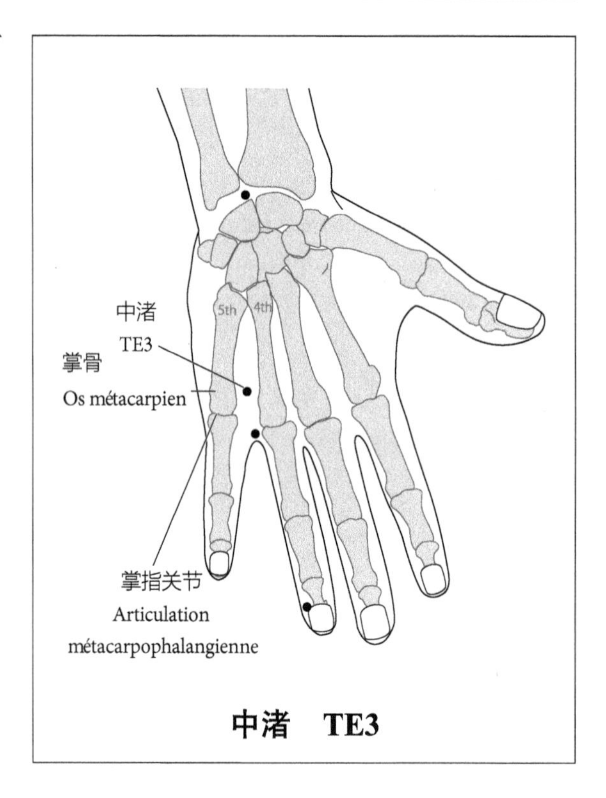

中渚　TE3

阳池　Yángchí（TE4）

在腕后侧，腕背侧横纹上，指伸肌腱的尺侧缘凹陷中。

注1：俯掌，沿第4、5掌骨间向上至腕背侧横纹处的凹陷中，横平阳溪（LI5）、阳谷（SI5）。

注2：指伸肌腱，在抗阻力伸指、伸腕时可明显触及。

Sur la face postérieure du poignet, dans la dépression ulnaire au tendon extenseur des doigts, sur le strie transversale dorsale du poignet.

Note 1 : TE4 peut être palpé lorsque l'on se déplace proximalement le long du creux entre le quatrième et cinquième os métacarpien, au même niveau que LI5 et LI5.

Note 2 : lorsque le poignet est en extension, contre résistance, le tendon extenseur des doigts peut être palpé plus facilement.

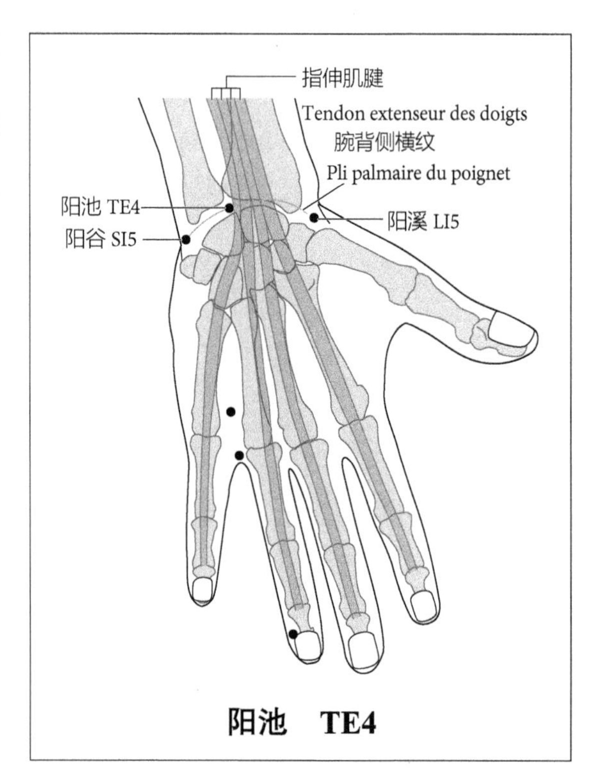

阳池　TE4

外关 Wàiguān (TE5)

在前臂后侧，腕背侧横纹上 2 寸，尺骨与桡骨间隙中点。

注：阳池（TE4）上 2 寸，两骨之间凹陷中。与内关（PC6）相对。

Sur la face postérieure de l'avant-bras, au milieu de l'espace interosseux entre le radius et l'ulna, proximal à la strie transversale dorsale du poignet de 2 B-cun.

Note : proximal à TE4 de 2 B-cun, dans la dépression entre le radius et l'ulna. Le point antérieur correspondant à TE5 est PC6.

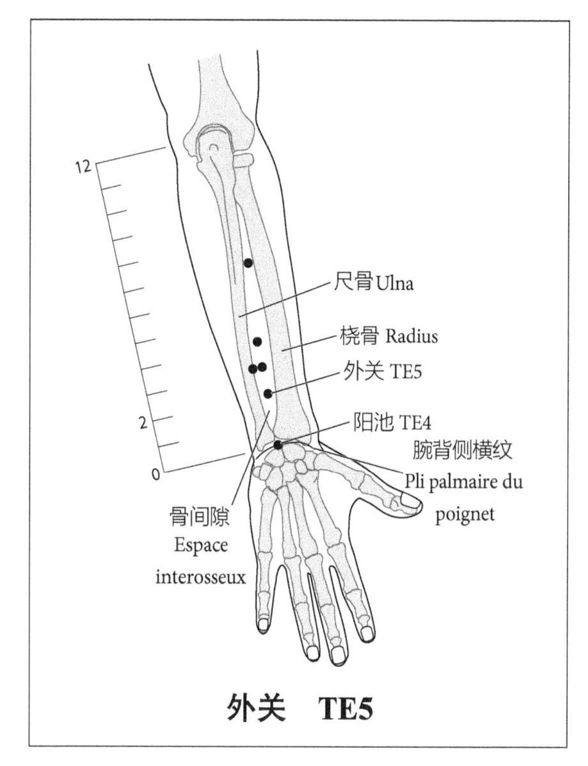

外关 TE5

支沟 Zhīgōu (TE6)

在前臂后侧，腕背侧横纹上 3 寸，尺骨与桡骨间隙中点。

注：外关上 1 寸，两骨之间，横平会宗（TE7）。

Sur la face postérieure de l'avant-bras, au milieu de l'espace interosseux entre le radius et l'ulna, proximal à la strie transversale dorsale du poignet de 3 B-cun.

Note : proximal à TE5 de 1 B-cun, entre le radius et l'ulna, au même niveau que TE7.

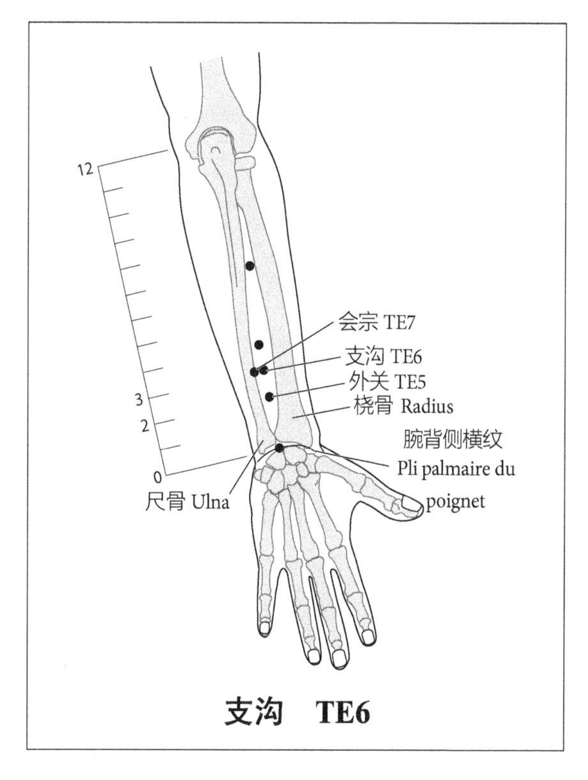

支沟 TE6

会宗 Huìzōng（TE7）

在前臂后侧，腕背侧横纹上 3 寸，尺骨的桡侧缘。

注：支沟（TE6）尺侧。

Sur la face postérieure de l'avant-bras, radial à l'ulna, proximal à la strie transversale dorsale du poignet de 3 B-cun.

Note : TE7 est ulnaire à TE6.

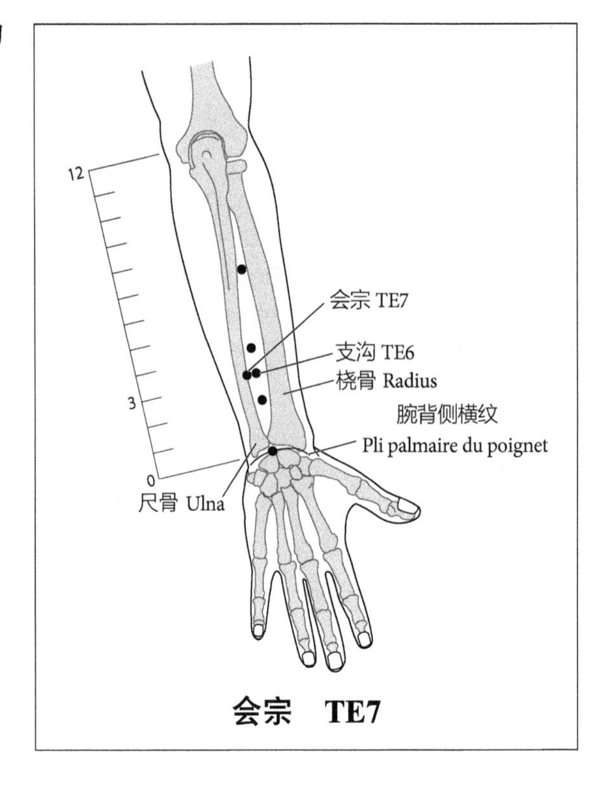

会宗 TE7

三阳络 Sānyángluò（TE8）

在前臂后侧，腕背侧横纹上 4 寸，尺骨与桡骨间隙中点。

注：阳池（TE4）与肘尖连线的上 2/3 与下 1/3 的交点处。

Sur la face postérieure de l'avant-bras, au milieu de l'espace interosseux entre le radius et l'ulna, proximal à la strie transversale dorsale du poignet de 4 B-cun.

Note : à la jonction des deux tiers supérieurs et du tiers inférieur de la ligne reliant TE4 et la pointe du coude.

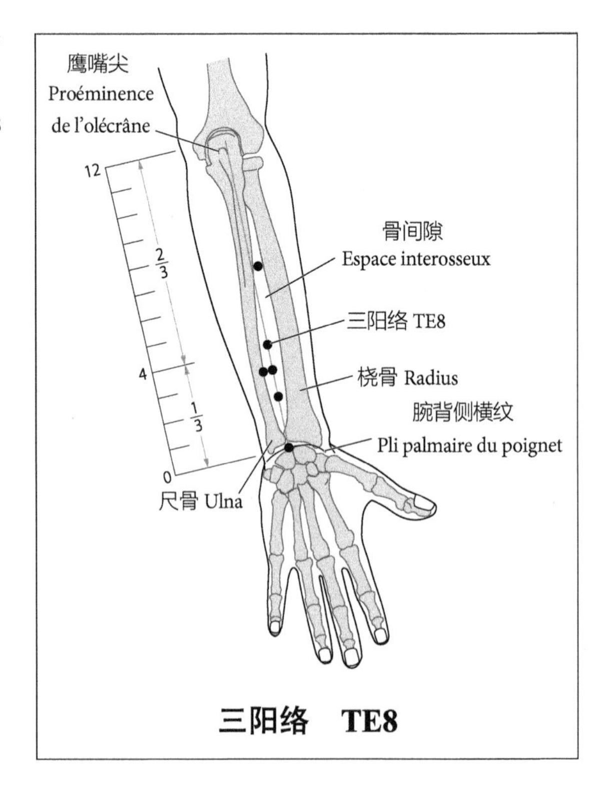

三阳络 TE8

四渎 Sìdú（TE9）

在前臂后侧，鹰嘴尖下 5 寸，尺骨与桡骨间隙中点。

Sur la face postérieure de l'avant-bras, au milieu de l'espace interosseux entre le radius et l'ulna, distal à la proéminence de l'olécrâne de 5 B-cun.

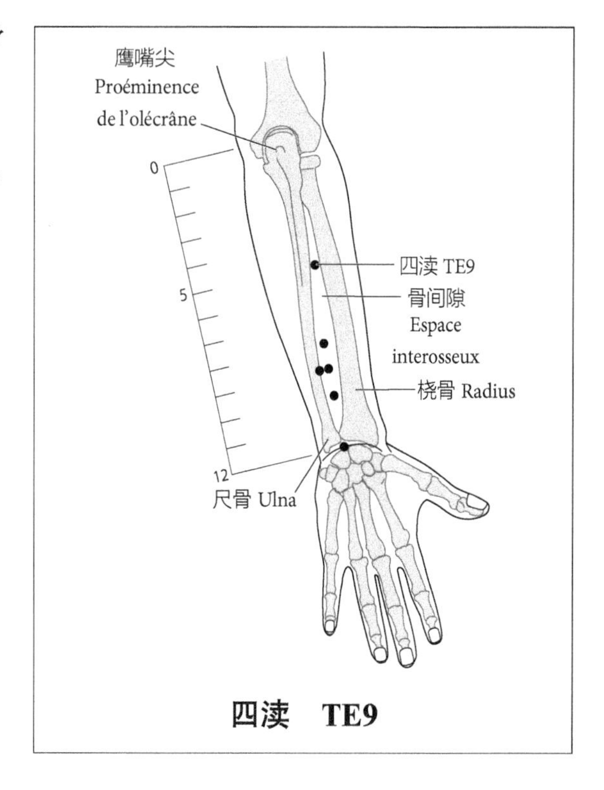

四渎 TE9

天井 Tiānjǐng（TE10）

在肘后侧，鹰嘴尖上 1 寸凹陷中。[10]

注：屈肘 90° 时，鹰嘴窝中。

Sur la face postérieure du coude, dans la dépression proximale à la proéminence de l'olécrâne de 1 B-cun.

Note : lorsque le coude est fléchi à 90°, TE10 se trouve dans la fosse olécrânienne.

9
1
0
天井 TE10
鹰嘴窝
Fosse olécrânienne
鹰嘴尖
Proéminence
de l'olécrâne

天井 TE10

[10] 天井穴只能屈肘取。在伸肘状态，穴位的凹陷（鹰嘴窝）被骨头遮盖。图 TE10 ～ TE15 明显有误。TE10 peut être localisé uniquement lorsque le coude est fléchi. Lorsque ce dernier est tendu, la fosse olécrânienne est recouverte par l'os. Les représentations de TE10-TE15 sont donc erronées ici.

清冷渊 Qīnglěngyuān（TE11）

在臂后侧，鹰嘴尖上2寸，鹰嘴尖与肩峰角连线上。

注：伸肘，鹰嘴尖上2寸。

Sur la face postérieure du bras, sur la ligne reliant la proéminence de l'olécrâne et l'angle acromial, proximal à la proéminence de l'olécrâne de 2 B-cun.

Note : lorsque le coude est en extension, TE11 est supérieur à la proéminence de l'olécrâne de 2 B-cun.

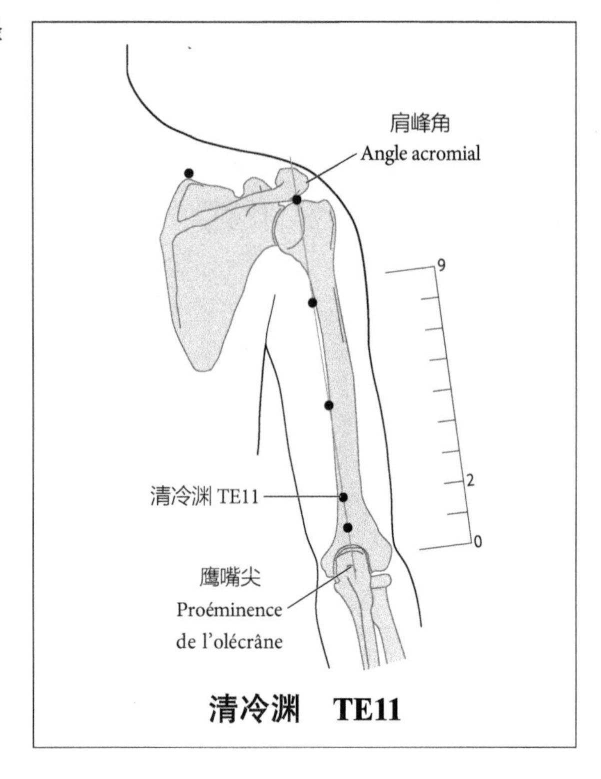

清冷渊 TE11

消泺 Xiāoluò（TE12）

在臂后侧，鹰嘴尖上5寸，鹰嘴尖与肩峰角连线上。

Sur la face postérieure du bras, sur la ligne reliant la proéminence de l'olécrâne et l'angle acromial, proximal à la proéminence de l'olécrâne de 5 B-cun.

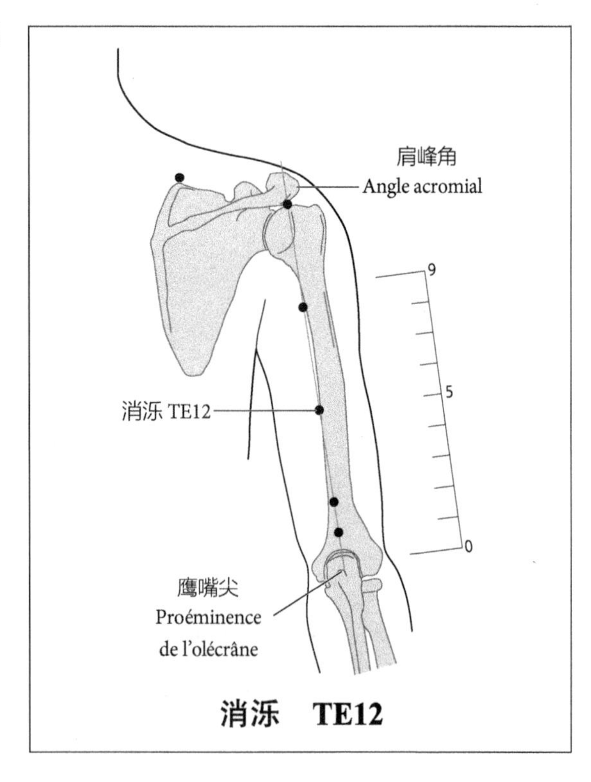

消泺 TE12

臑会 Nàohuì（TE13）

在臂后侧，肩峰角下3寸，三角肌的后下缘。

Sur la face postérieure du bras, postéro-inférieur au bord du muscle deltoïde, inférieur à l'angle acromial de 3 B-cun.

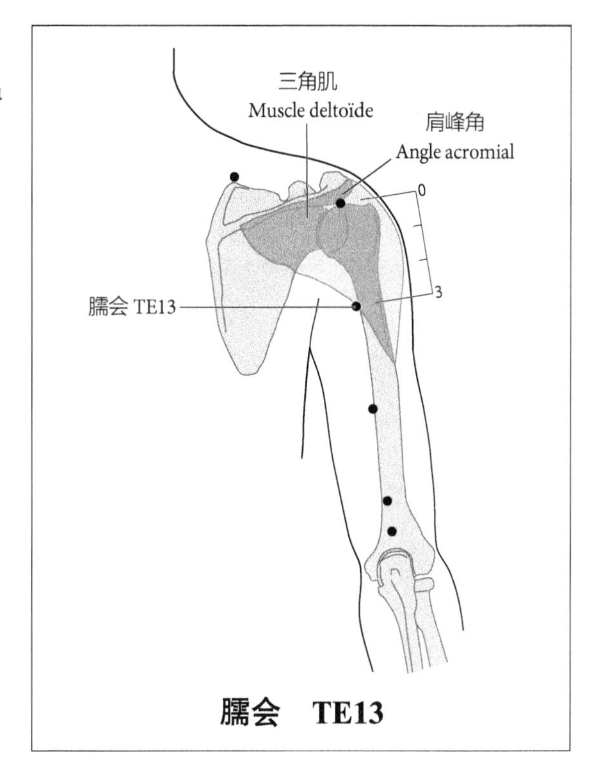

臑会 TE13

肩髎 Jiānliáo（TE14）

在肩带部，肩峰角与肱骨大结节两骨间凹陷中。

注：屈肘臂外展时，肩峰外侧缘前后端呈现两个凹陷，前一较深凹陷为肩髃（LI15），后一凹陷即本穴。

Sur la ceinture scapulaire, dans la dépression entre l'angle acromial et le tubercule majeur de l'humérus.

Note : lorsque le coude est fléchi et le bras en abduction, deux creux apparaissent antérieurement et postérieurement à l'acromion. LI15 se trouve dans la dépression antérieure, plus profond que celui étant postérieur, dans lequel se trouve TE14.

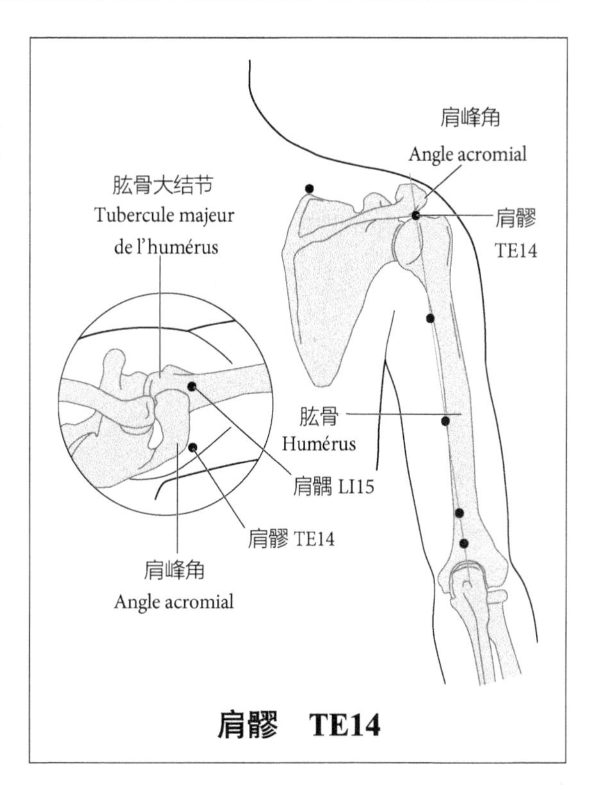

肩髎 TE14

天髎 Tiānliáo（TE15）

在肩胛区，肩胛骨上角上缘凹陷中。

注：正坐垂肩，肩井（GB21）与曲垣（SI13）连线的中点。

Dans la région scapulaire, dans la dépression supérieure à l'angle supérieur de l'omoplate.

Note : lorsque l'on se trouve en position assise avec les bras parallèles au tronc, TR15 se trouve à mi-chemin entre GB21 et SI13.

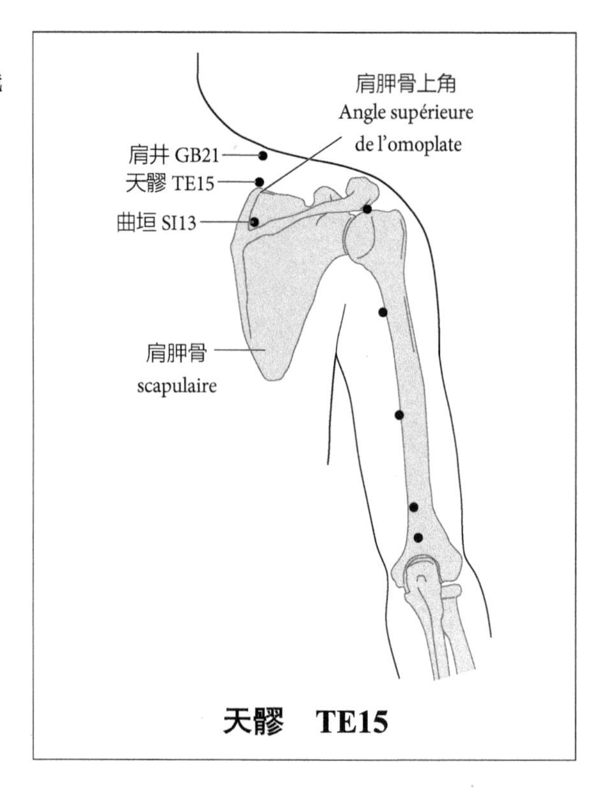

天髎 TE15

天牖 Tiānyǒu（TE16）

在颈前部，横平下颌角，胸锁乳突肌的后缘凹陷中。

Dans la région antérieure du cou, au même niveau que l'angle de la mandibule, dans la dépression postérieure au musclesterno-cléido-mastoïdien.

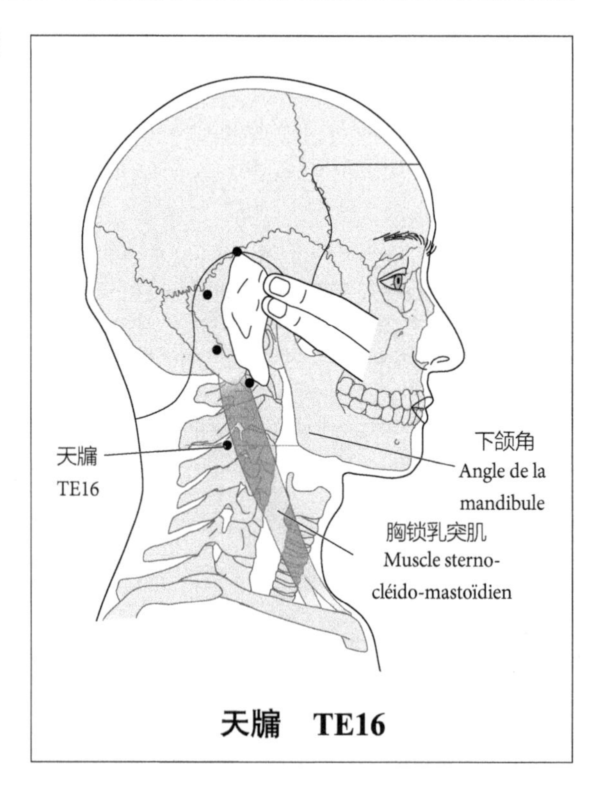

天牖 TE16

翳风 Yìfēng（TE17）

在颈前部，耳垂后方，乳突下端前方凹陷中。

Dans la région antérieure du cou, postérieur au lobe de l'oreille, dans la dépression antérieure à l'extrémité inférieure du processus mastoïdien.

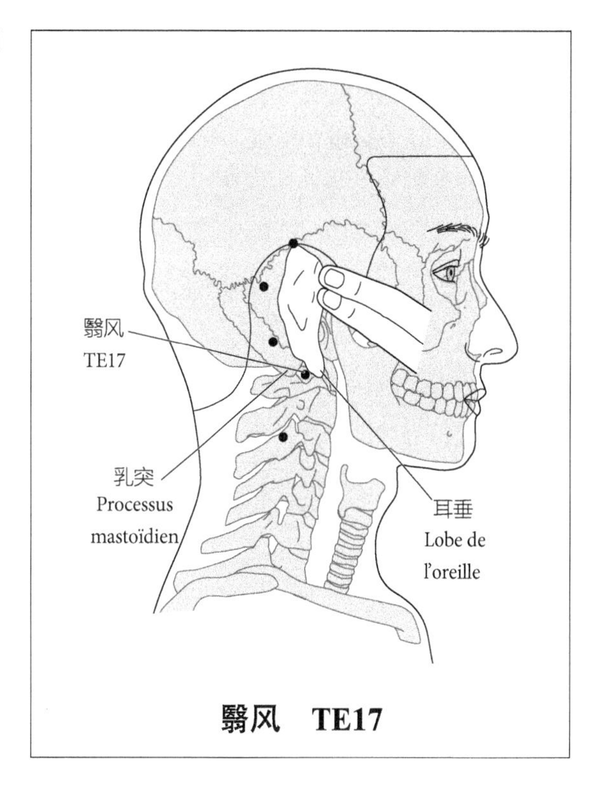

翳风 TE17

瘈脉 Chìmài（TE18）

在头部，乳突中央，角孙与翳风之间沿耳轮弧形连线的上 2/3 与下 1/3 的交点处。

Sur la tête, au centre du processus mastoïdien, à la jonction entre les deux tiers supérieurs et le tiers inférieur de la courbe reliant TE17 et TE20.

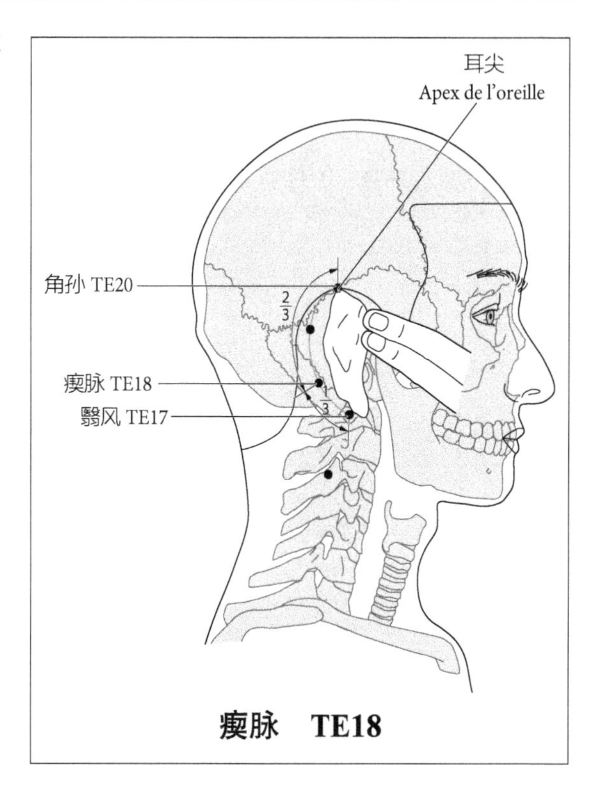

瘈脉 TE18

颅息 Lúxī (TE19)

在头部，角孙（TE20）与翳风（TE17）沿耳轮弧形连线的上 1/3 与下 2/3 的交点处。

Sur la tête, à la jonction du tiers supérieur et des deux tiers inférieurs de la courbe reliant TE17 et TE20.

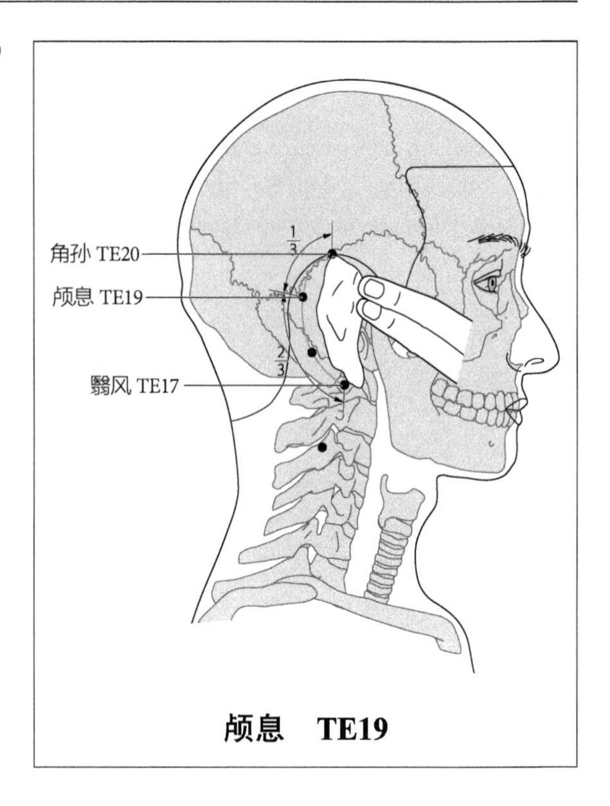

颅息 TE19

角孙 Jiǎosūn (TE20)

在头部，耳尖正对发际处。

注：将耳廓折向前按于头部，头部正对耳尖处即是本穴。

Sur la tête, supérieur à l'apex de l'oreille.

Note : lorsque le pavillon de l'oreille est plié et pressé contre la tête, le point se trouve où l'apex de l'oreille touche la tête.

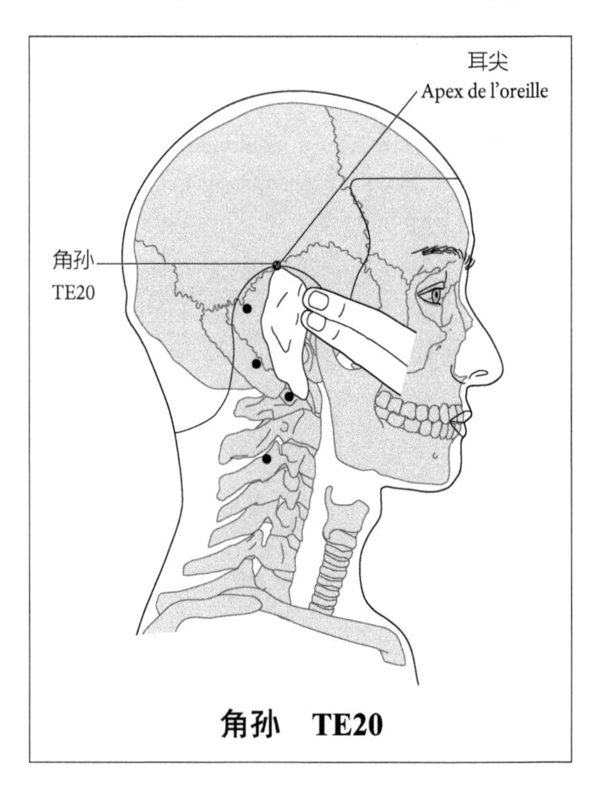

角孙 TE20

耳门 Ěrmén（TE21）

在面部，耳屏上切迹与下颌骨髁突之间的凹陷中。

注：微张口，耳屏上切迹前的凹陷中，听宫（SI19）直上。

Sur le visage, dans la dépression entre le tubercule supratragique et le processus condylaire de la mandibule.

Note : lorsque la bouche est légèrement ouverte, TE21 se trouve dans la dépression antérieure au tubercule supratragique, directement supérieur à SI19.

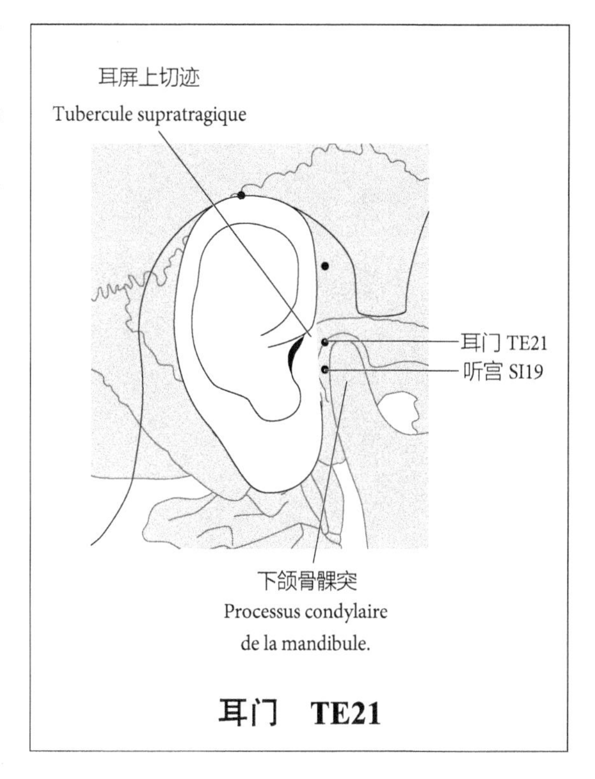

耳门 TE21

耳和髎 Ěrhéliáo（TE22）

在头部，鬓发后缘，耳廓根之前方，颞浅动脉的后缘。

Sur la tête, postérieur à la ligne du cuir chevelu, antérieur à la racine auriculaire, postérieur à l'artère temporale superficielle.

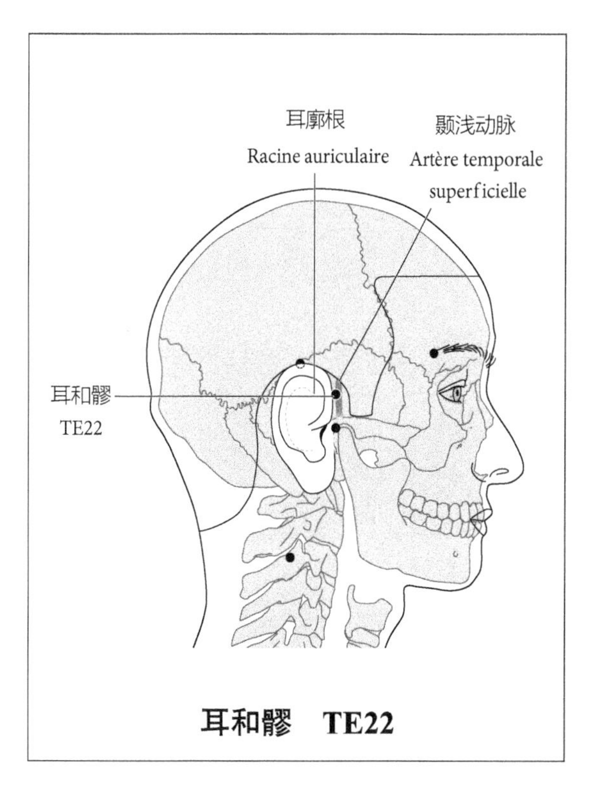

耳和髎 TE22

丝竹空 Sīzhúkōng（TE23）

在头部，眉梢凹陷中。

注：瞳子髎（GB1）直上。

Sur la tête, dans la dépression à l'extrémité latérale du sourcil.

Note : TE23 est supérieur à GB1.

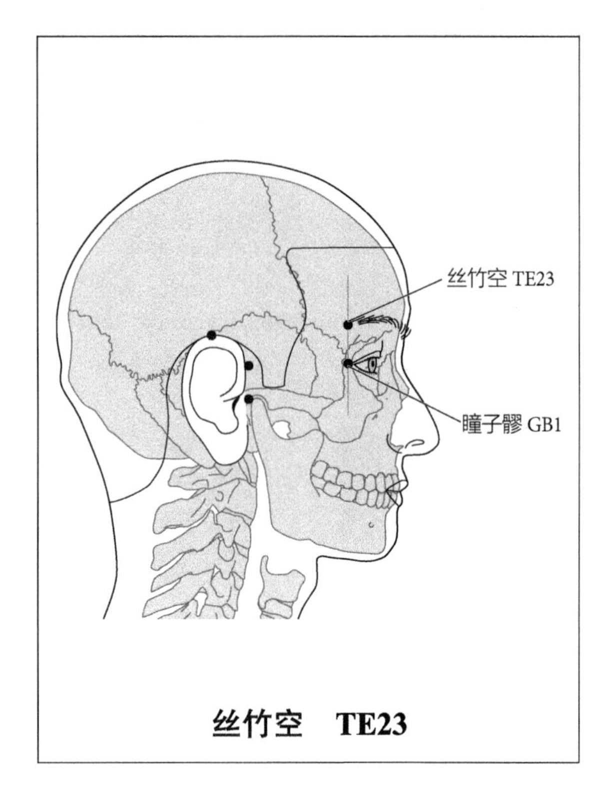

丝竹空 TE23

足少阳胆经
Méridien de la Vésicule Biliaire Shao Yang du pied

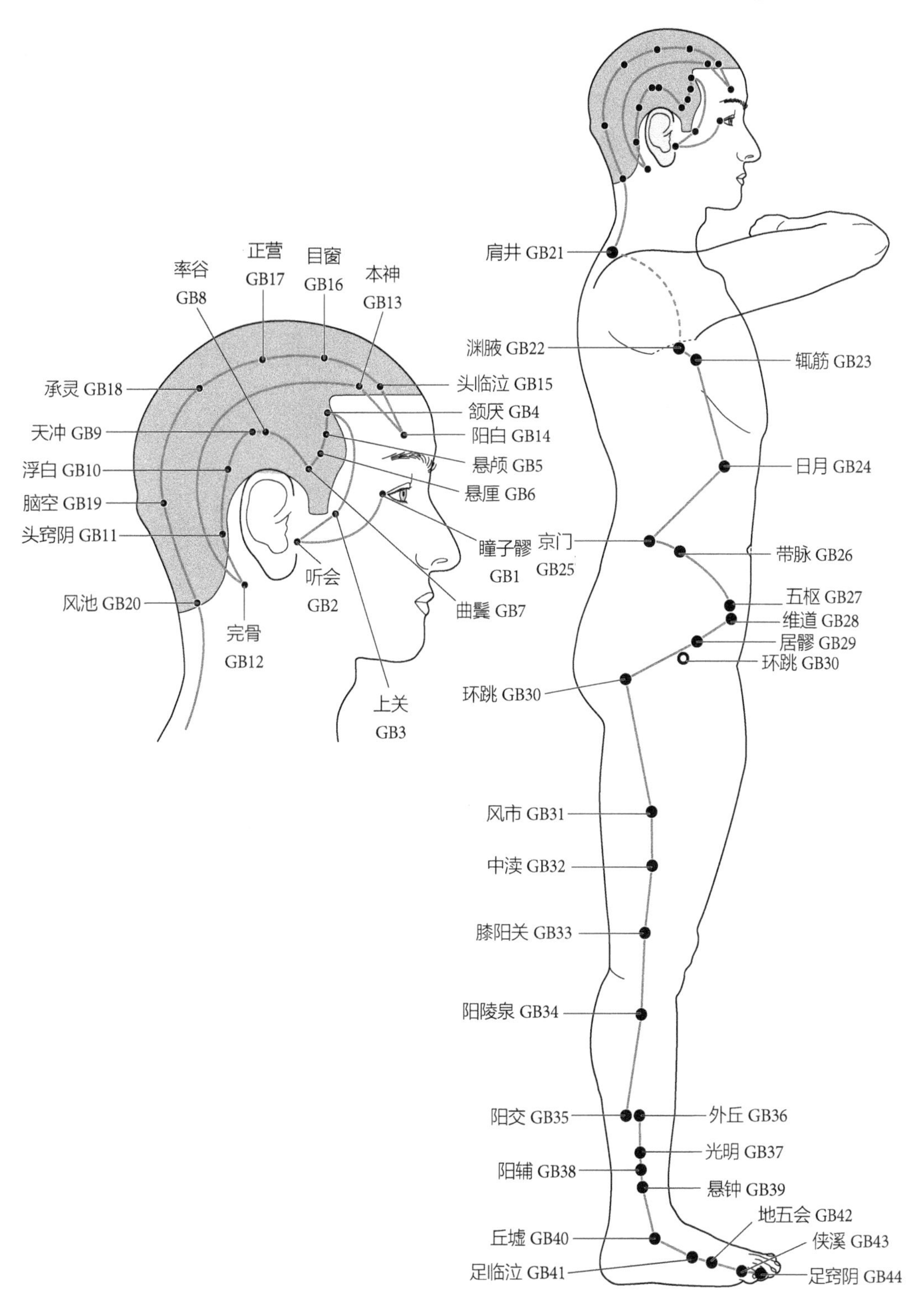

瞳子髎 Tóngzǐliáo（GB1）

在头部，目外眦外侧0.5寸凹陷中。

Sur la tête, dans la dépression latérale à l'angle externe de l'œil de 0,5 B-cun.

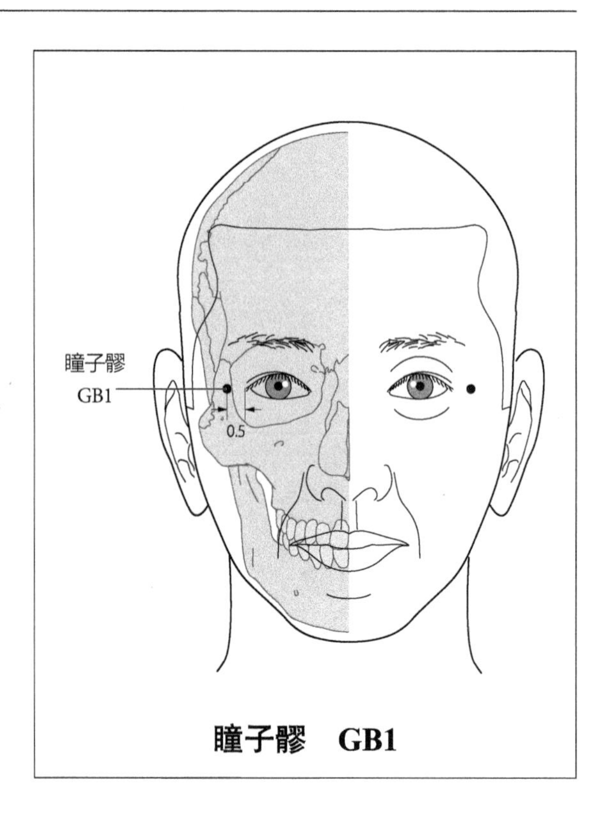

瞳子髎 GB1

听会 Tīnghuì（GB2）

在面部，耳屏间切迹与下颌骨髁突之间的凹陷中。

注：张口，耳屏间切迹前方的凹陷中。

Sur le visage, dans la dépression entre l'incisure intertragique et le processus condylaire de la mandibule.

Note : lorsque la bouche est ouverte, GB2 se trouve dans la dépression antérieure à l'incisure intertragique.

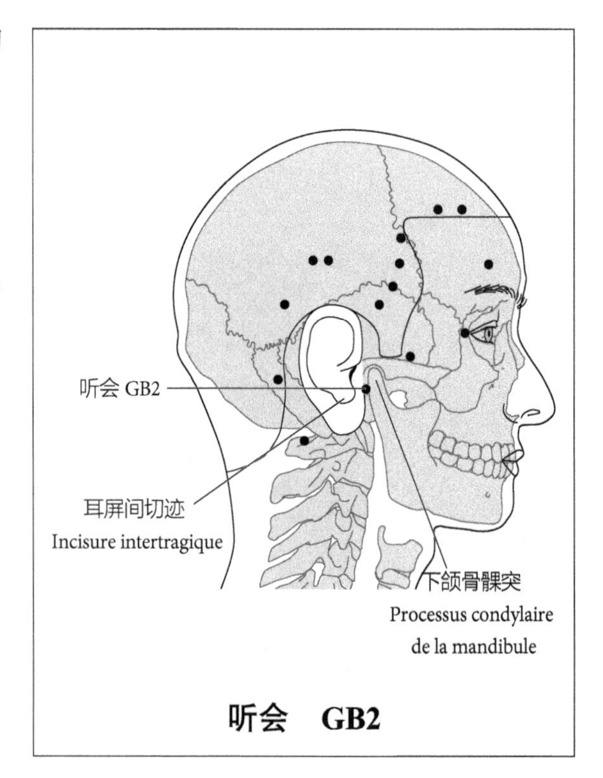

听会 GB2

上关 Shàngguān（GB3）

在头部，颧弓上缘中央凹陷中。

注：下关（ST7）直上颧弓上缘凹陷中。

Sur la tête, dans la dépression supérieure au point médian de l'arcade zygomatique.

Note : dans la dépression supérieure à l'arcade zygomatique, supérieur à ST7.

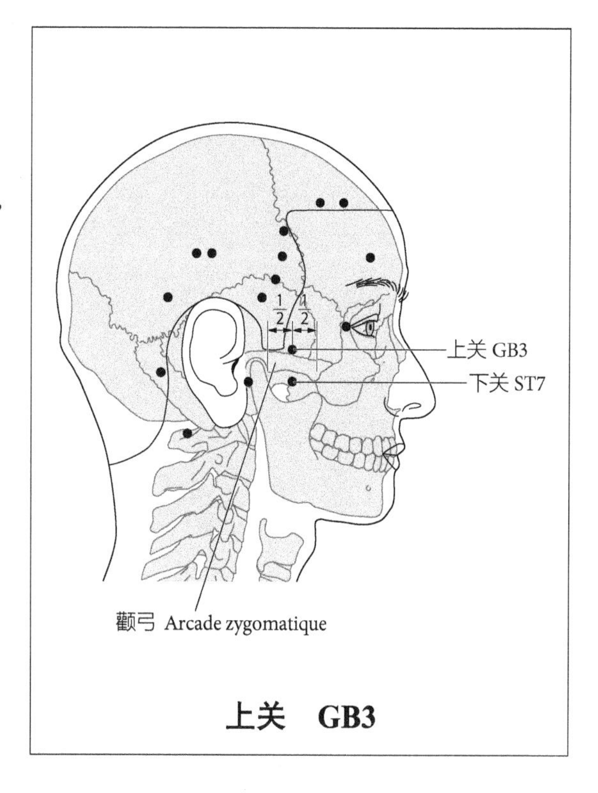

上关 GB3

颔厌 Hànyàn（GB4）

在头部，从头维（ST8）至曲鬓（GB7）弧形连线的上 1/4 与下 3/4 交点处。

Sur la tête, à la jonction du quart supérieur et des trois quarts inférieurs de la courbe reliant ST8 et GB7.

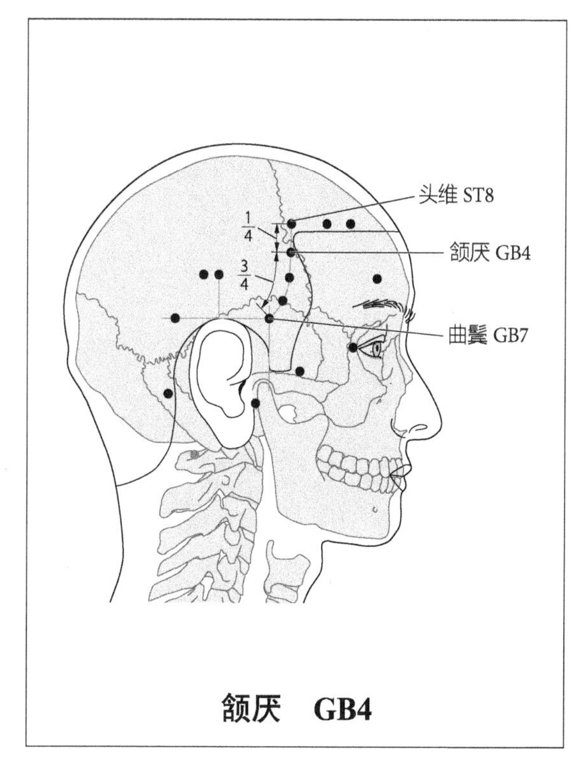

颔厌 GB4

悬颅 Xuánlú（GB5）

在头部，从头维（ST8）至曲鬓（GB7）弧形连线的中点处。

Sur la tête, au point médian de la courbe reliant ST8 et GB7.

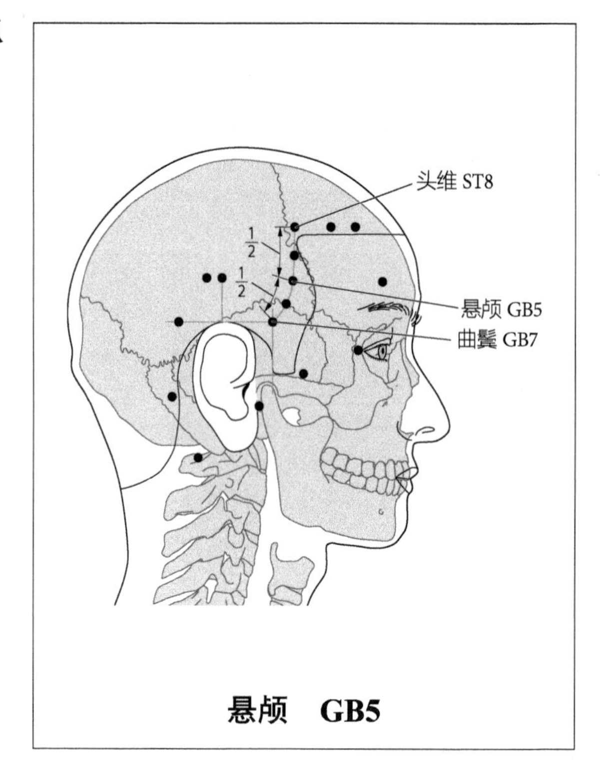

悬颅 GB5

悬厘 Xuánlí（GB6）

在头部，从头维（ST8）至曲鬓（GB7）弧形连线的上 3/4 与下 1/4 的交点处。

Sur la tête, à la jonction des trois quarts supérieurs et du tiers inférieur de la courbe reliant ST8 et GB7.

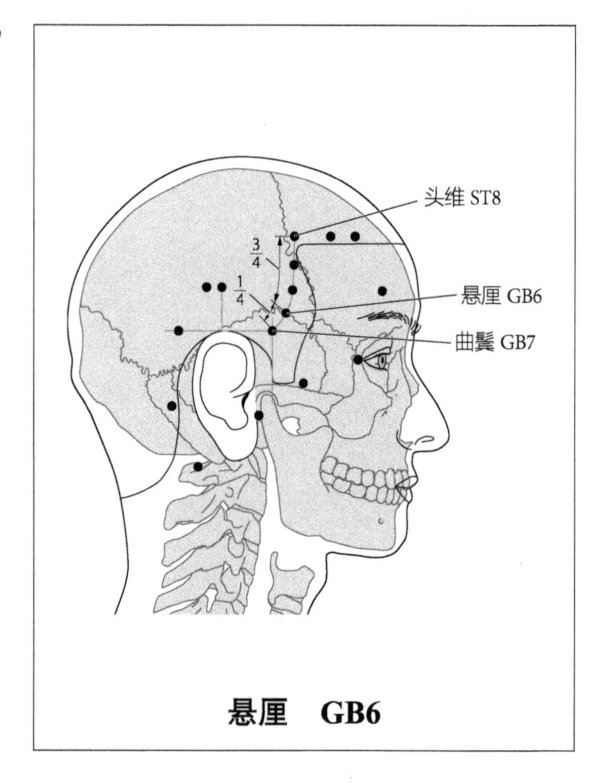

悬厘 GB6

曲鬓 Qūbìn（GB7）

在头部，耳前鬓角发际后缘的垂线与耳尖水平线的交点处。

Sur la tête, à la jonction entre la ligne verticale du bord postérieur de la ligne temporale du cuir chevelu et la ligne horizontale de l'apex de l'oreille.

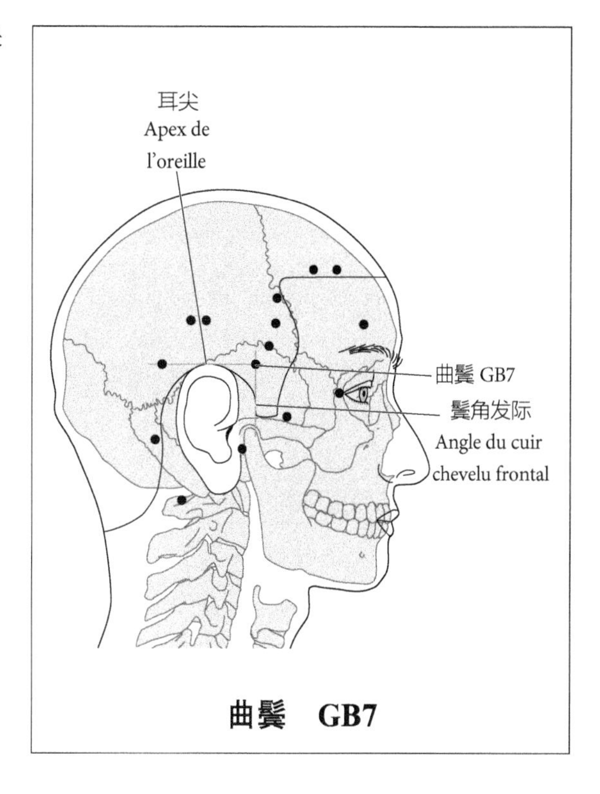

曲鬓 GB7

率谷 Shuàigǔ（GB8）

在头部，耳尖直上入发际 1.5 寸。

注：角孙（TE20）直上，入发际 1.5 寸。咀嚼时，以手按之肌肉鼓动处。

Sur la tête, directement supérieur à l'apex de l'oreille, supérieur à la ligne chevelue temporale de 1,5 B-cun.

Note : supérieur à TE20, à 1,5 B-cun dans la ligne chevelue, palpable lorsque le sujet mâche.

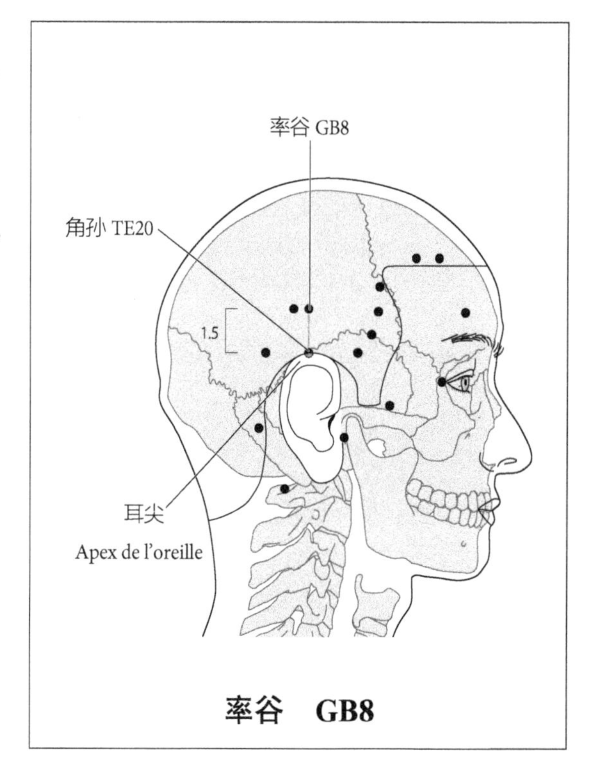

率谷 GB8

天冲 Tiānchōng（GB9）

在头部，耳根后缘直上，入发际 2 寸。

注：率谷（GB8）之后 0.5 寸。

Sur la tête, directement supérieur au bord postérieur de la racine auriculaire, supérieur à la ligne chevelue de 2 B-cun.

Note : GB9 est postérieur à GB8 de 0,5 B-cun.

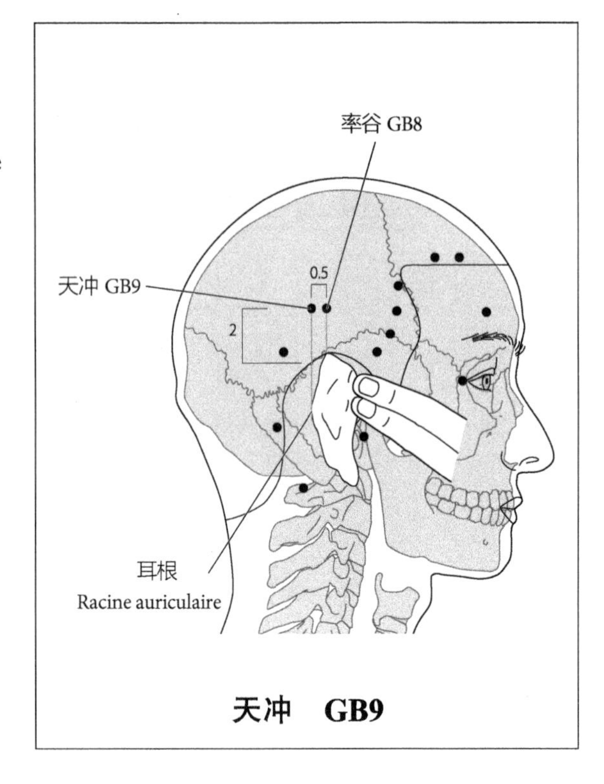

天冲 GB9

浮白 Fúbái（GB10）

在头部，耳后乳突的后上方，从天冲（GB9）至完骨（GB12）的弧形连线的上 1/3 与下 2/3 交点处。

注：耳尖后方，入发际 1 寸。

Sur la tête, postérosupérieur au processus mastoïdien, à la jonction du tiers supérieur et des deux tiers inférieurs de la courbe reliant GB9 et GB12.

Note : postérieur à l'apex de l'oreille, supérieur à la ligne du cuir chevelu de 1 B-cun.

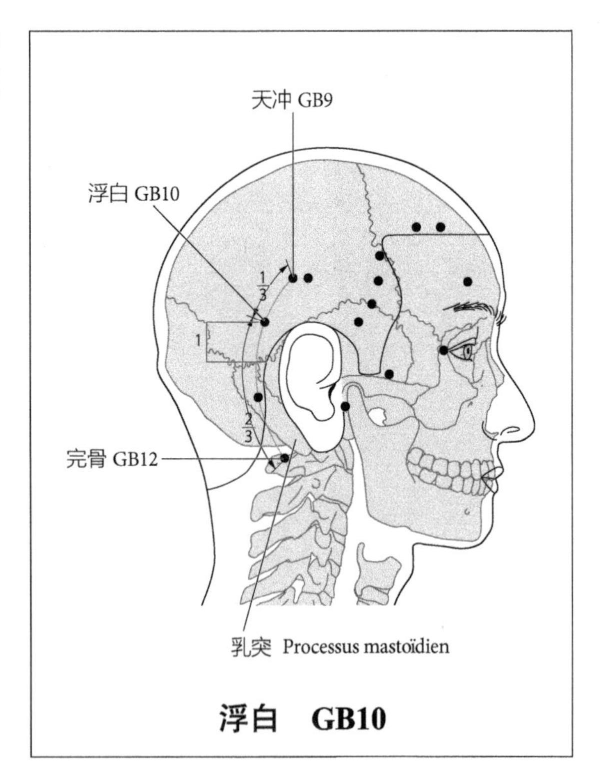

浮白 GB10

头窍阴 Tóuqiàoyīn（GB11）

在头部，耳后乳突的后上方，从天冲（GB9）至完骨（GB12）的弧形连线的上 2/3 与下 1/3 交点处。

Sur la tête, postérosupérieur au processus mastoïdien, à la jonction des deux tiers supérieurs et du tiers inférieur de la courbe reliant GB9 et GB12.

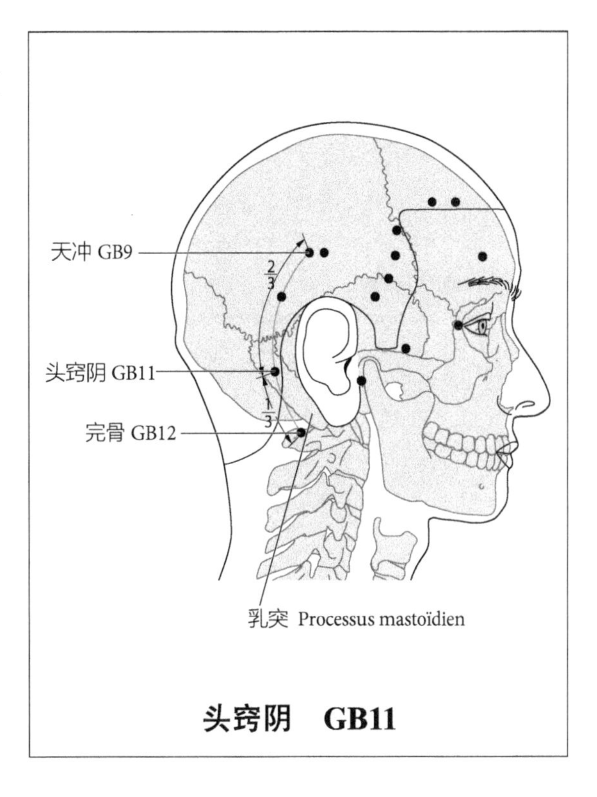

头窍阴 GB11

完骨 Wángǔ（GB12）

在颈前部，耳后乳突的后下方凹陷中。

Dans la région antérieure du cou, dans la dépression postéro-inférieure au processus mastoïdien.

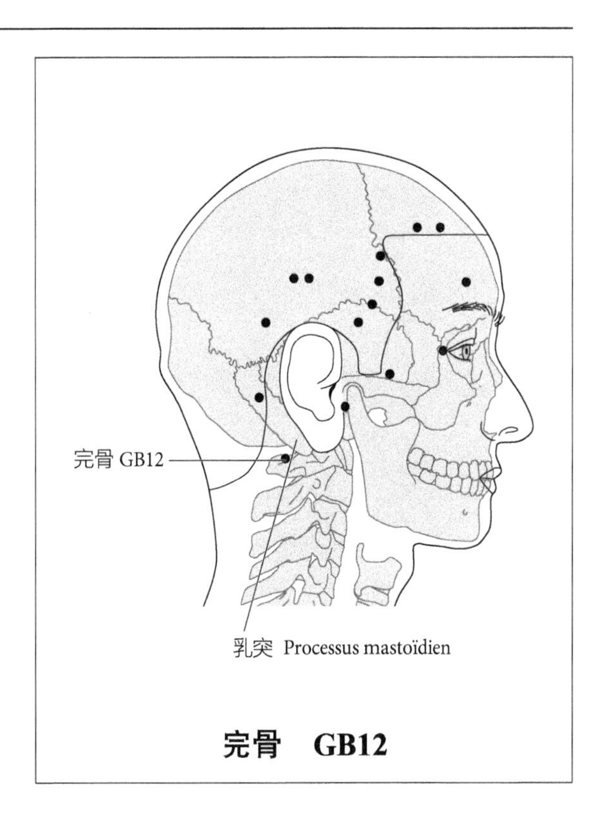

完骨 GB12

本神　Běnshén（GB13）

在头部，前发际上 0.5 寸，前正中线旁开 3 寸。

注：神庭（GV24）与头维（ST8）弧形连线的内 2/3 与外 1/3 的交点处。

Sur la tête, supérieur à la ligne antérieure du cuir chevelu de 0,5 B-cun, latéral à la ligne médiane antérieure de 3 B-cun.

Note : GB13 se trouve à la jonction entre les deux tiers médiaux et le tiers latéral de la courbe reliant GV24 et ST8.

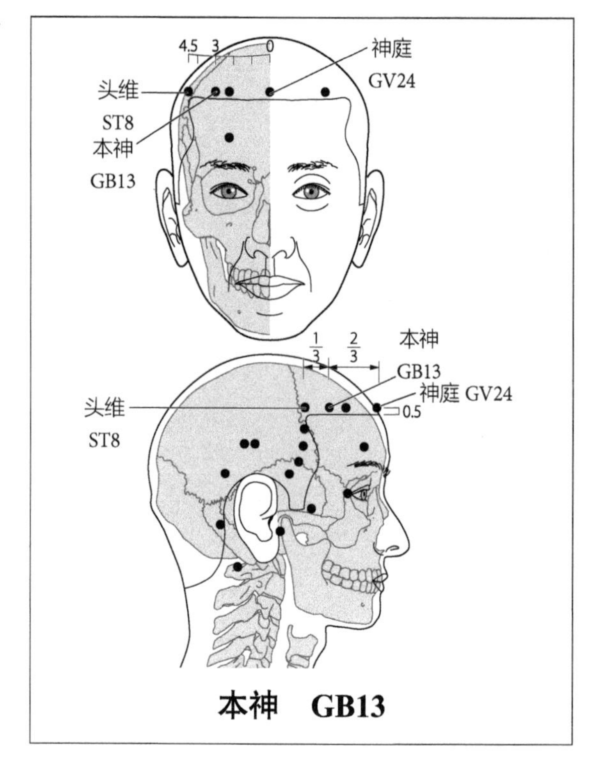

本神　GB13

阳白　Yángbái（GB14）

在头部，眉上 1 寸，瞳孔直上。

Sur la tête, supérieur au sourcil de 1 B-cun, directement supérieur au centre de la pupille.

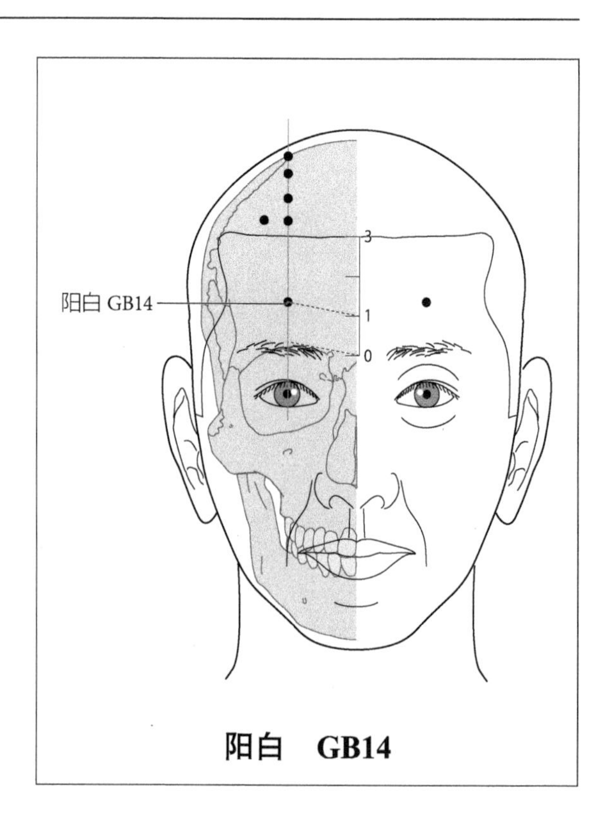

阳白　GB14

头临泣 Tóulínqì（GB15）

在头部，前发际上 0.5 寸，瞳孔直上。

注：两目平视，瞳孔直上，正当神庭（GV24）与头维（ST8）弧形连线的中点处。

Sur la tête, à 0,5 B-cun dans la ligne antérieure du cuir chevelu, directement supérieur au centre de la pupille.

Note : lorsque le regard est orienté droit devant, GB15 est supérieur au centre de la pupille, au milieu de la courbe reliant GV24 et ST8.

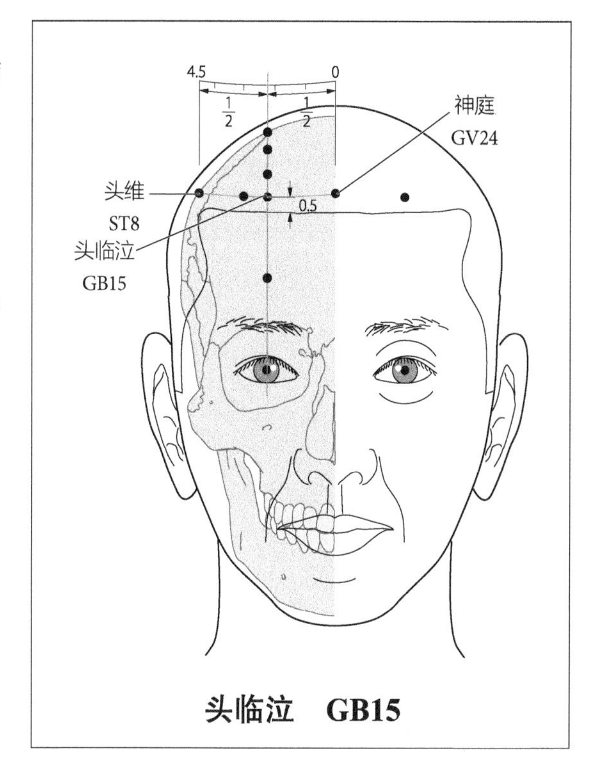

头临泣 GB15

目窗 Mùchuāng（GB16）

在头部，前发际上 1.5 寸，瞳孔直上。

注：头临泣（GB15）直向上 1 寸处。

Sur la tête, à 1,5 B-cun dans ligne antérieure du cuir chevelu, directement supérieur au centre de la pupille.

Note : GB16 est supérieur à GB15 de 1 B-cun.

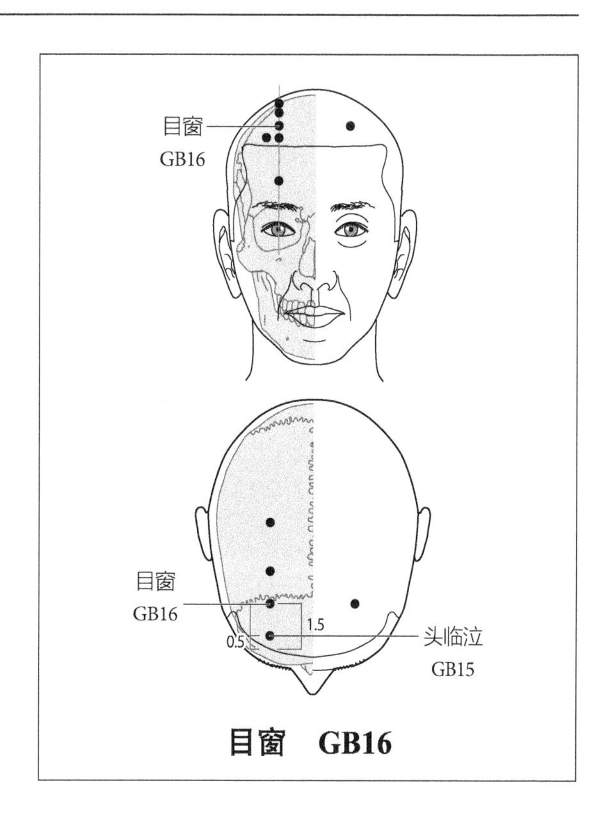

目窗 GB16

正营 Zhèngyíng（GB17）

在头部，前发际上 2.5 寸，瞳孔直上。

注：头临泣（GB15）直上 2 寸处。

Sur la tête, à 2,5 B-cun dans la ligne antérieure du cuir chevelu, directement supérieur au centre de la pupille.

Note : GB17 est supérieur à GB15 de 2 B-cun.

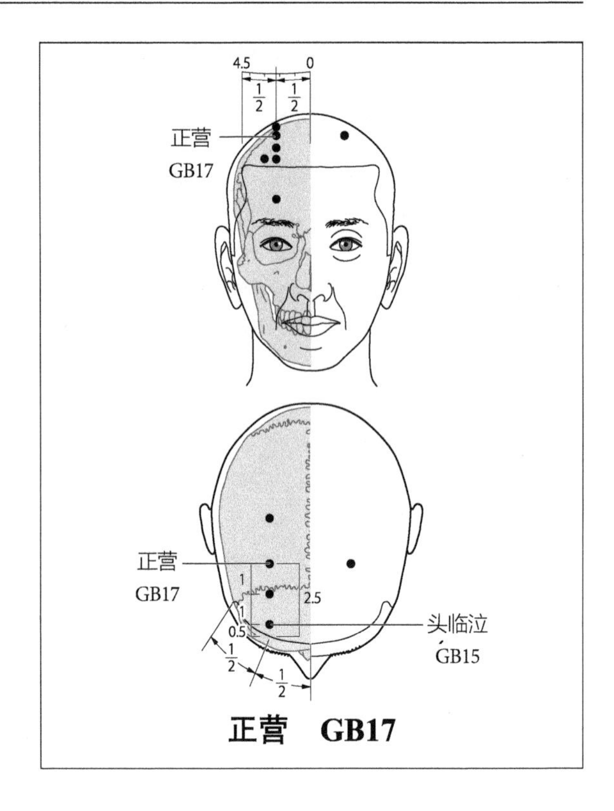

正营 GB17

承灵 Chénglíng（GB18）

在头部，前发际上 4 寸，瞳孔直上。

注：正营（GB17）后 1.5 寸，横平通天（BL7）。

Sur la tête, à 0,5 B-cun dans ligne antérieure du cuir chevelu, directement supérieur au centre de la pupille.

Note : GB18 est postérieur à GB17 de 1,5 B-cun, au même niveau que BL7.

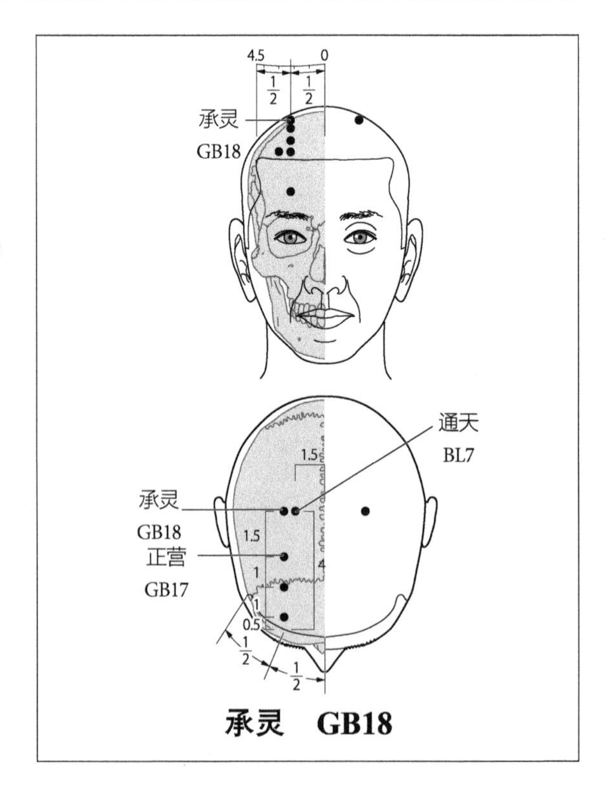

承灵 GB18

脑空 Nǎokōng（GB19）

在头部，横平枕外隆凸的上缘，风池（GB20）直上。

注：横平脑户（GV17）、玉枕（BL9）。

Sur la tête, au même niveau que le rebord supérieur de la protubérance occipitale externe, directement supérieur à GB20.

Note : GB19 est au même niveau que GV17 et BL9.

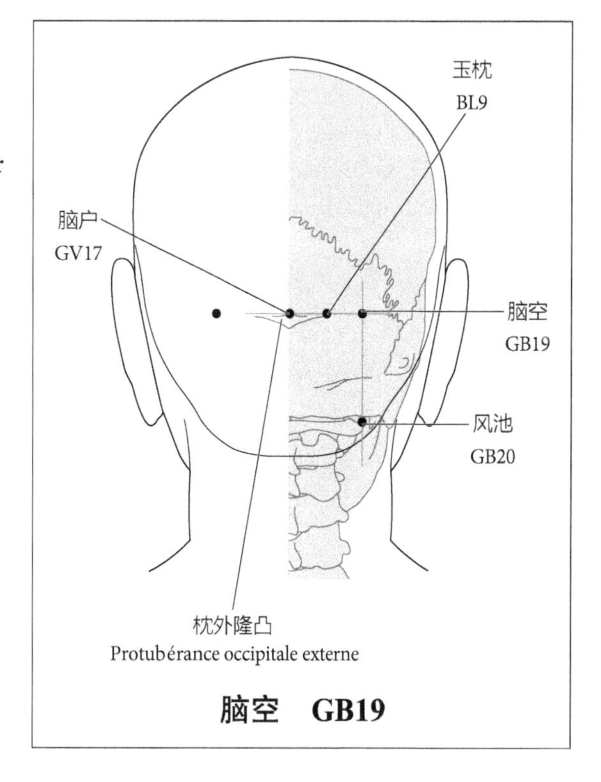

脑空 GB19

风池 Fēngchí（GB20）

在颈前部，枕骨之下，胸锁乳突肌上端与斜方肌上端之间的凹陷中。

注：横平风府（GV16）。

Dans la région antérieure du cou, inférieur à l'os occipital, dans la dépression entre les origines des muscles sterno-cléido-mastoïdien et trapèze.

Note : GB20 est au même niveau que GV16.

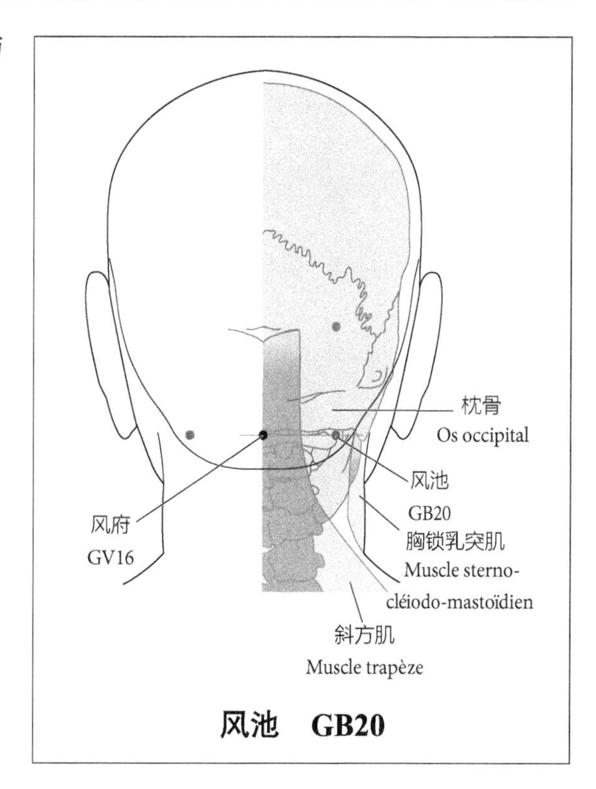

风池 GB20

肩井 Jiānjǐng（GB21）

在颈后部，第 7 颈椎棘突与肩峰最外侧点连线的中点。

Dans la région postérieure du cou, au milieu de la ligne reliant le processus épineux de la septième vertèbre cervicale et l'extrémité latérale de l'acromion.

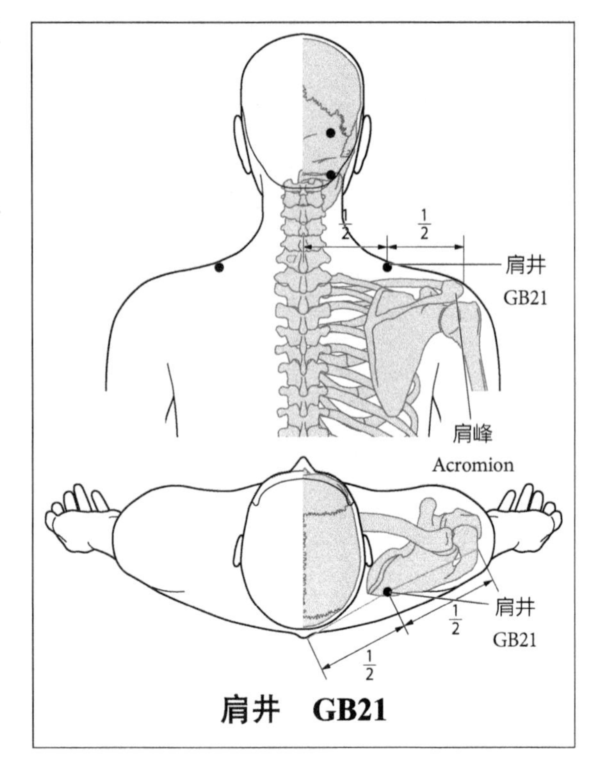

肩井 GB21

渊腋 Yuānyè（GB22）

在侧胸部，第 4 肋间隙中，当腋中线上。

Dans la région thoracique latérale, dans le quatrième espace intercostal, sur la ligne axillaire moyenne.

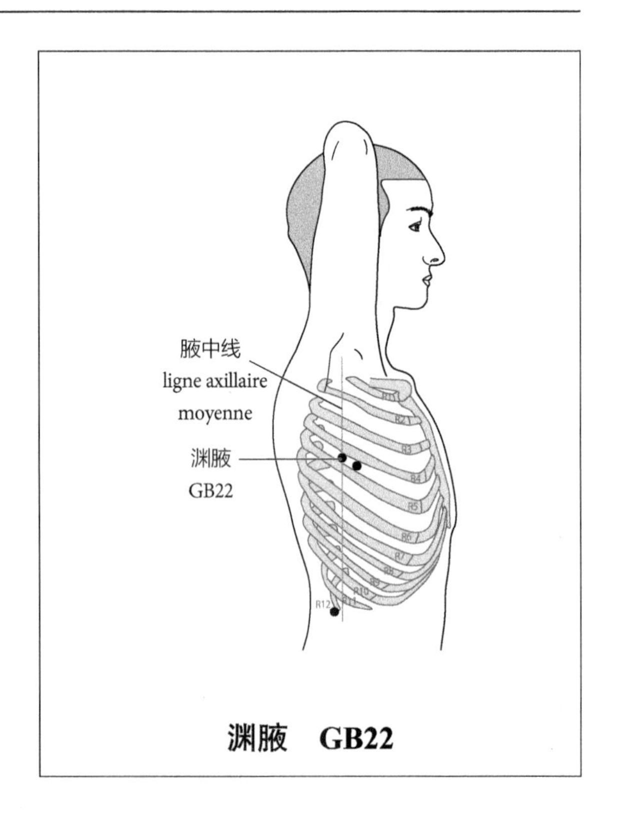

渊腋 GB22

辄筋 Zhéjīn（GB23）

在侧胸部，第 4 肋间隙中，腋中线前 1 寸。

Dans la région thoracique latérale, dans le quatrième espace intercostal, antérieur à la ligne axillaire moyenne de 1 B-cun.

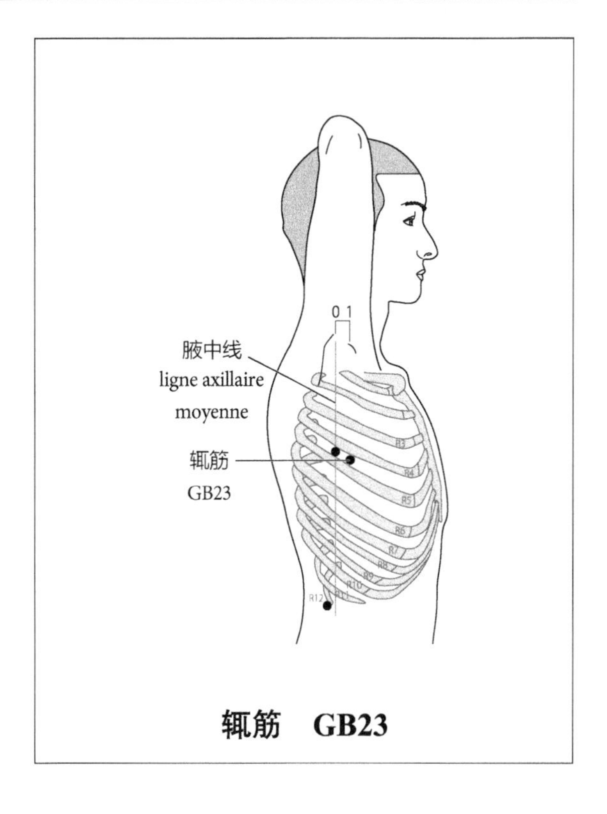

辄筋 GB23

日月 Rìyuè（GB24）

在前胸部，第 7 肋间隙中，前正中线旁开 4 寸。

注 1：乳头直下，期门（LR14）下 1 肋。

注 2：女性可在锁骨中线与第 7 肋间隙交点处取。

Dans la région thoracique antérieure, dans le septième espace intercostal, latéral à la ligne médiane antérieure de 4 B-cun.

Note 1 : GB24 est inférieur au centre du mamelon et inférieur à LR14 d'une côte.

Note 2 : chez les femmes, GB24 peut être trouvé à l'intersection de la ligne médioclaviculaire et le septième espace intercostal.

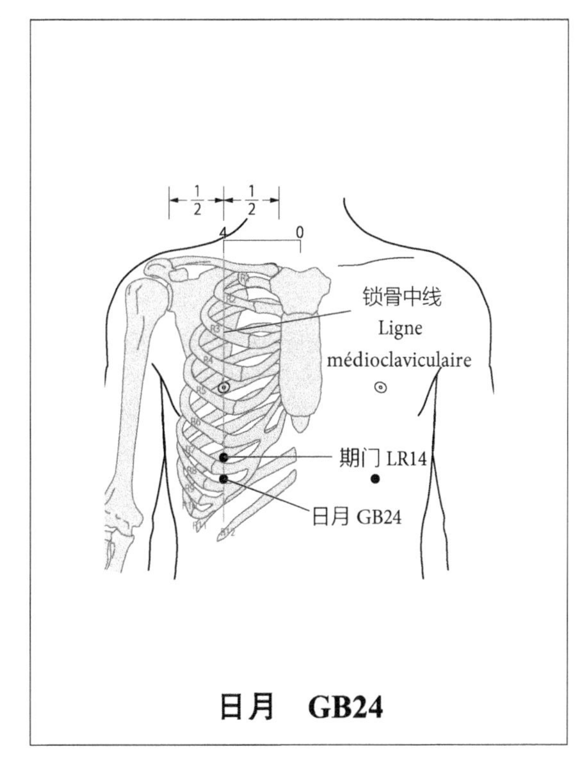

日月 GB24

京门 Jīngmén（GB25）

在侧腹部，第 12 肋骨游离端的下际。

注：侧卧举臂，从腋后线的肋弓软骨缘下方向后触及第 12 肋骨游离端，在下方取穴。

Sur l'abdomen latéral, inférieur à l'extrémité libre de la douzième côte.

Note : lorsque le sujet est en décubitus latéral avec l'épaule en flexion, GB25 se trouve à l'extrémité libre de la 12e côte qui peut être palpée en dessous du rebord inférieur de l'arc costal postérieur à la ligne axillaire postérieure.

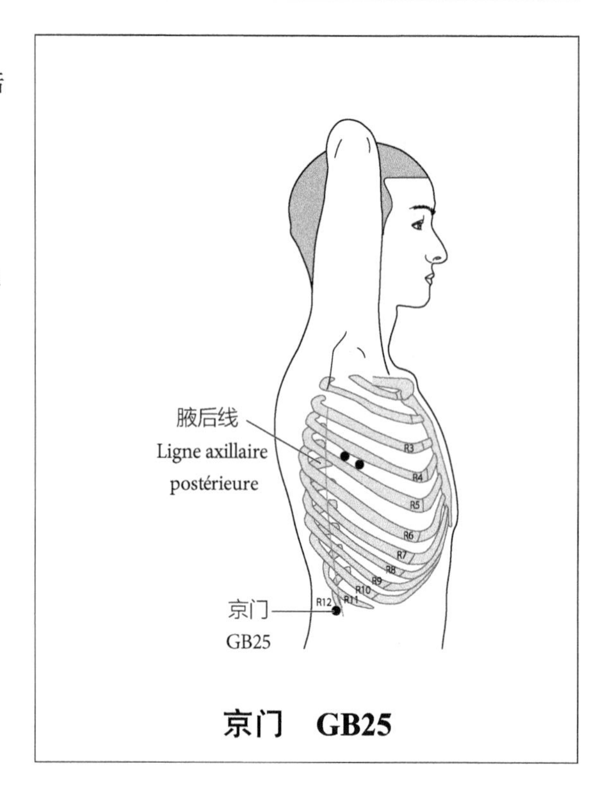

京门 GB25

带脉 Dàimài（GB26）

在侧腹部，第 11 肋骨游离端垂线与脐水平线的交点上。

注 1：首先确定第 10 肋，沿肋弓下缘向外下方至其底部稍下方可触及第 11 肋骨游离端。

注 2：章门（LR13）直下，横平神阙（CV8）。

Sur l'abdomen latéral, inférieur à l'extrémité libre de la onzième côte, au même niveau que le centre de l'ombilic.

Note 1 : GB26 peut être trouvé en localisant d'abord la dixième côte, puis en cherchant l'extrémité libre de la onzième côte située immédiatement en dessous du rebord inférieur de l'arc costal.

Note 2 : GB26 est inférieur à LR14 et au même niveau que CV8.

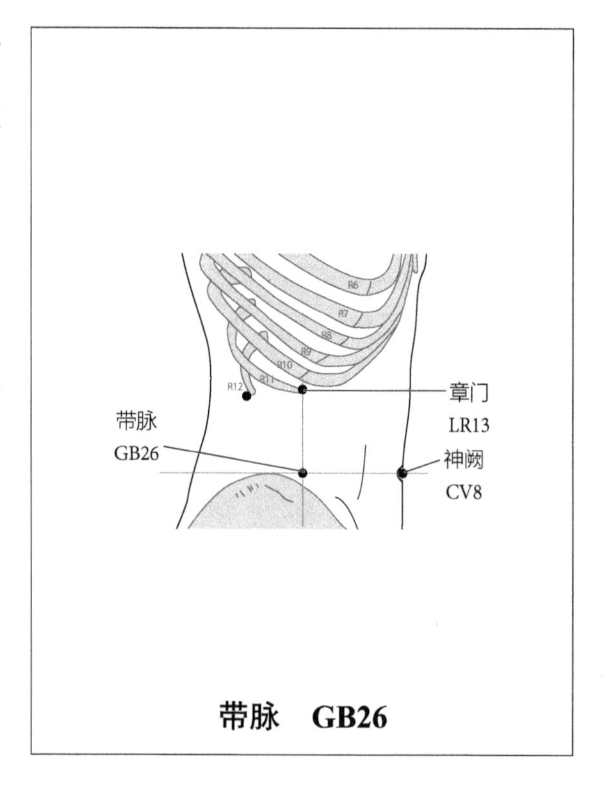

带脉 GB26

五枢 Wǔshū（GB27）

在下腹部，横平脐下 3 寸，髂前上棘内侧。

注：带脉（GB26）下 3 寸处，横平关元（CV4）。

Sur l'abdomen inférieur, inférieur au centre de l'ombilic de 3 B-cun, médial à l'épine iliaque antérosupérieure.

Note : GB27 est inférieur à GB26 de 3 B-cun, au même niveau que CV4.

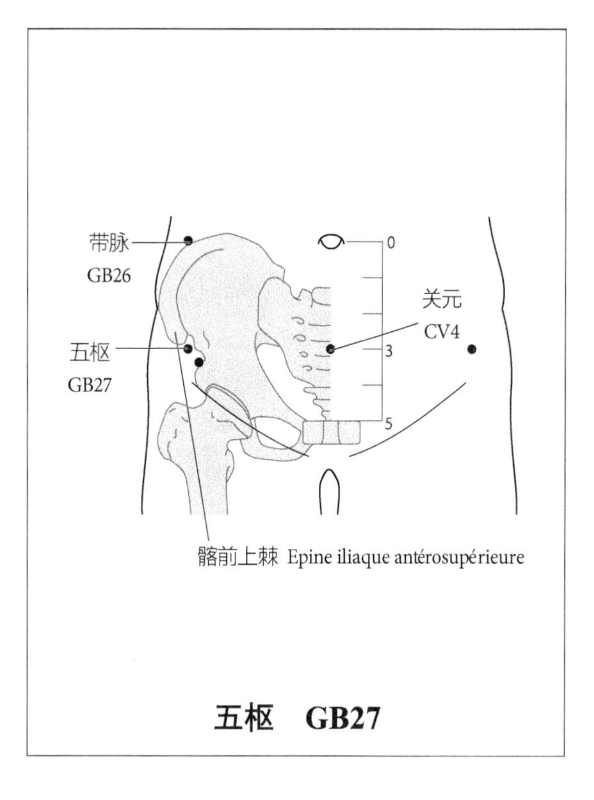

五枢 GB27

维道 Wéidào（GB28）

在下腹部，髂前上棘内下 0.5 寸。

注：五枢（GB27）内下 0.5 寸。

Sur l'abdomen inférieur, médio-inférieur à l'épine iliaque antérosupérieure de 0,5 B-cun.

Note : GB28 est médio-inférieur à GB27 de 0,5 B-cun.

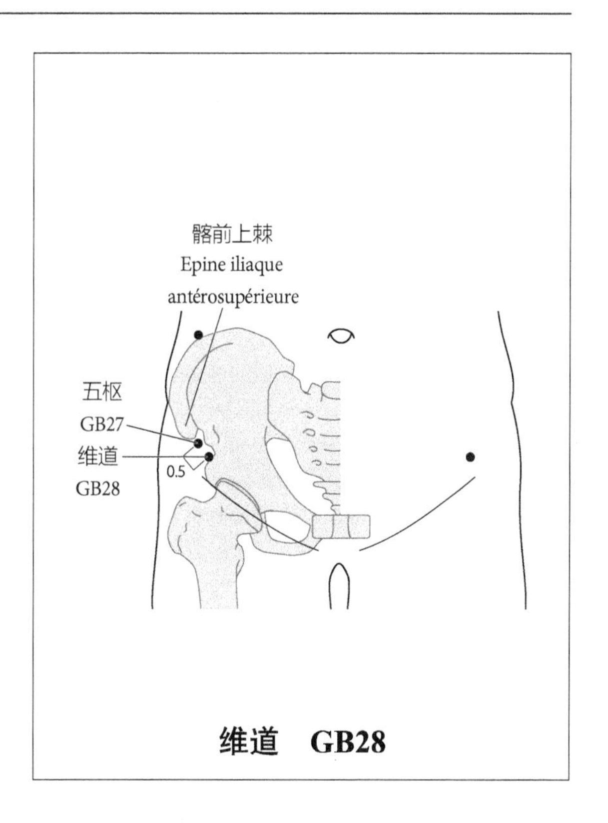

维道 GB28

居髎 Jūliáo（GB29）

在臀部，髂前上棘与股骨大转子最凸点连线的中点处。

Dans la région glutéale, au milieu de la ligne reliant l'épine iliaque antérosupérieure et la proéminence du grand trochanter.

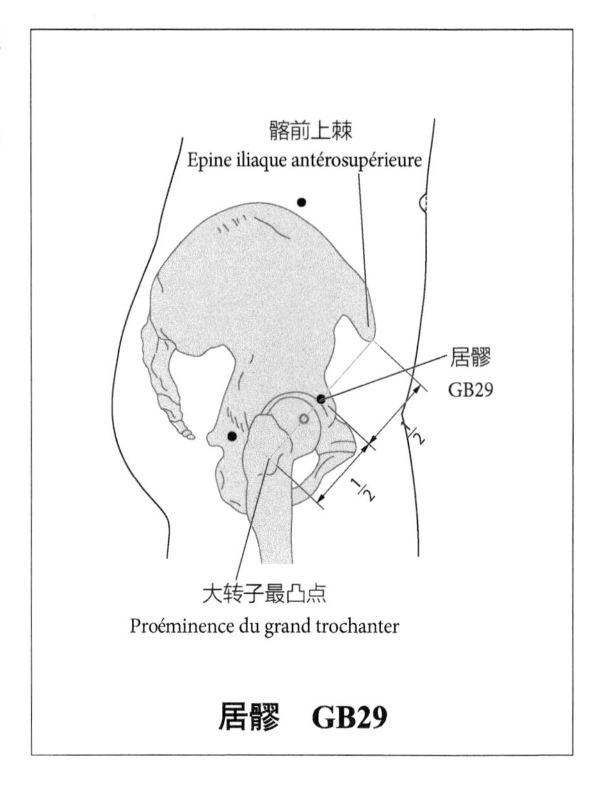

居髎 GB29

环跳 Huántiào（GB30）

在臀部，股骨大转子最凸点与骶管裂孔连线的外 1/3 与内 2/3 交点处。

注：侧卧，屈髋屈膝取穴。

备注：替代定位：在臀部，股骨大转子最凸点与髂前上棘连线的外 1/3 与内 2/3 交点处。

Dans la région glutéale, à la jonction entre le tiers latéral et les deux tiers médiaux de la ligne reliant la proéminence du grand trochanter et le hiatus sacré.

Note : GB30 est plus facile à localiser lorsque le sujet effectue une flexion de la cuisse en décubitus latéral.

Remarques : position alternative pour GB30 dans la région glutéale, à la jonction du tiers latéral et des deux tiers médiaux de la ligne entre la proéminence du grand trochanter et l'épine iliaque antérosupérieure.

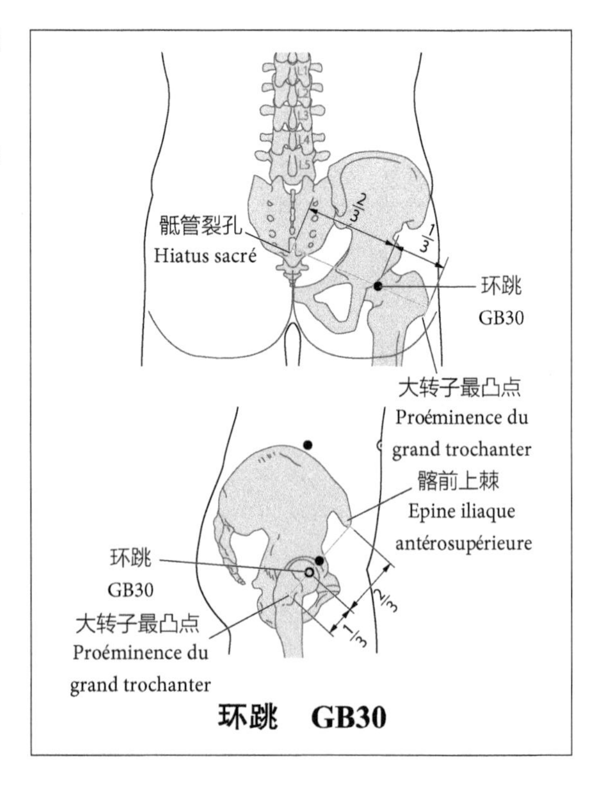

环跳 GB30

风市 Fēngshì（GB31）

在股外侧，直立垂手，掌心贴于大腿时，中指尖所指凹陷中，髂胫束后缘。

注：稍屈膝，大腿抗阻力外展，可显露髂胫束。

Sur la face latérale de la cuisse, dans la dépression postérieure à la bandelette ilio-tibiale où repose la pointe du majeur en se tenant debout avec les bras le long du corps.

Note : GB31 se trouve d'abord en trouvant la bandelette ilio-tibiale lorsque le genou est en légère et la cuisse en abduction, contre résistance.

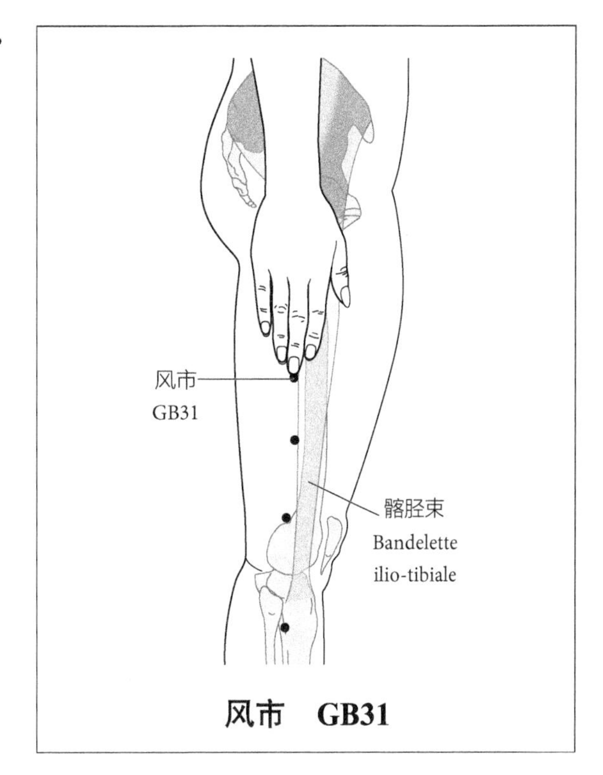

风市 GB31

中渎 Zhōngdú（GB32）

在股外侧，腘横纹上 7 寸，髂胫束后缘。

Sur la face latérale de la cuisse, postérieur à la bandelette ilio-tibiale, supérieur à la fosse poplitée de 7 B-cun.

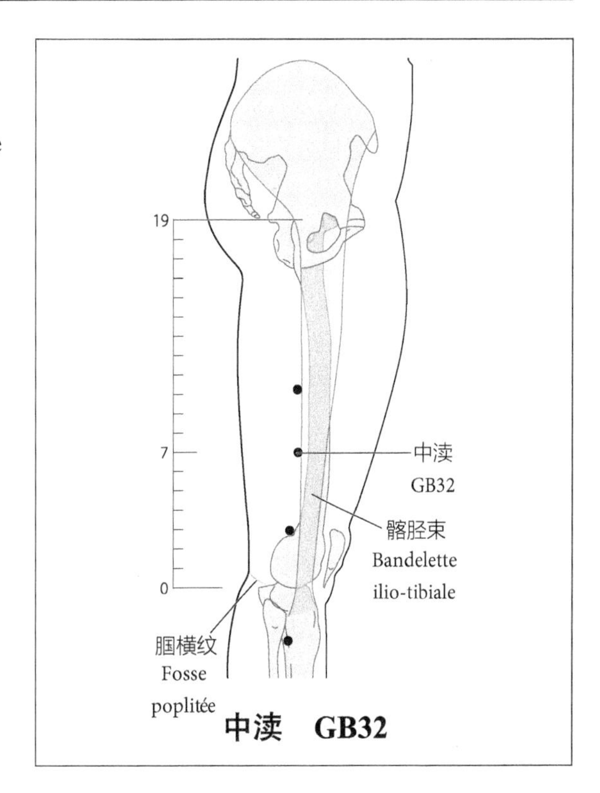

中渎 GB32

膝阳关 Xīyángguān（GB33）

在膝外侧，股骨外上髁后上缘，股二头肌腱与髂胫束之间的凹陷中。

Sur la face latérale du genou, dans la dépression entre le tendon du biceps fémoral et la bandelette ilio-tibiale, postéroproximal à l'épicondyle latéral du fémur.

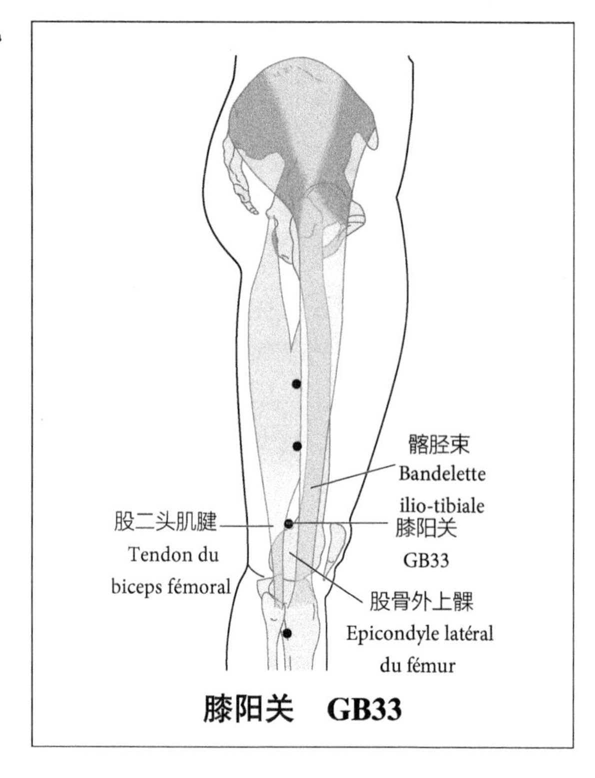

膝阳关 GB33

阳陵泉 Yánglíngquán（GB34）

在小腿外侧，腓骨头前下方凹陷中。

Sur la face fibulaire du mollet, dans la dépression antérodistale à la tête de la fibula.

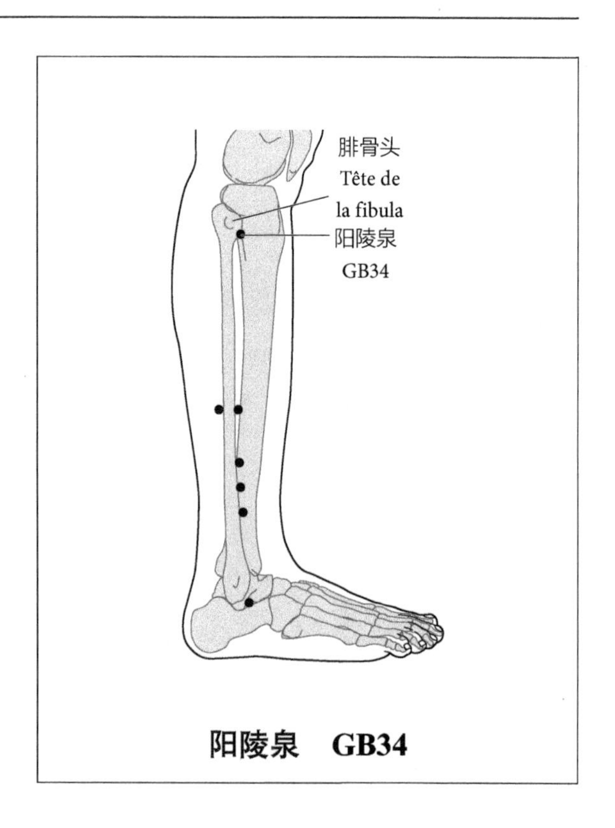

阳陵泉 GB34

阳交 Yángjiāo（GB35）

在小腿外侧，外踝尖上 7 寸，腓骨后缘。

注：外踝尖与腘横纹外侧端连线中点下 1 寸，外丘（GB36）后。

Sur la face fibulaire du mollet, postérieur à la fibula, proximal à la proéminence de la malléole latérale de 7 B-cun.

Note : GB35 est distal au point milieu de la ligne reliant la proéminence de la malléole latérale et l'extrémité latérale de la fosse poplitée de 1 B-cun, postérieur à GB36.

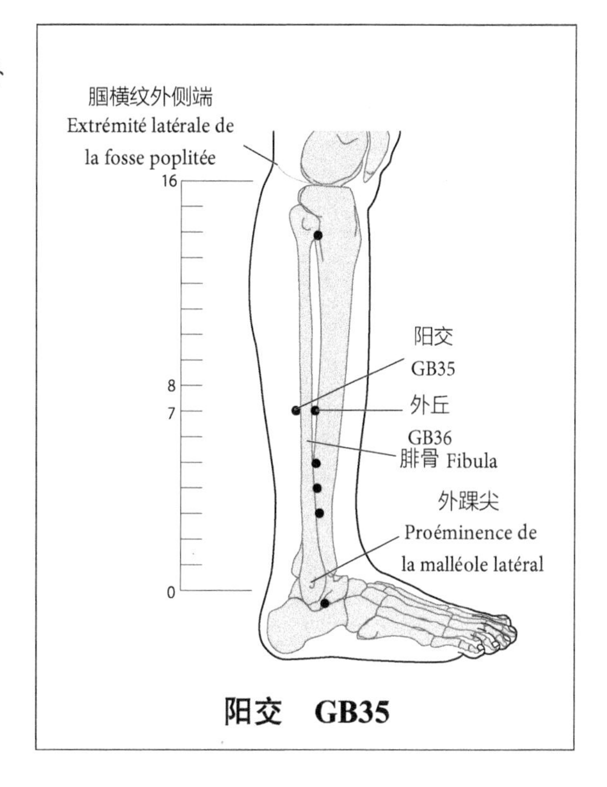

阳交 GB35

外丘 Wàiqiū（GB36）

在小腿外侧，外踝尖上 7 寸，腓骨前缘。

注：外踝尖与腘横纹外侧端连线中点下 1 寸，阳交（GB35）前。

Sur la face fibulaire du mollet, antérieur à la fibula, proximal à la proéminence de la malléole latérale de 7 B-cun.

Note : GB36 est distal au point milieu de la ligne reliant la proéminence de la malléole latérale et l'extrémité latérale de la fosse poplitée de 1 B-cun, antérieur à GB35.

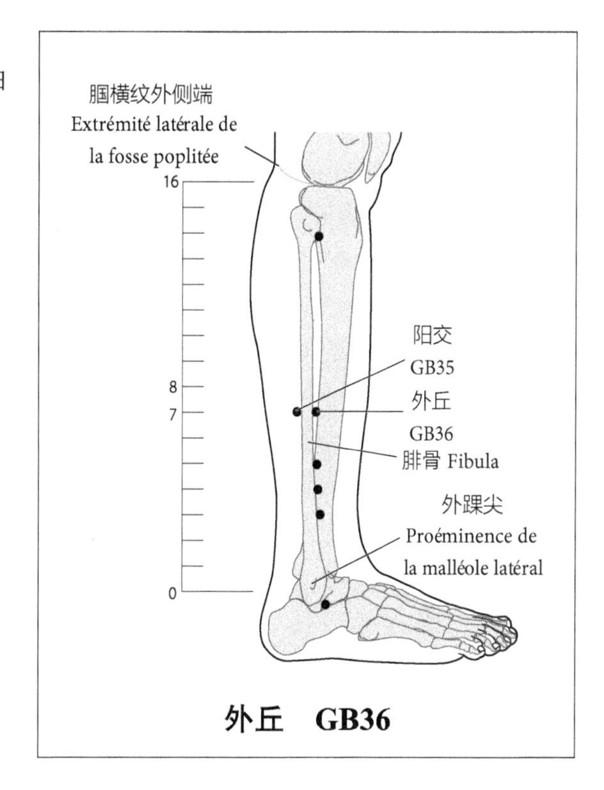

外丘 GB36

光明　Guāngmíng（GB37）

在小腿外侧，外踝尖上 5 寸，腓骨前缘。

Sur la face fibulaire du mollet, antérieur à la fibula, proximal à la proéminence de la malléole latérale de 5 B-cun.

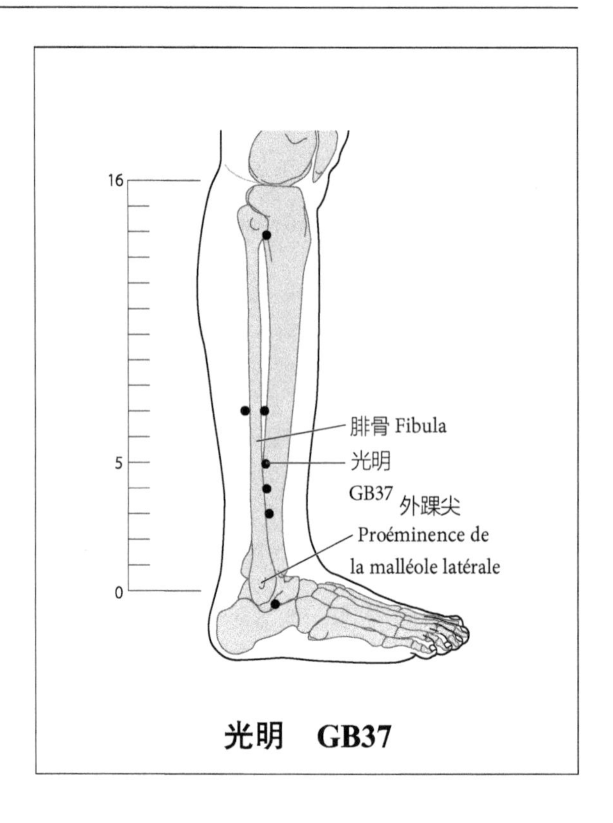

光明　GB37

阳辅　Yángfǔ（GB38）

在小腿外侧，外踝尖上 4 寸，腓骨前缘。

Sur la face fibulaire du mollet, antérieur à la fibula, proximal à la proéminence de la malléole latérale de 4 B-cun.

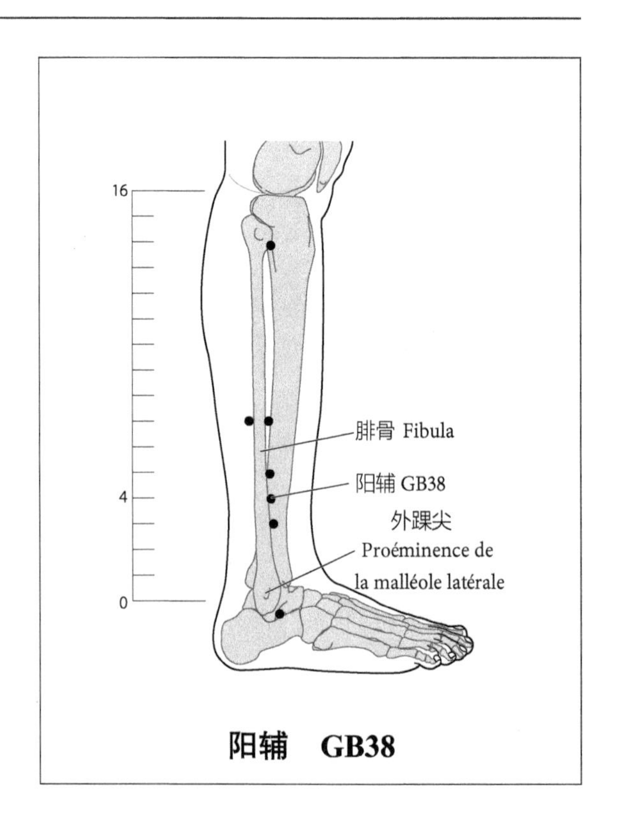

阳辅　GB38

悬钟 Xuánzhōng（GB39）

在小腿外侧，外踝尖上 3 寸，腓骨前缘。

Sur la face fibulaire du mollet, antérieur à la fibula, proximal à la proéminence de la malléole latérale de 3 B-cun.

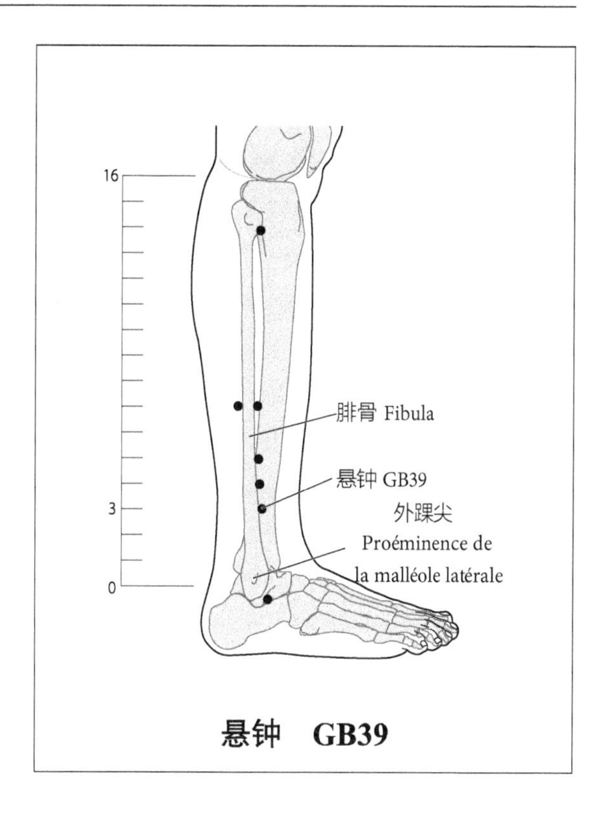

悬钟 GB39

丘墟 Qiūxū（GB40）

在踝前外侧，外踝的前下方，趾长伸肌腱的外侧凹陷中。

注：第 2 ～ 5 趾抗阻力伸展，可清楚显现趾长伸肌腱。

Sur la face antérolatérale de la cheville, dans la dépression latérale au tendon du muscle long extenseur des orteils, antérodistal à la malléole latérale.

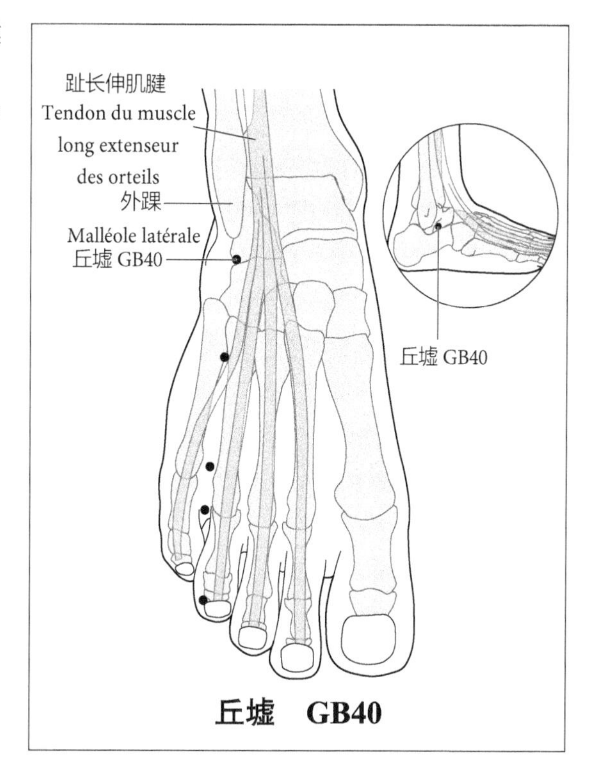

丘墟 GB40

足临泣 Zúlínqì(GB41)

在足背，第4、5跖骨底结合部的前方，第5趾长伸肌腱外侧凹陷中。

Sur le dos du pied, distal à la jonction des bases des quatrième et cinquième os métatarsiens, dans la dépression latérale au cinquième tendon du muscle long extenseur des orteils.

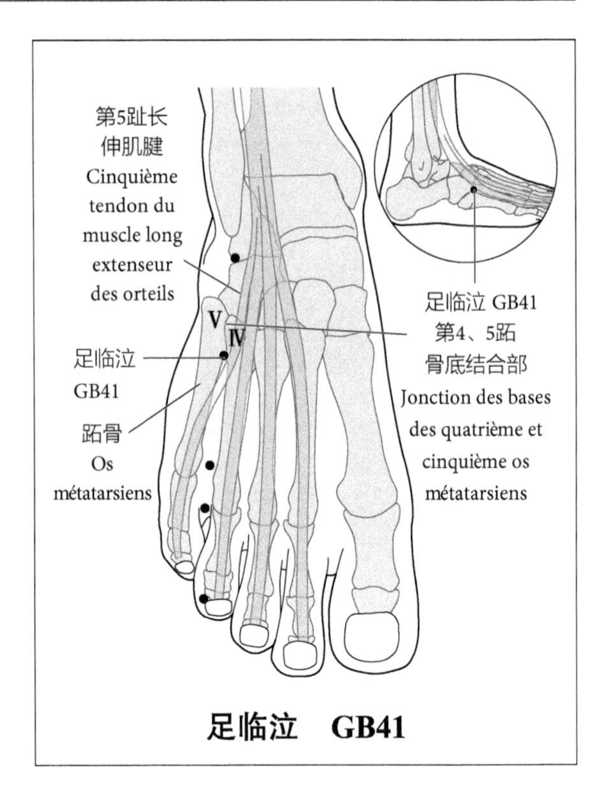

足临泣 GB41

地五会 Dìwǔhuì(GB42)

在足背，第4、5跖骨间，第4跖趾关节近端凹陷中。

Sur le dos du pied, entre le quatrième et cinquième os métatarsien, dans la dépression proximale à la quatrième articulation métatarso-phalangienne.

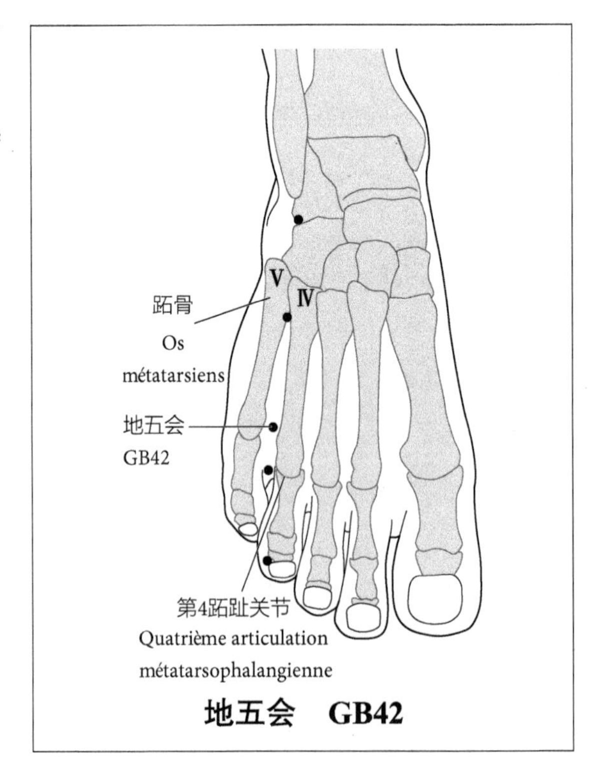

地五会 GB42

侠溪 Xiáxī（GB43）

在足背，第 4、5 趾间，趾蹼缘后方赤白肉际处。

Sur le dos du pied, entre le quatrième et cinquième orteil, proximal à l'espace palmaire, à la jonction de la peau rouge et de la peau blanche.

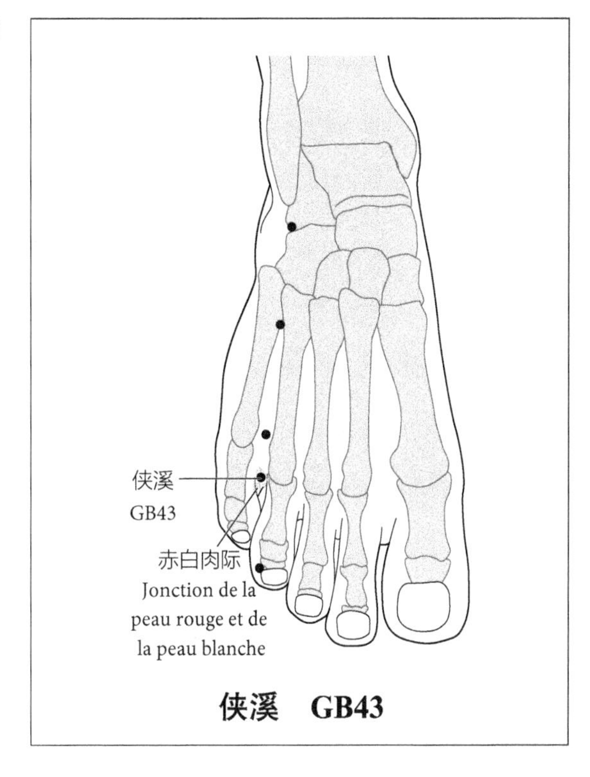

侠溪 GB43

足窍阴 Zúqiàoyīn（GB44）

在足趾，第 4 趾末节外侧，距趾甲根角侧后方 0.1 寸（指寸），沿趾甲外侧画一直线与趾甲基底缘水平线交点处。

Sur le dos du pied, entre le quatrième et cinquième orteil, proximal à l'espace palmaire, à la jonction de la peau rouge et de la peau blanche.

Sur le quatrième orteil, latéral à la phalange distale, proximal au coin latéral de l'ongle de 0,1 F-cun, à l'intersection de la ligne verticale du bord latéral de l'ongle et de la ligne horizontale de la base de l'ongle.

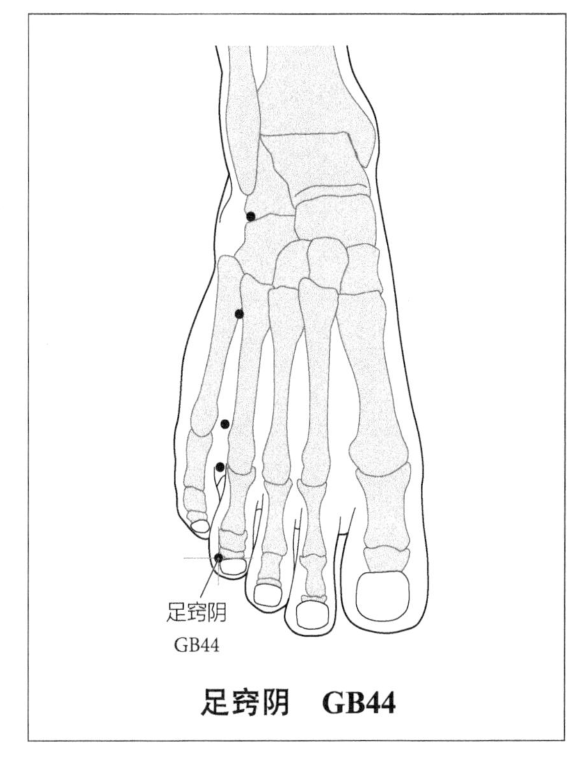

足窍阴 GB44

足厥阴肝经 Méridien du Foie Jue Yin du pied

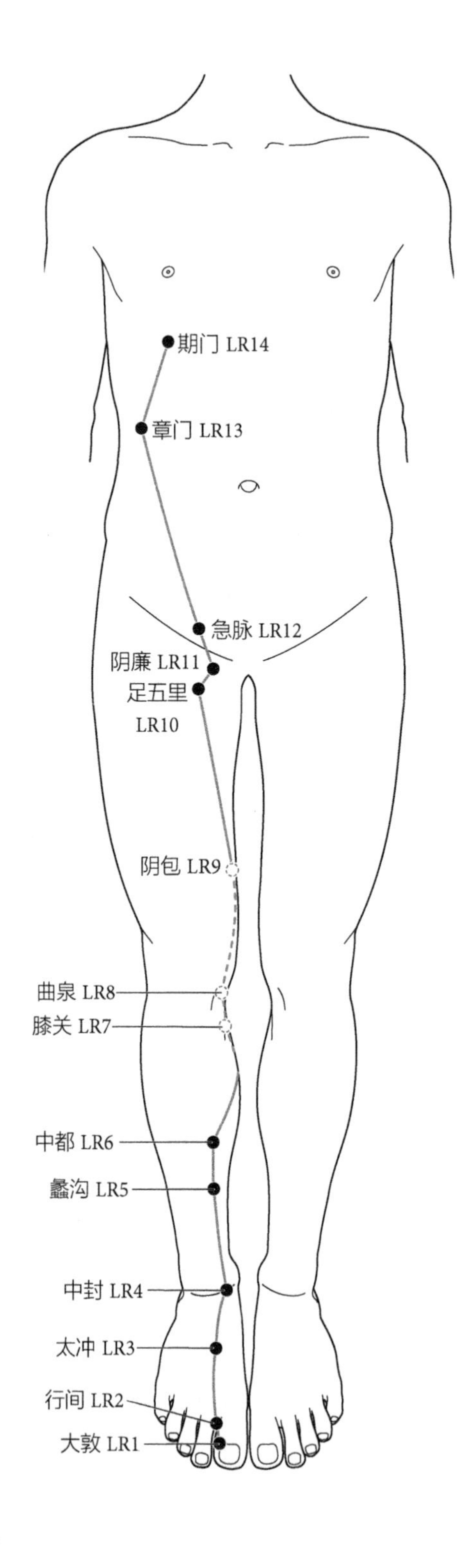

大敦 Dàdūn（LR1）

在足趾，大趾末节外侧，趾甲根角侧后方0.1寸（指寸），沿趾甲外侧画一直线与趾甲基底缘水平线交点处。

Sur le premier orteil, latéral à la phalange distale, proximal au coin latéral de l'ongle de 0,1 F-cun, à l'intersection de la ligne verticale du bord latéral de l'ongle et de la ligne horizontale de la base de l'ongle.

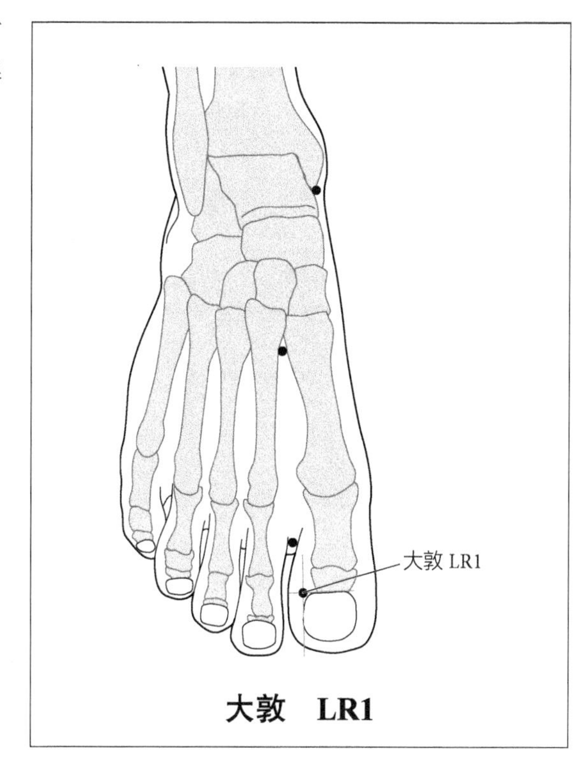

大敦 LR1

行间 Xíngjiān（LR2）

在足背，第1、2趾间，趾蹼缘后方赤白肉际处。

Sur le dos du pied, entre le premier et second orteil, proximal à l'espace palmaire, à la jonction de la peau rouge et de la peau blanche.

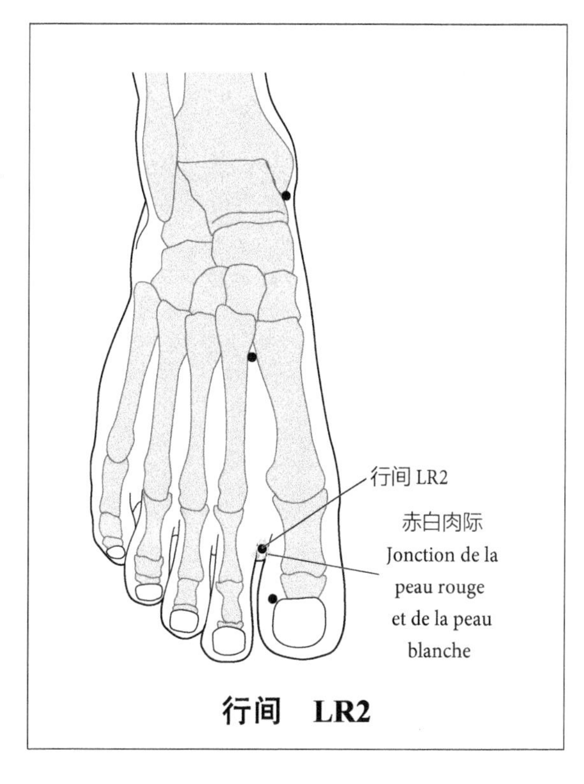

行间 LR2

太冲 Tàichōng（LR3）

在足背，第 1、2 跖骨间，跖骨底结合部前方凹陷中，足背动脉搏动处。

注：从第 1、2 跖骨间向后推移至底部的凹陷中取穴。

Sur le dos du pied, entre le premier et second os métatarsien, dans la dépression distale à la jonction des bases des deux os, sur l'artère dorsale du pied.

Note : LR3 peut être palpé dans la dépression lorsque l'on se déplace proximalement depuis LR2 dans l'intervalle entre le premier et second os métatarsien vers la base de ces deux os métatarsiens.

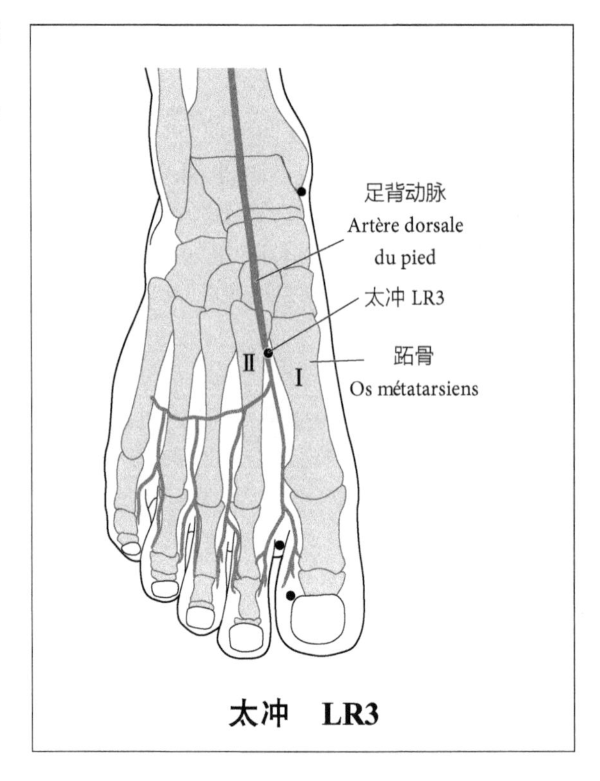

太冲 LR3

中封 zhōngfēng（LR4）

在踝前内侧，足内踝前，胫骨前肌腱的内侧缘凹陷中。

注：商丘（SP5）与解溪（ST41）中间。

Sur la face antéromédiale de la cheville, dans la dépression médiale au tendon du muscle antérieur tibial, antérieur à la malléole médiale.

Note : LR4 se trouve à mi-chemin entre SP5 et ST41.

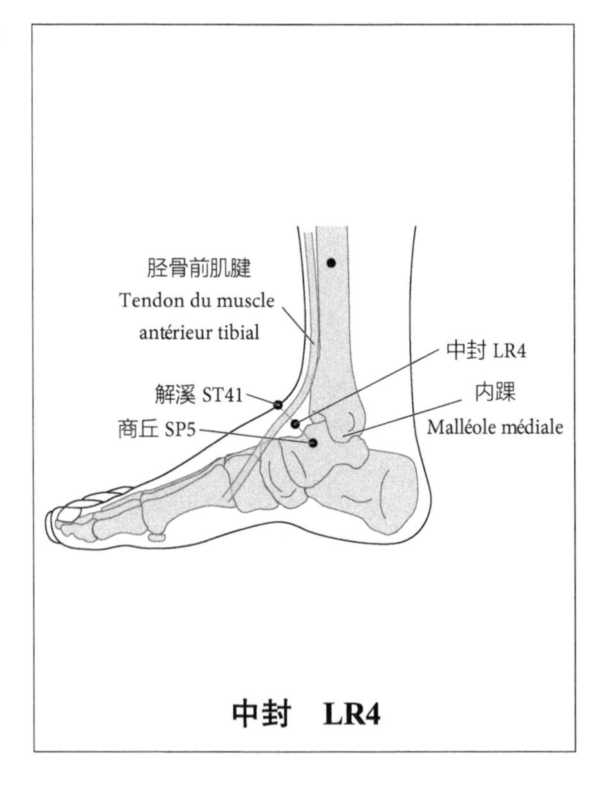

中封 LR4

蠡沟 Lígōu（LR5）

在小腿前内侧，内踝尖上 5 寸，胫骨内侧缘（面）的中央。

注：髌尖与内踝尖连线的上 2/3 与下 1/3 交点，胫骨内侧缘（面）的中央，横平筑宾（KI9）。

Sur la face antéromédiale du mollet, au centre de la surface médiale du tibia, supérieur à la proéminence de la malléole tibiale de 5 B-cun.

Note : LR5 se trouve au même niveau que la jonction des deux tiers supérieurs et du tiers inférieur de la ligne reliant l'apex de la patella et la proéminence de la malléole médiale, au centre de la surface médiale du tibia, au même niveau que KI9.

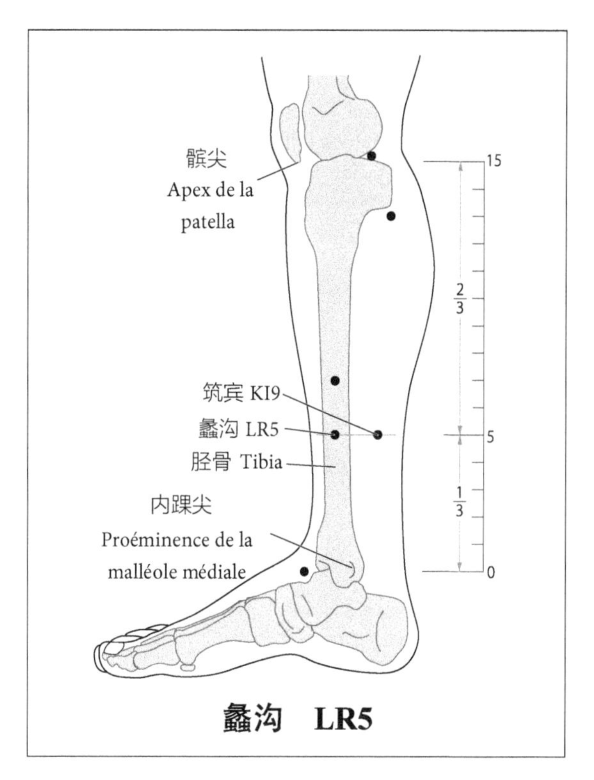

蠡沟 LR5

中都 Zhōngdū（LR6）

在小腿前内侧，内踝尖上 7 寸，胫骨内侧缘（面）的中央。

注：髌尖与内踝尖连线中点下 0.5 寸，胫骨内侧缘（面）的中央。

Sur la face antéromédiale du mollet, au centre de la surface médiale du tibia, supérieur à la proéminence de la malléole médiale de 7 B-cun.

Note : LR6 est inférieur au point médian de la ligne reliant l'apex de la patella et la proéminence de la malléole médiale, au centre de la surface médiale du tibia.

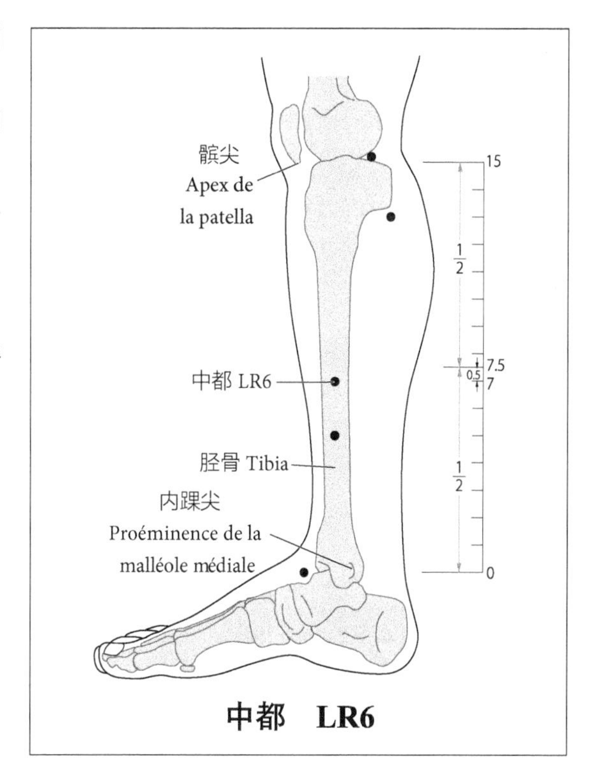

中都 LR6

膝关 Xīguān（LR7）

在小腿内侧，胫骨内侧髁的下方，阴陵泉（SP9）后 1 寸。

Sur la face tibiale du mollet, inférieur au condyle médial du tibia, postérieur à SP9 de 1 B-cun.

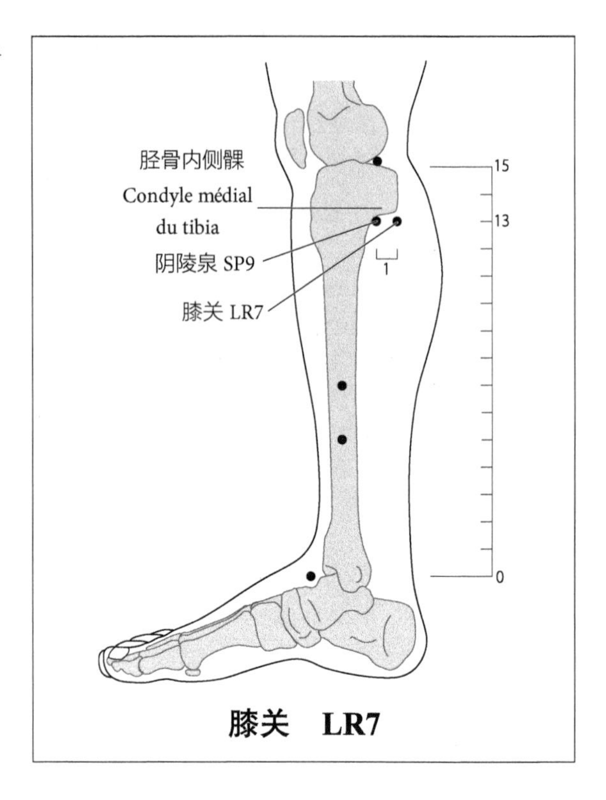

膝关 LR7

曲泉 Qūquán（LR8）

在膝内侧，腘横纹内侧端，半腱肌和半膜肌肌腱内缘凹陷中。[11]

注：屈膝，在膝横纹内侧端最明显的肌腱内侧凹陷中取穴。

Sur la face médiale du genou, dans la dépression médiale aux tendons du muscle semi-tendineux et du muscle semi-membraneux, à l'extrémité médiale de la fosse poplitée.

Note : lorsque le genou est en flexion, LR8 se trouve dans la dépression médiale au tendon le plus proéminent de l'extrémité médiale de la fosse poplitée.

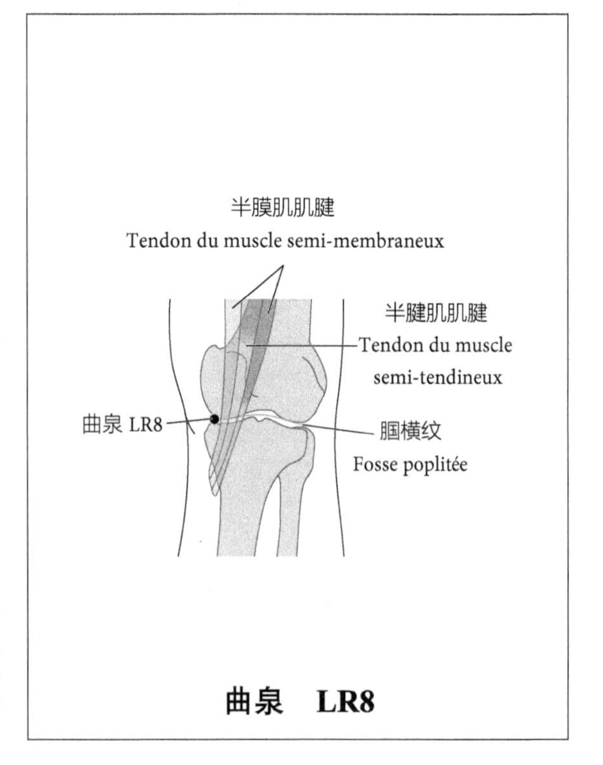

曲泉 LR8

[11] 曲泉在半腱肌肌腱的内侧，而图上标在了半膜肌肌腱的内侧。LR8 se trouve sur le rebord interne du tendon du muscle semi-tendineux et non sur le rebord interne du tendon du muscle semi-membraneux comme indiqué sur l'illustration.

阴包 Yīnbāo（LR9）

在股内侧，髌底上 4 寸，股薄肌与缝匠肌之间。

注：大腿稍屈，稍外展，用力收缩肌肉，显露出明显的缝匠肌，在其后缘取穴。

Sur la face médiale de la cuisse, entre les muscles gracile et sartorius, proximal à la base de la patella de 4 B-cun.

Note : lorsque la cuisse est en flexion légère et en abduction et avec le muscle contracté, le muscle sartorius devient plus apparent. LR9 est postérieur au muscle sartorius.

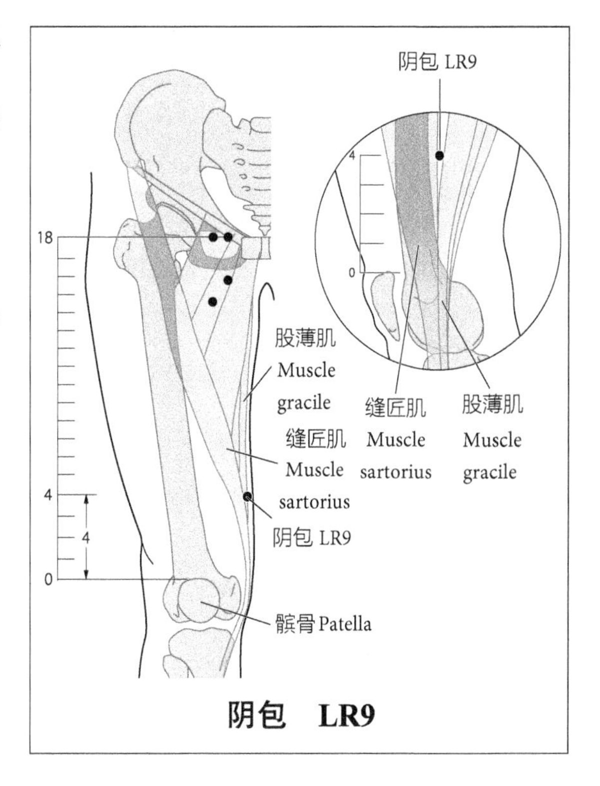

阴包 LR9

足五里 Zúwǔlǐ（LR10）

在股内侧，气冲（ST30）直下 3 寸，动脉搏动处。[12]

Sur la face médiale de la cuisse, distal à ST30 de 3 B-cun, sur l'artère.

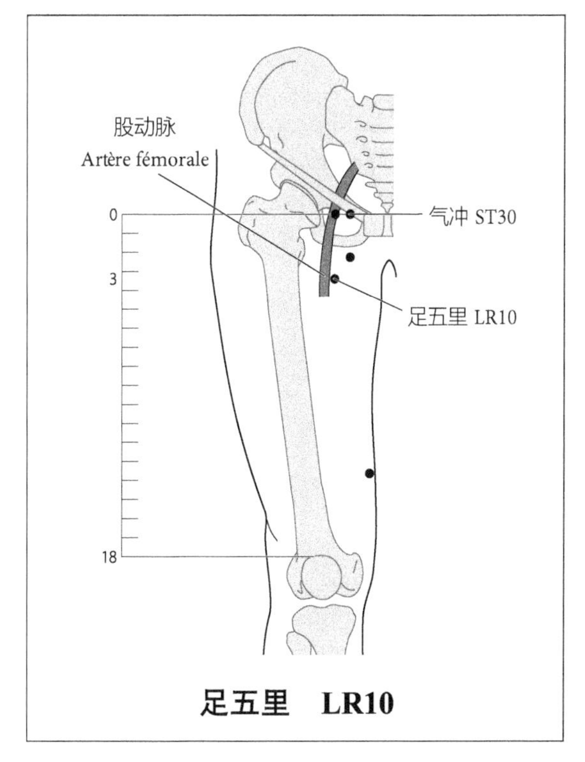

足五里 LR10

[12] 根据文本，该穴与阴廉均在气冲穴直下，而图中此三穴明显不在一线。Selon le texte, ce point et LR11 devraient être directement inférieurs à ST30. Sur l'illus-tration, ces points ne se trouvent pas sur la même ligne.

阴廉 Yīnlián (LR11)

在股内侧，气冲（ST30）直下 2 寸。

注：稍屈髋，屈膝，外展，大腿抗阻力内收时显露出长收肌。阴廉（LR11）位于长收肌的外缘。

Sur la face médiale de la cuisse, distal à ST30 de 2 B-cun.

Note : LR11 est latéral au muscle long adducteur. Lorsque la cuisse est en adduction, contre résistance et que l'articulation du bassin est légèrement fléchie et en abduction, le genou fléchi, le muscle long adducteur devient plus visible.

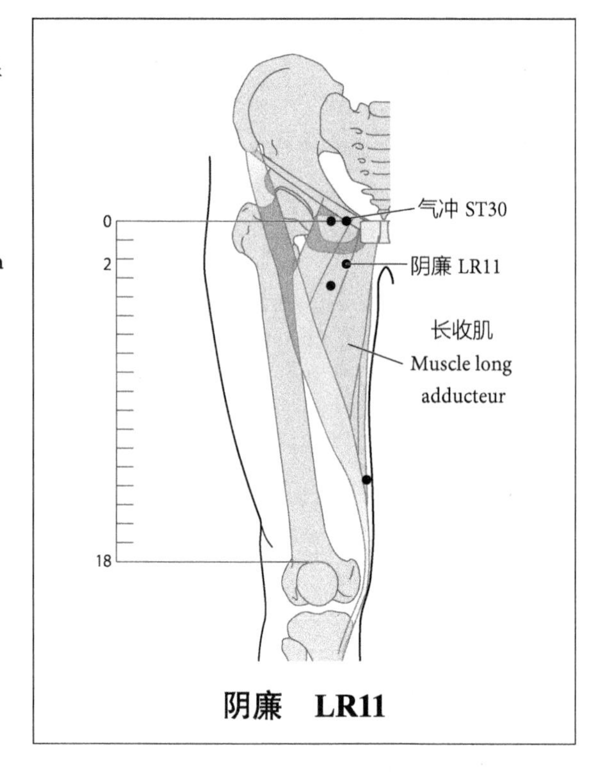

阴廉 LR11

急脉 Jímài (LR12)

在腹股沟，横平耻骨联合上缘，前正中线旁开 2.5 寸。

Dans la région de l'aine, au même niveau que le rebord supérieur de la symphyse pubienne, latéral à la ligne médiane antérieure de 2,5 B-cun.

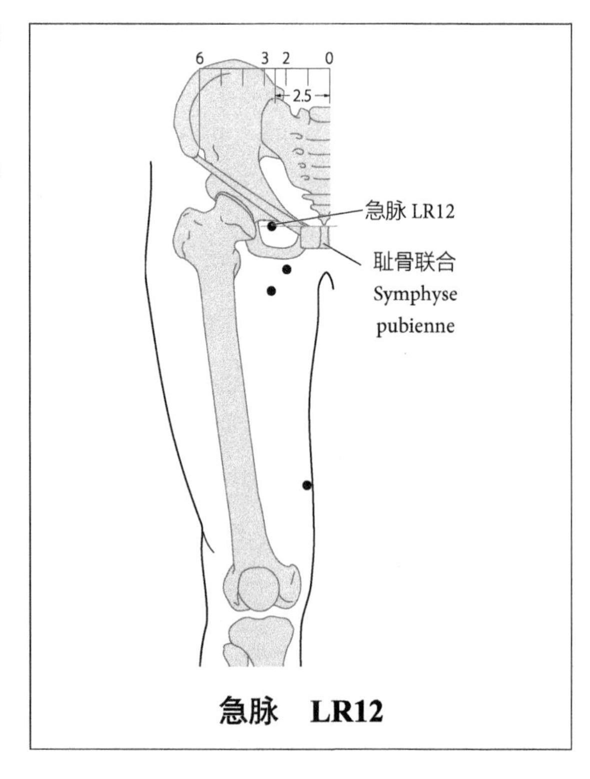

急脉 LR12

章门 Zhāngmén（LR13）

在侧腹部，当第 11 肋骨游离端的下际。

注：侧卧举臂，在肋弓下缘可触摸到第 11 肋骨游离端，在其下际取穴。

Sur l'abdomen latéral, inférieur à l'extrémité libre de la onzième côte.

Note : lorsque sujet est en décubitus latéral avec l'épaule en flexion, LR13 se trouve à l'extrémité libre de la onzième côte qui peut être palpée sous le rebord inférieur de l'arc costal.

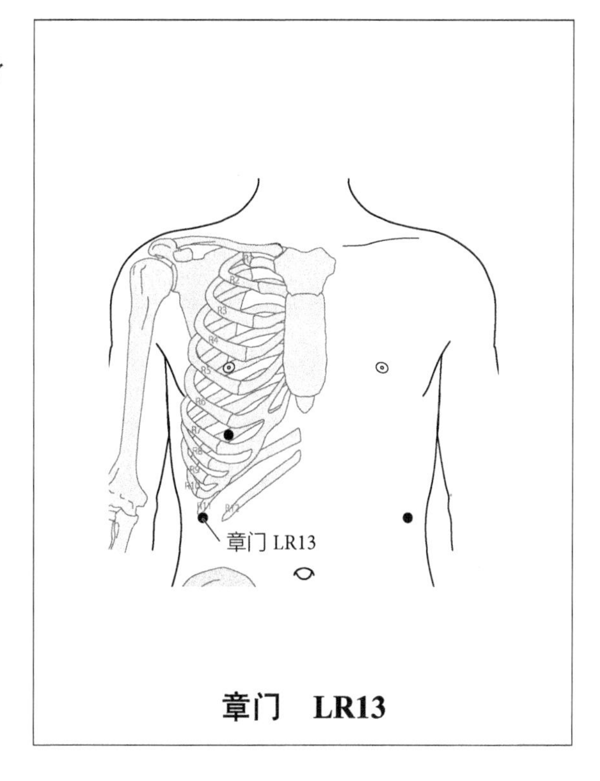

章门 LR13

期门 Qīmén（LR14）

在前胸部，第 6 肋间隙，前正中线旁开 4 寸。

注：当乳头直下，不容（ST19）旁开 2 寸处取穴。女性在锁骨中线与第 6 肋间隙交点处。

Dans la région thoracique antérieure, dans le sixième espace intercostal, latéral à la ligne médiane antérieure de 4 B-cun.

Note : LR14 est inférieur au centre du mamelon, latéral à ST19 de 2 B-cun, à l'intersection de la ligne médioclaviculaire et du sixième espace intercostal.

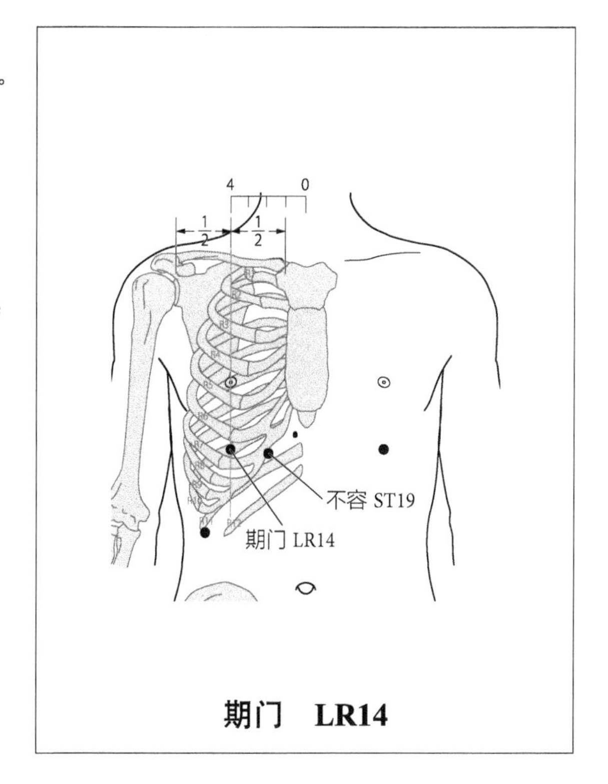

期门 LR14

督脉

Méridien Du (*Vaisseau Gouverneur*)

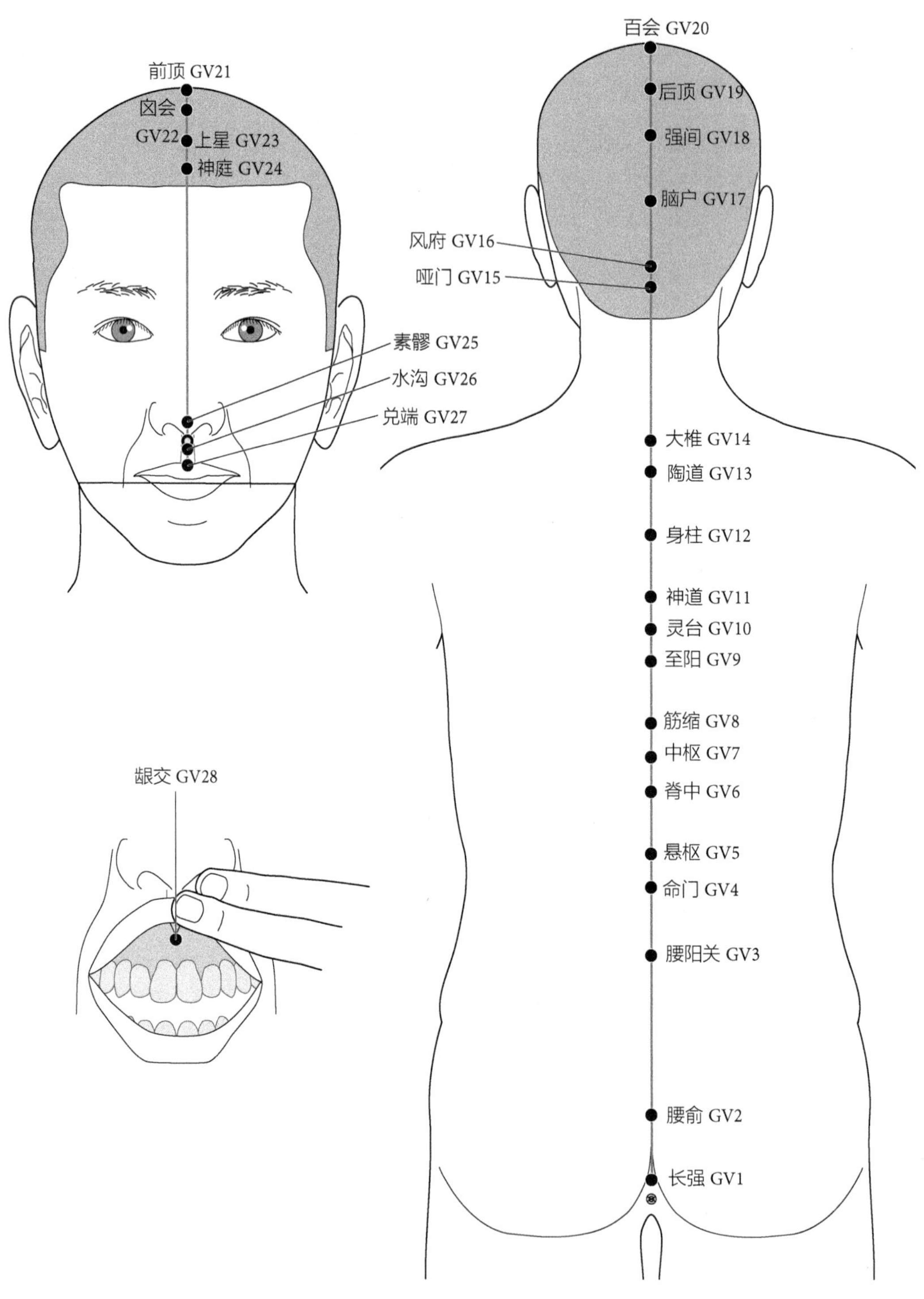

长强 Chángqiáng（GV1）

在会阴区，尾骨下方，尾骨端与肛门连线的中点处。[13]

注：俯卧位或胸膝位取穴。

Dans la région périnéale, inférieur au coccyx, à mi-chemin entre la pointe du coccyx et l'anus.

Note : le sujet peut être en décubitus ventral ou en position genu-pectorale.

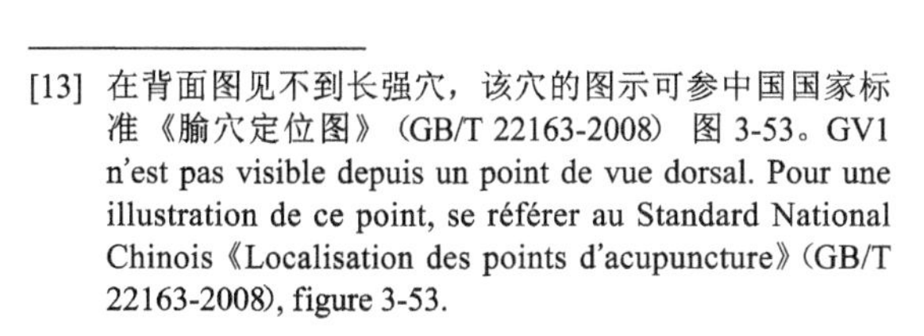

[13] 在背面图见不到长强穴，该穴的图示可参中国国家标准《腧穴定位图》（GB/T 22163-2008） 图 3-53。GV1 n'est pas visible depuis un point de vue dorsal. Pour une illustration de ce point, se référer au Standard National Chinois《Localisation des points d'acupuncture》(GB/T 22163-2008), figure 3-53.

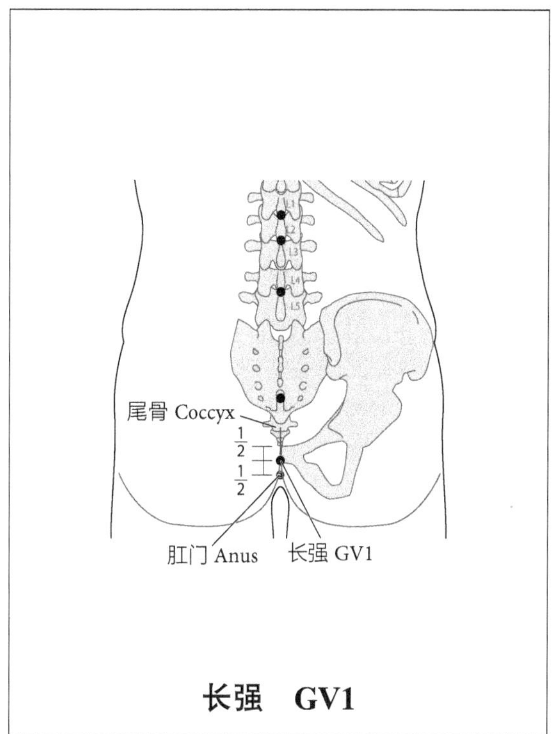

长强 GV1

腰俞 Yāoshū（GV2）

在骶部，正对骶管裂孔，后正中线上。

注：臀裂正上方的小凹陷即骶管裂孔。

Dans la région sacrée, au niveau du hiatus sacré, sur la ligne médiane postérieure.

Note : le hiatus sacré est un petit creux directement au-dessus du sillon interfessier.

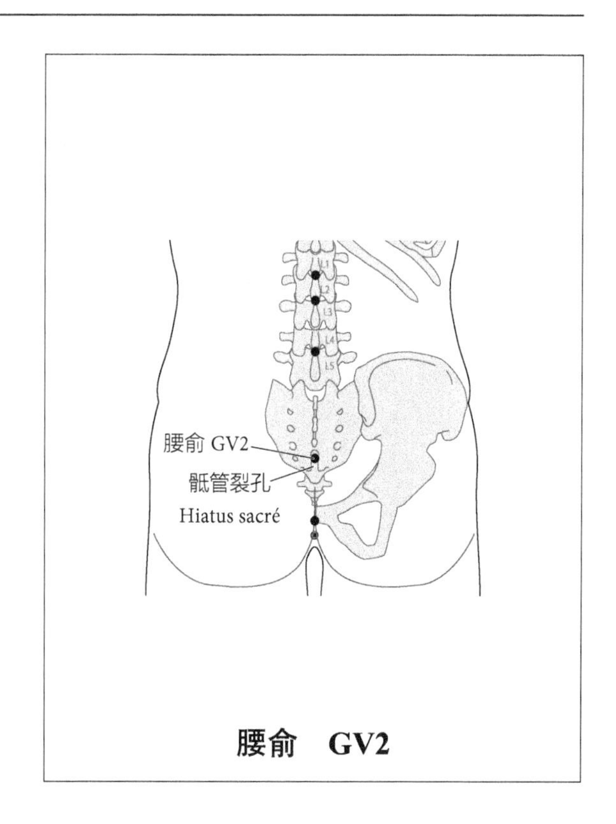

腰俞 GV2

腰阳关 Yāoyángguān (GV3)

在腰部，第 4 腰椎棘突下凹陷中，后正中线上。

注：先找到髂嵴最高点，此两点连线的中点即第 4 腰椎棘突下缘，即本穴。

Dans la région lombaire, dans la dépression inférieure à l'apophyse épineuse de la quatrième vertèbre lombaire (L4), sur la ligne médiane postérieure.

Note : GV3 peut être localisé en palpant d'abord les points les plus proéminents de la crête iliaque. L'apophyse épineuse de la quatrième vertèbre lombaire peut être trouvée à mi-chemin entre les deux points les plus élevés des deux crêtes iliaques.

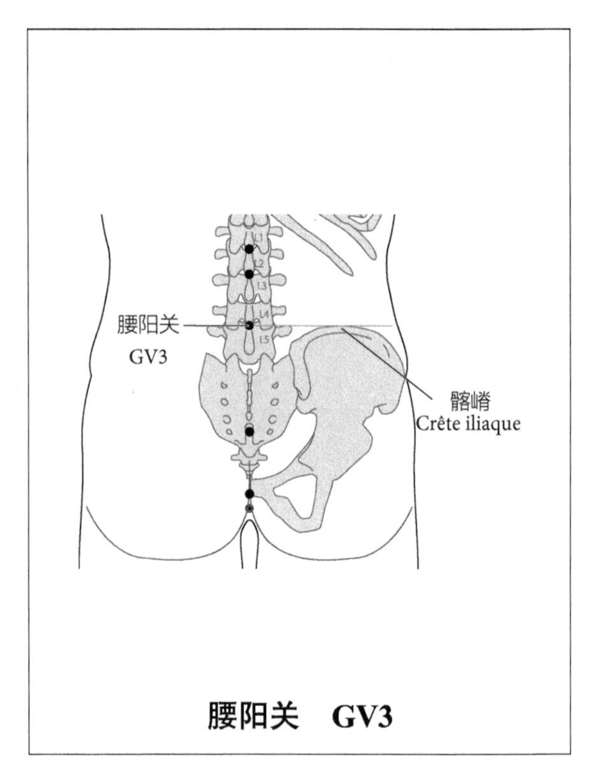

腰阳关 GV3

命门 Mìngmén (GV4)

在腰部，第 2 腰椎棘突下凹陷中，后正中线上。

Dans la région lombaire, dans la dépression inférieure à l'apophyse épineuse de la seconde vertèbre lombaire (L2), sur la ligne médiane postérieure.

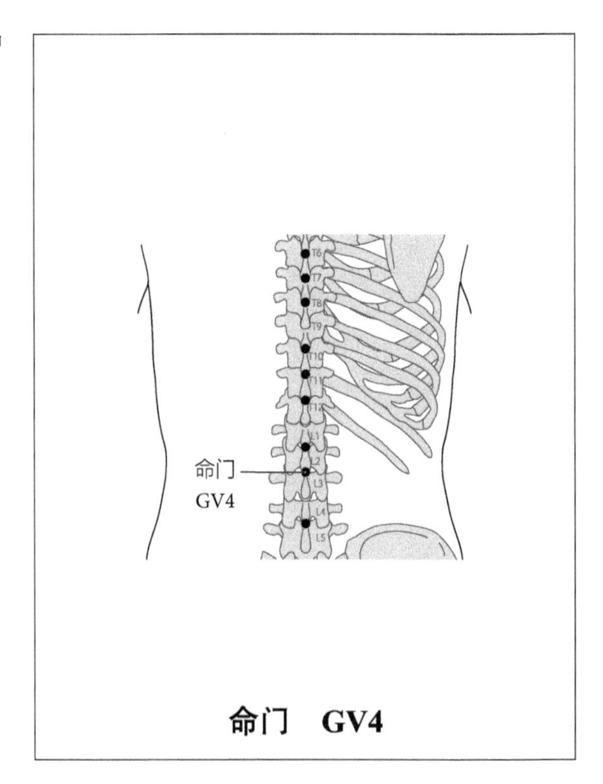

命门 GV4

悬枢 Xuánshū（GV5）

在腰部，第 1 腰椎棘突下凹陷中，后正中线上。

Dans la région lombaire, dans la dépression inférieure à l'apophyse épineuse de la première vertèbre lombaire（L1）, sur la ligne médiane postérieure.

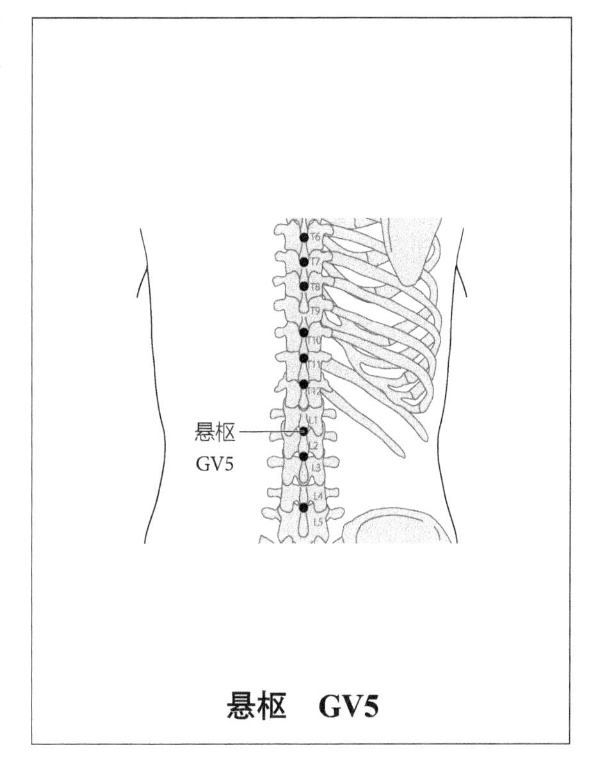

悬枢 GV5

脊中 Jǐzhōng（GV6）

在背部，第 11 胸椎棘突下凹陷中，后正中线上。

Dans la région dorsale supérieure, dans la dépression inférieure à l'apophyse épineuse de la onzième vertèbre thoracique（Th11）, sur la ligne médiane postérieure.

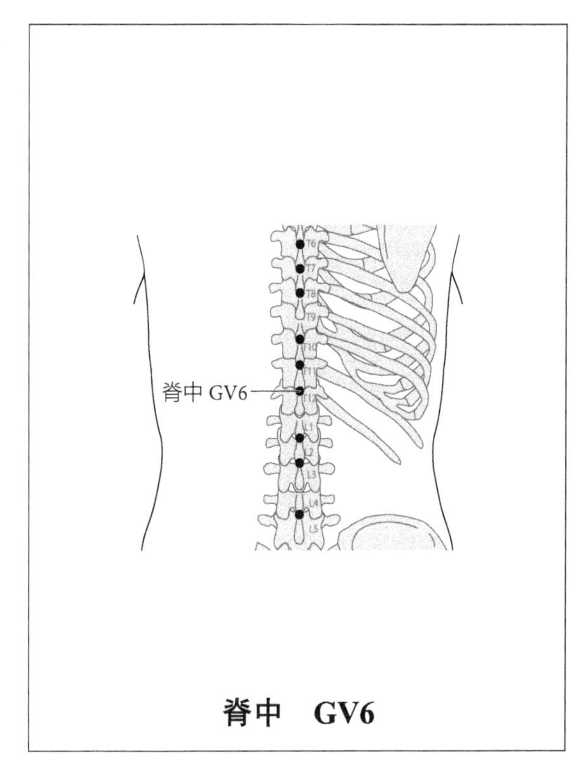

脊中 GV6

中枢 Zhōngshū（GV7）

在背部，第 10 胸椎棘突下凹陷中，后正中线上。

Dans la région dorsale supérieure, dans la dépression inférieure à l'apophyse épineuse de la dixième vertèbre thoracique (Th10), sur la ligne médiane postérieure.

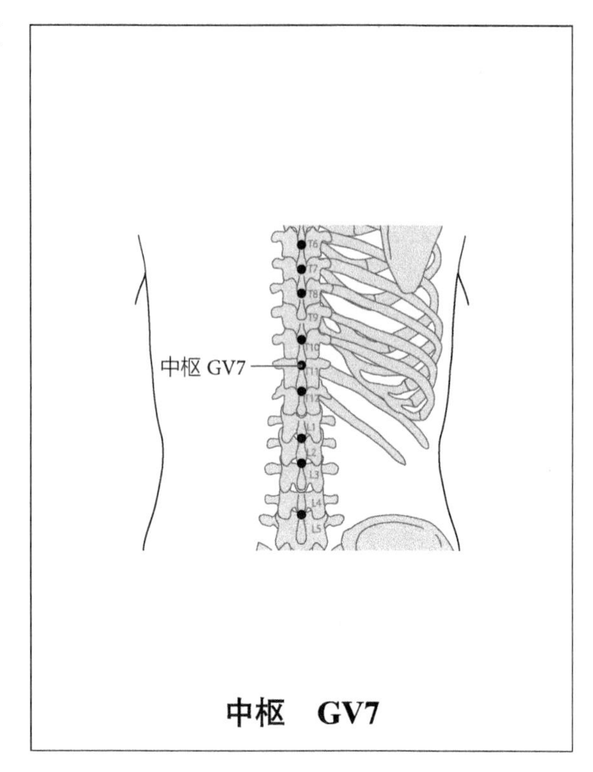

中枢 GV7

筋缩 Jīnsuō（GV8）

在背部，第 9 胸椎棘突下凹陷中，后正中线上。

Dans la région dorsale supérieure, dans la dépression inférieure à l'apophyse épineuse de la neuvième vertèbre thoracique (Th9), sur la ligne médiane postérieure.

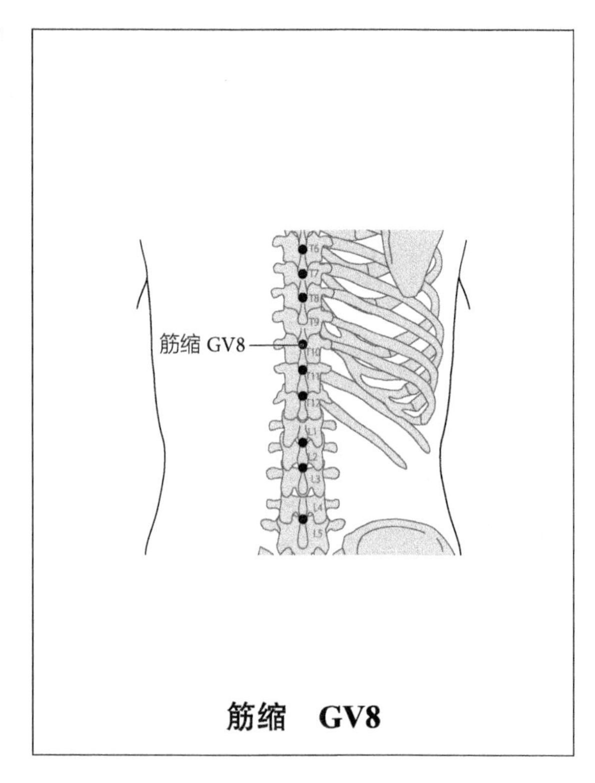

筋缩 GV8

至阳 Zhìyáng（GV9）

在背部，第 7 胸椎棘突下凹陷中，后正中线上。

注：当后正中线与肩胛骨下角水平线交点处，第 7 胸椎棘突下凹陷中。

Dans la région dorsale supérieure, dans la dépression inférieure à l'apophyse épineuse de la septième vertèbre thoracique（Th7), sur la ligne médiane postérieure.

Note : se trouve dans la dépression inférieure à l'apophyse épineuse de la septième vertèbre thoracique（Th7), ce qui est à l'intersection de deux lignes imaginaires : la ligne médiane postérieure et la ligne horizontale du rebord inférieur de l'angle de l'omoplate.

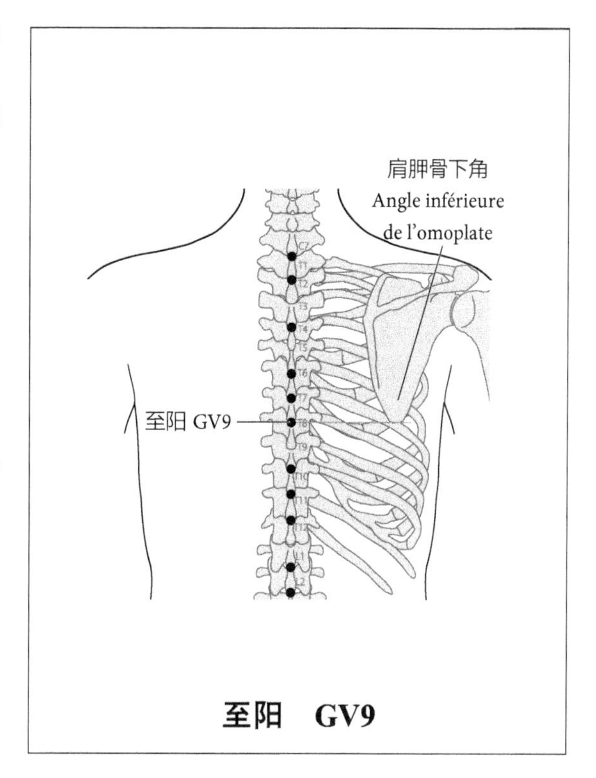

至阳 GV9

灵台 Língtái（GV10）

在背部，第 6 胸椎棘突下凹陷中，后正中线上。

Dans la région dorsale supérieure, dans la dépression inférieure à l'apophyse épineuse de la sixième vertèbre thoracique（Th6), sur la ligne médiane postérieure.

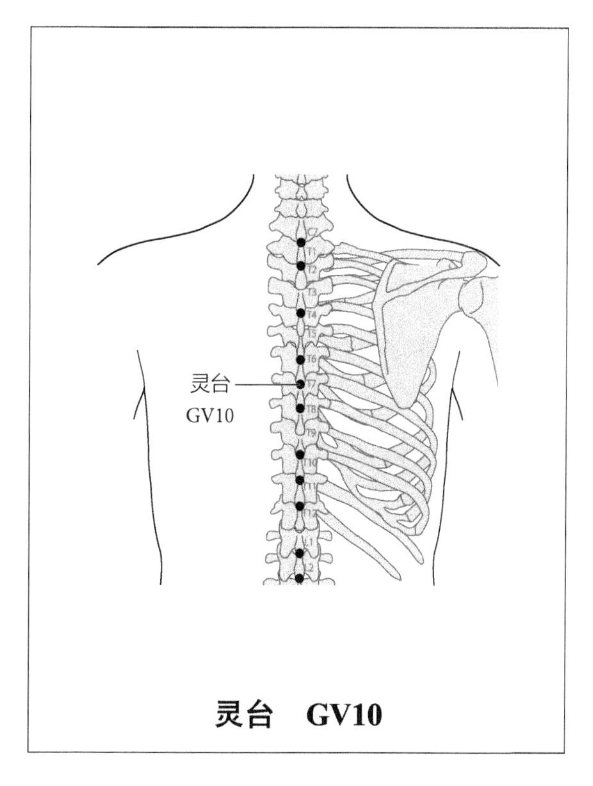

灵台 GV10

神道 Shéndào (GV11)

在背部，第 5 胸椎棘突下凹陷中，后正中线上。

Dans la région dorsale supérieure, dans la dépression inférieure à l'apophyse épineuse de la cinquième vertèbre thoracique (Th5), sur la ligne médiane postérieure.

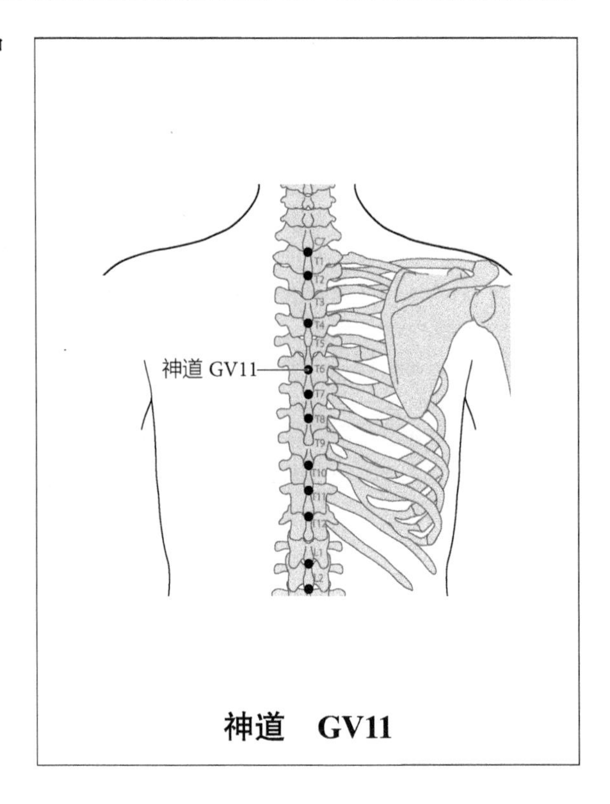

神道 GV11

身柱 Shēnzhù (GV12)

在背部，第 3 胸椎棘突下凹陷中，后正中线上。

注：当后正中线与两肩胛冈内端连线的交点处，第 3 胸椎棘突下凹陷中。

Dans la région dorsale supérieure, dans la dépression inférieure à l'apophyse épineuse de la troisième vertèbre thoracique (Th3), sur la ligne médiane postérieure.

Note : se trouve dans la dépression inférieure à l'apophyse épineuse de la troisième vertèbre thoracique (Th3), ce qui est à l'intersection de deux lignes imaginaires : la ligne médiane postérieure et la ligne horizontale de l'extrémité médiale de l'épine de l'omoplate.

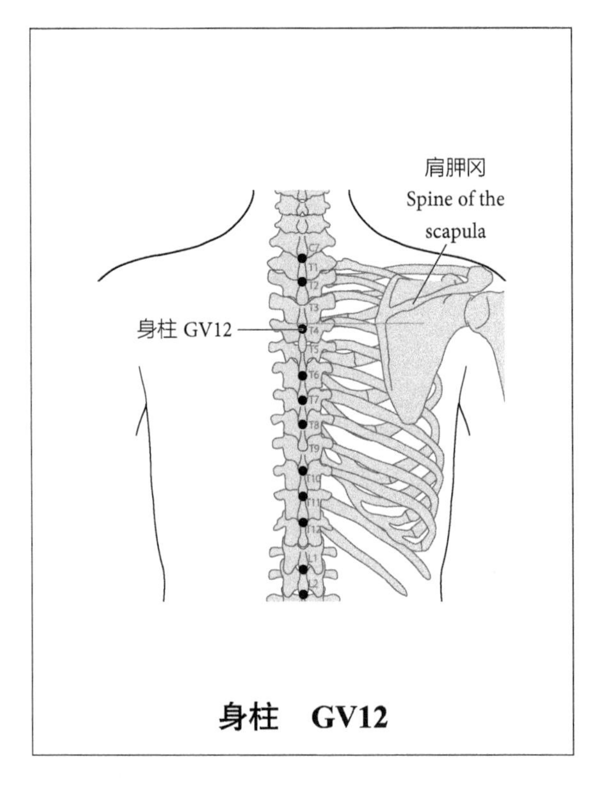

身柱 GV12

陶道 Táodào（GV13）

在背部，第 1 胸椎棘突下凹陷中，后正中线上。

Dans la région dorsale supérieure, dans la dépression inférieure à l'apophyse épineuse de la première vertèbre thoracique (Th1), sur la ligne médiane postérieure.

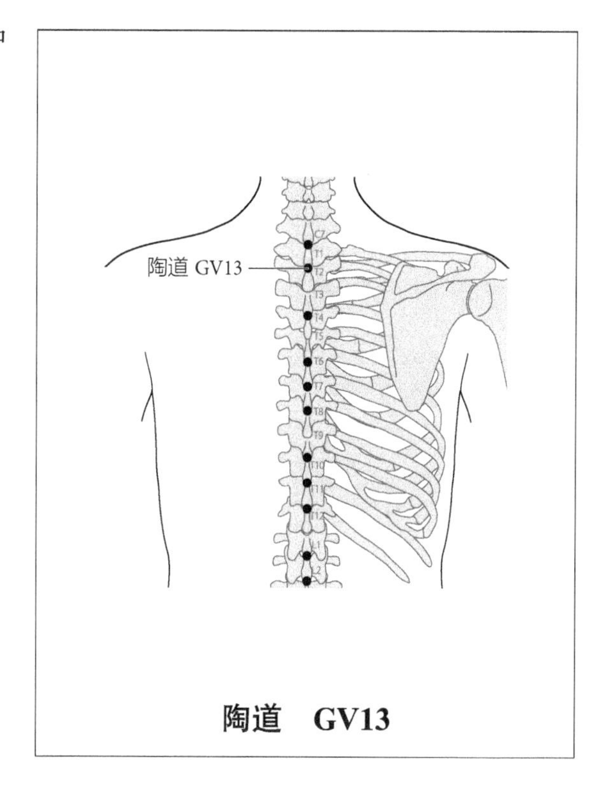

陶道 GV13

大椎 Dàzhuī（GV14）

在颈后部，第 7 颈椎棘突下凹陷中，后正中线上。

注 1：坐姿，头部中间位，于颈后隆起最高者为第 7 颈椎棘突，低头时容易触到。

注 2：稍低头，第 7 颈椎可随头左右旋转而轻微旋转。

Sur la région postérieure du cou, dans la dépression inférieure à l'apophyse épineuse de la septième vertèbre cervicale (C7), sur la ligne médiane postérieure.

Note 1 : lorsque la tête se trouve dans une position neutre et que le sujet est assis, le site le plus proéminent de la face postérieure du cou est l'apophyse épineuse de la septième vertèbre cervicale (C7). La flexion de la tête peut faciliter la palpation de l'apophyse épineuse de C7.

Note 2 : une légère rotation de C7 peut être ressentie en tournant la tête tout en gardant une flexion légère.

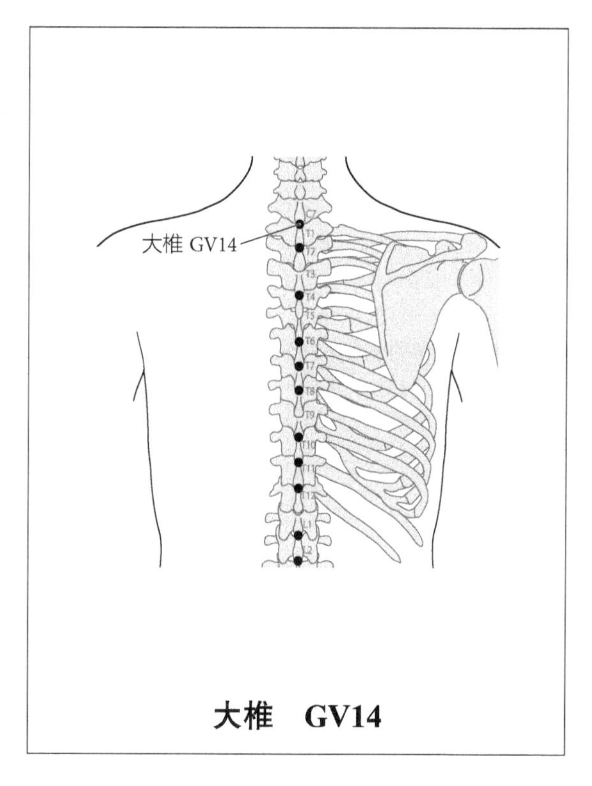

大椎 GV14

哑门 Yǎmén（GV15）

在颈后部，第 2 颈椎棘突上凹陷中，后正中线上。

注：先定风府（GV16），再于风府（GV16）下 0.5 寸取本穴。

Dans la région postérieure du cou, dans la dépression supérieure à l'apophyse épineuse de la seconde vertèbre cervicale (C2), sur la ligne médiane postérieure.

Note : après avoir localisé GV16, GV15 est inférieur à GV16 de 0,5 B-cun.

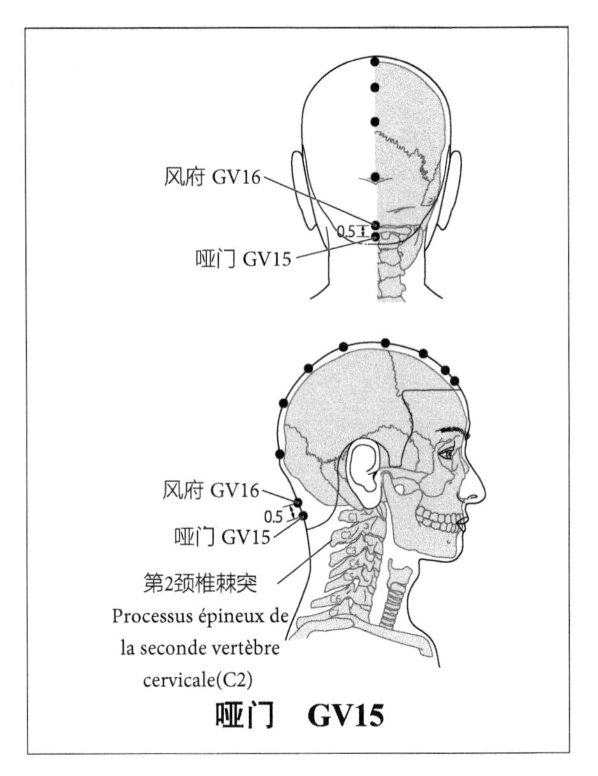

哑门 GV15

风府 Fēngfǔ（GV16）

在颈后部，枕外隆凸直下，两侧斜方肌之间凹陷中。

注：正坐，头稍仰，使斜方肌松弛，从项后发际正中上推至枕骨而止，即是本穴。

Dans la région postérieure du cou, directement inférieur à la protubérance occipitale externe, dans la dépression entre les muscles trapèzes.

Note : lorsque la tête est en extension légère dans une position assise, les muscles trapèzes sont légèrement relâchés. Remonter vers le haut depuis le point médian de la ligne cutanée postérieure vers l'os occipital pour trouver GV16.

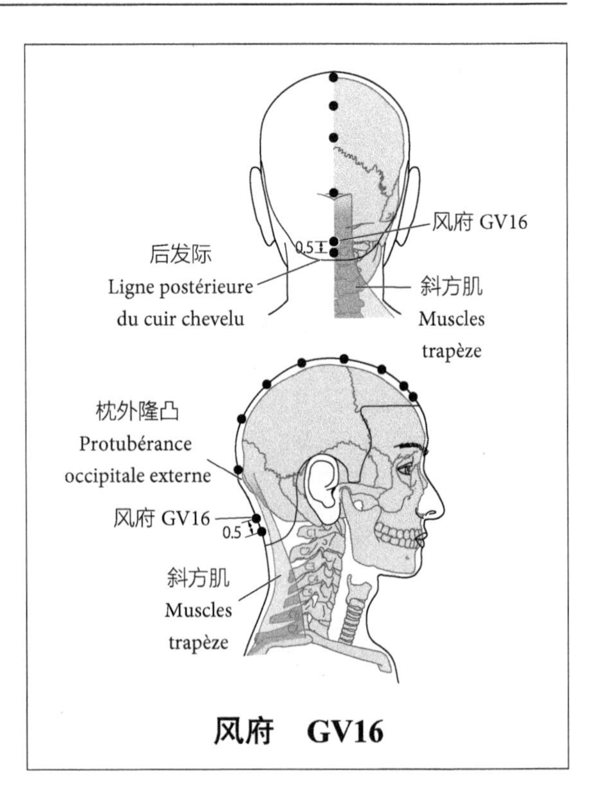

风府 GV16

脑户 Nǎohù（GV17）

在头部，枕外隆凸的上缘凹陷中。

注：后正中线与枕外隆凸的上缘交点处的凹陷中。横平玉枕（BL9）。

Sur la tête, dans la dépression supérieure à la protubérance occipitale externe.

Note : GV17 se trouve dans la dépression à l'intersection de deux lignes imaginaires : la ligne verticale de la ligne médiane postérieure et la ligne horizontale du rebord supérieur de la protubérance occipitale externe, au même niveau que BL9.

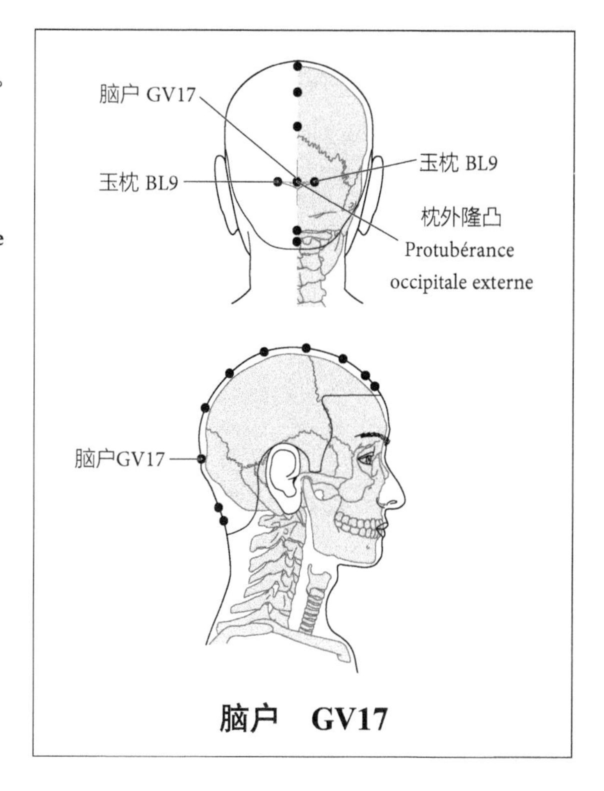

脑户 GV17

强间 Qiángjiān（GV18）

在头部，后发际正中直上 4 寸。

注：脑户（GV17）直向上 1.5 寸凹陷中。

Sur la tête, supérieur à laligne postérieure du cuir chevelu de 4 B-cun, sur la ligne médiane postérieure.

Note : GV18 se trouve dans la dépression supérieure à GV17 de 1,5 B-cun.

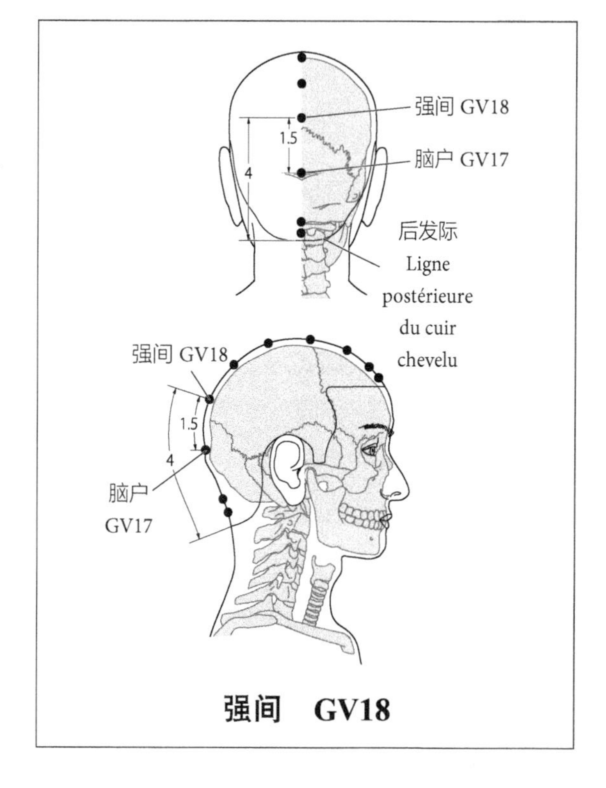

强间 GV18

后顶 Hòudǐng（GV19）

在头部，后发际正中直上 5.5 寸。

注：百会（GV20）向后 1.5 寸处。

Sur la tête, supérieur à la ligne postérieure du cuir chevelu de 5,5 B-cun, sur la ligne médiane postérieure.

Note : GV19 se trouve dans la dépression postérieure à GV20 de 1,5 B-cun.

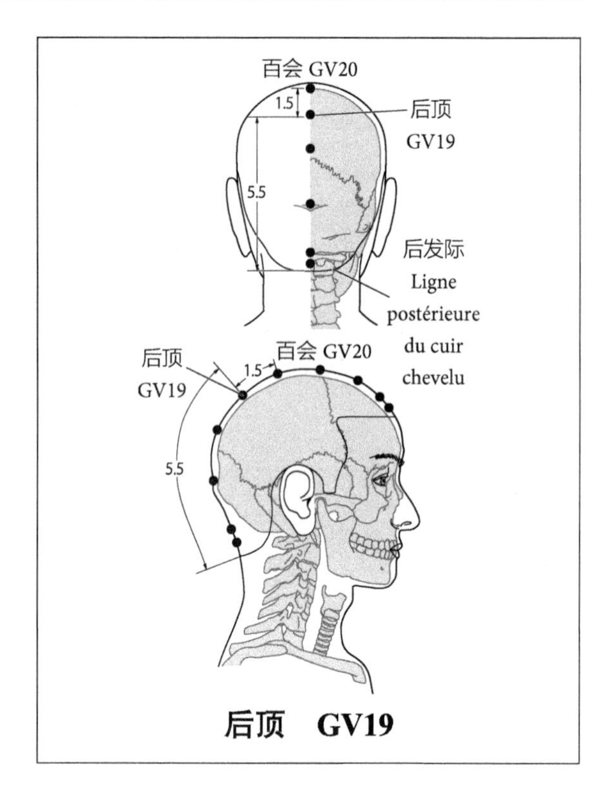

后顶 GV19

百会 Bǎihuì（GV20）

在头部，前发际正中直上 5 寸。

注 1：当前、后发际正中连线的中点向前 1 寸凹陷中。

注 2：折耳，两耳尖向上连线的中点。

Sur la tête, supérieur à la ligne postérieure du cuir chevelu de 5 B-cun, sur la ligne médiane postérieure.

Note 1 : GV20 se trouve dans la dépression antérieure de 1 B-cun au point milieu de la ligne reliant les lignes chevelues antérieure et postérieure.

Note2 : lorsque les oreilles sont repliées, GV20 se trouve au point médian de la ligne entre les apex auriculaires.

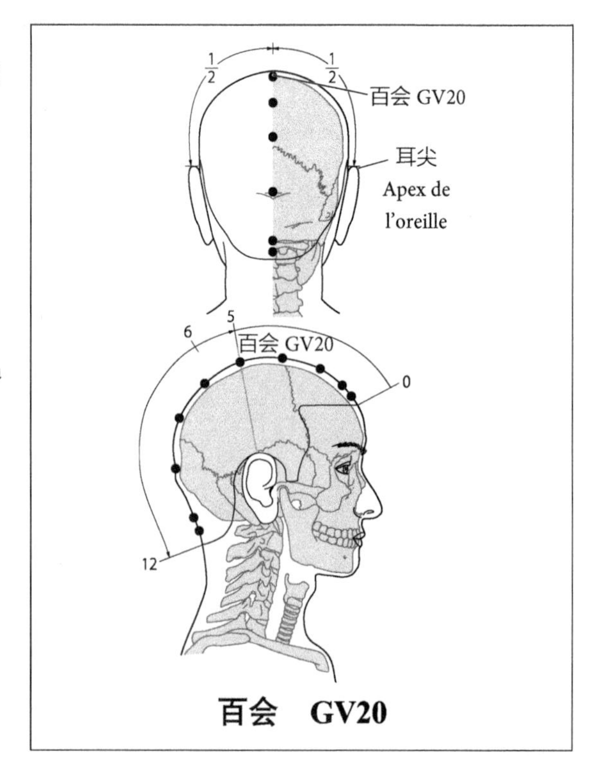

百会 GV20

前顶 Qiándǐng（GV21）

在头部，前发际正中直上 3.5 寸。

注：百会（GV20）与囟会（GV22）连线的中点。

Sur la tête, supérieur à la ligne antérieure du cuir chevelu de 3,5 B-cun, sur la ligne médiane antérieure.

Note : GV21 se trouve au point médian de la ligne reliant GV20 et GV22.

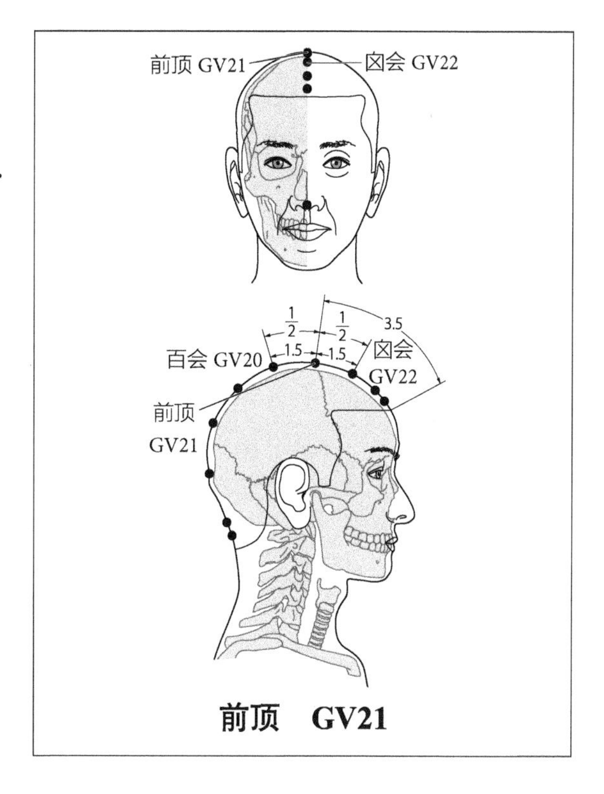

前顶 GV21

囟会 Xìnhuì（GV22）

在头部，前发际正中直上 2 寸。

Sur la tête, supérieur à la ligne antérieure du cuir chevelu de 2 B-cun, sur la ligne médiane antérieure.

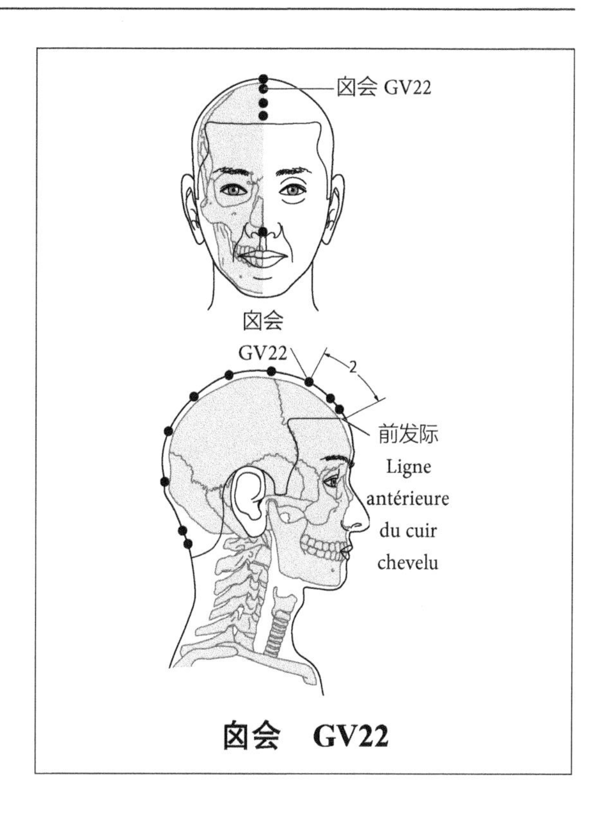

囟会 GV22

上星 Shàngxīng（GV23）

在头部，前发际正中直上 1 寸。

Sur la tête, supérieur à la ligne antérieure du cuir chevelu de 1 B-cun, sur la ligne médiane antérieure.

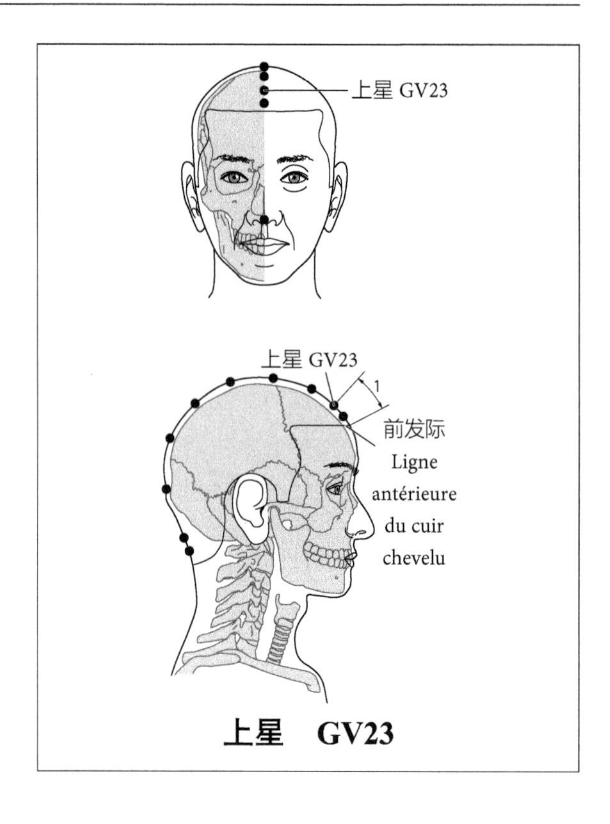

上星 GV23

神庭 Shéntíng（GV24）

在头部，前发际正中直上 0.5 寸。

注：发际不明或变异者，从眉心直上 3.5 寸处取穴。

Sur la tête, supérieur à la ligne antérieure du cuir chevelu de 0,5 B-cun, sur la ligne médiane antérieure.

Note : lorsque la ligne antérieure du cuir chevelu n'est pas apparente ou est modifiée, GV24 est supérieur au point médian de la ligne entre les extrémités médiales des sourcils de 2,5 B-cun.

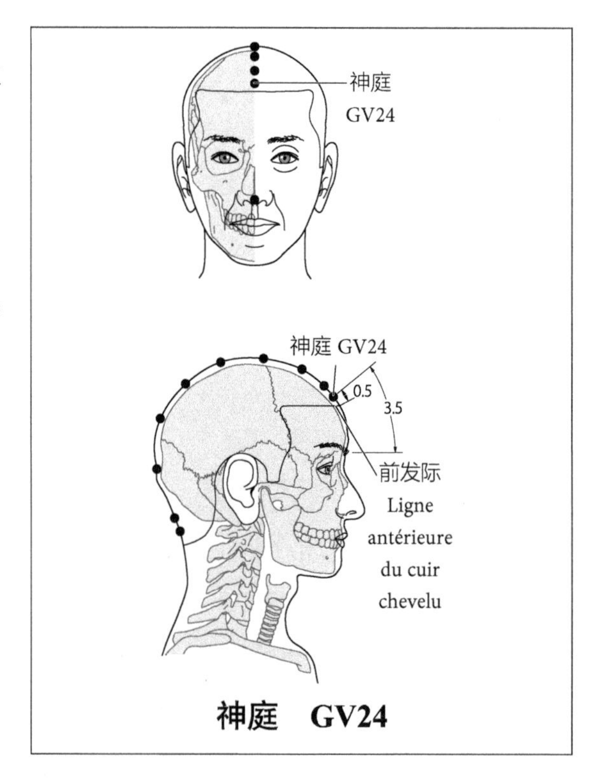

神庭 GV24

素髎 Sùliáo（GV25）

在面部，鼻尖的正中央。

Sur le visage, sur la pointe du nez.

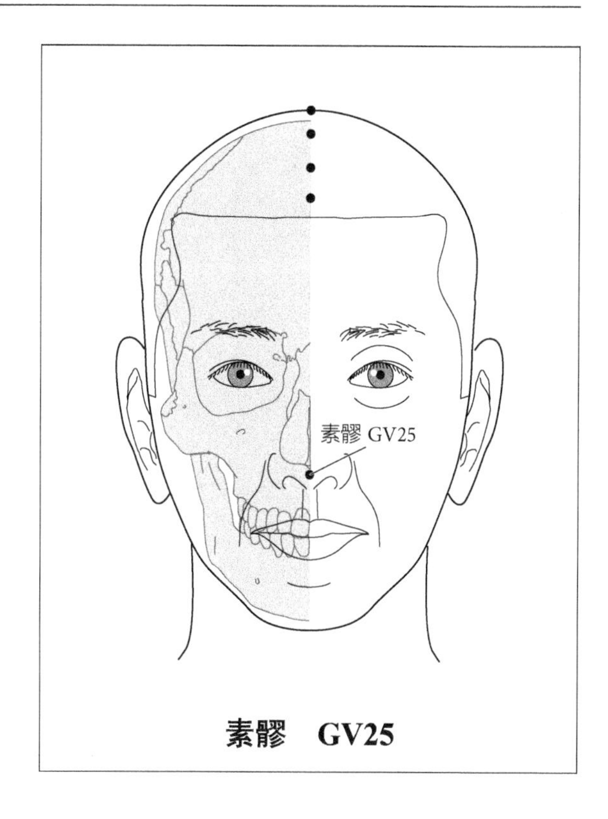

素髎 GV25

水沟 Shuǐgōu（GV26）

在面部，人中沟的中间。

备注：替代定位：在面部，人中沟的上 1/3 与下 2/3 交点处。

Sur le visage, au milieu du philtrum.

Remarque : localisation alternative pour GV26 : à l'intersection du tiers supérieur et des deux tiers inférieurs du philtrum.

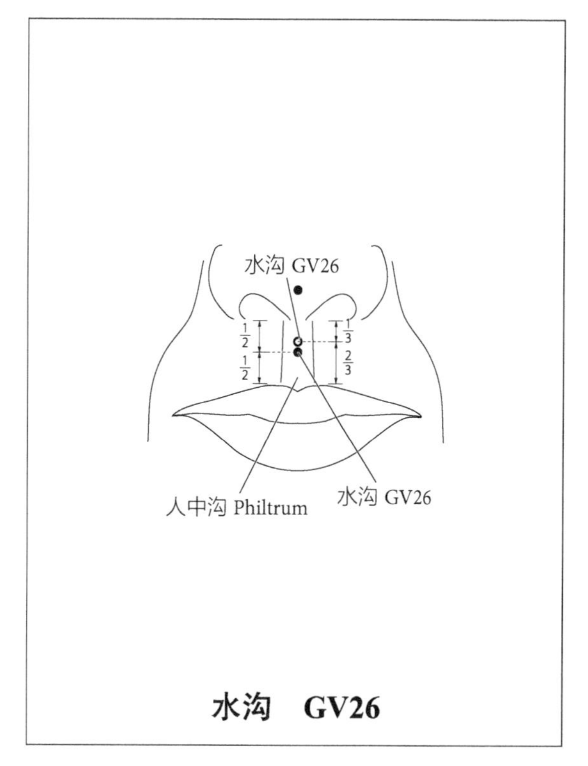

水沟 GV26

兑端 Duìduān（GV27）

在面部，上唇结节的中点。

Sur le visage, au milieu du tubercule de la lèvre supérieure.

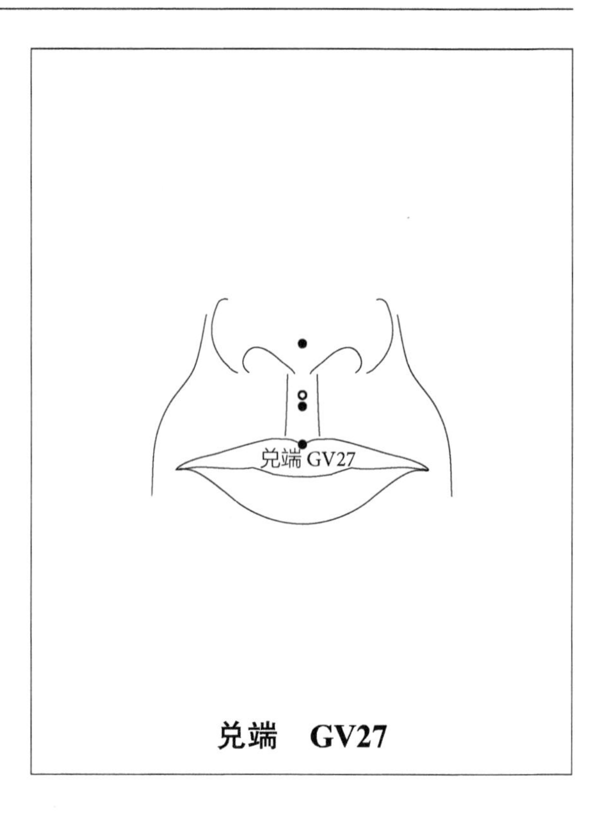

兑端 GV27

龈交 Yínjiāo（GV28）

在面部，在上唇内，上唇系带与上牙龈的交点。

注：正坐仰头，提起上唇，于上唇系带与齿龈之移行处取穴。

Sur le visage, à l'intérieur de la lèvre supérieure, à la jonction du frein de la lèvre supérieure et de la gencive supérieure.

Note : en position assise avec la tête en extension et la lèvre supérieure relevée, GV28 se trouve à la jonction du frein de la lèvre supérieure et de la gencive supérieure.

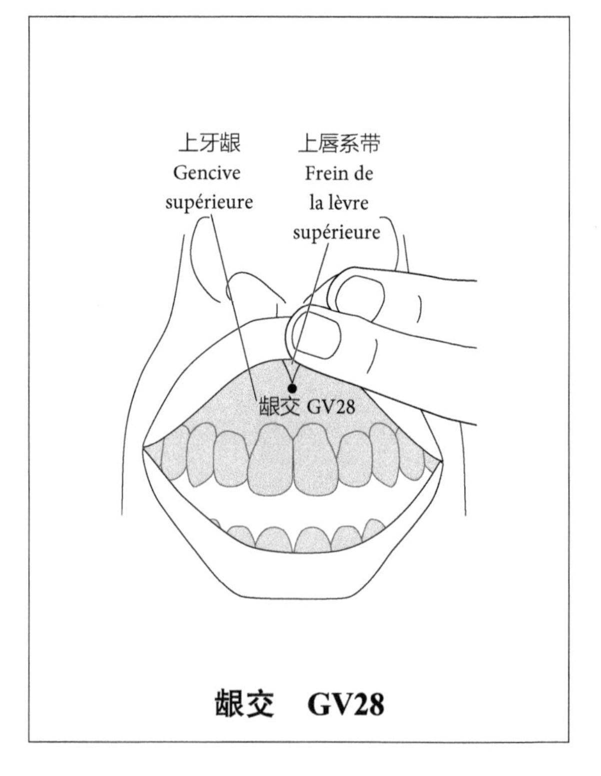

龈交 GV28

任脉　Méridien Ren（*Vaisseau Conception*）

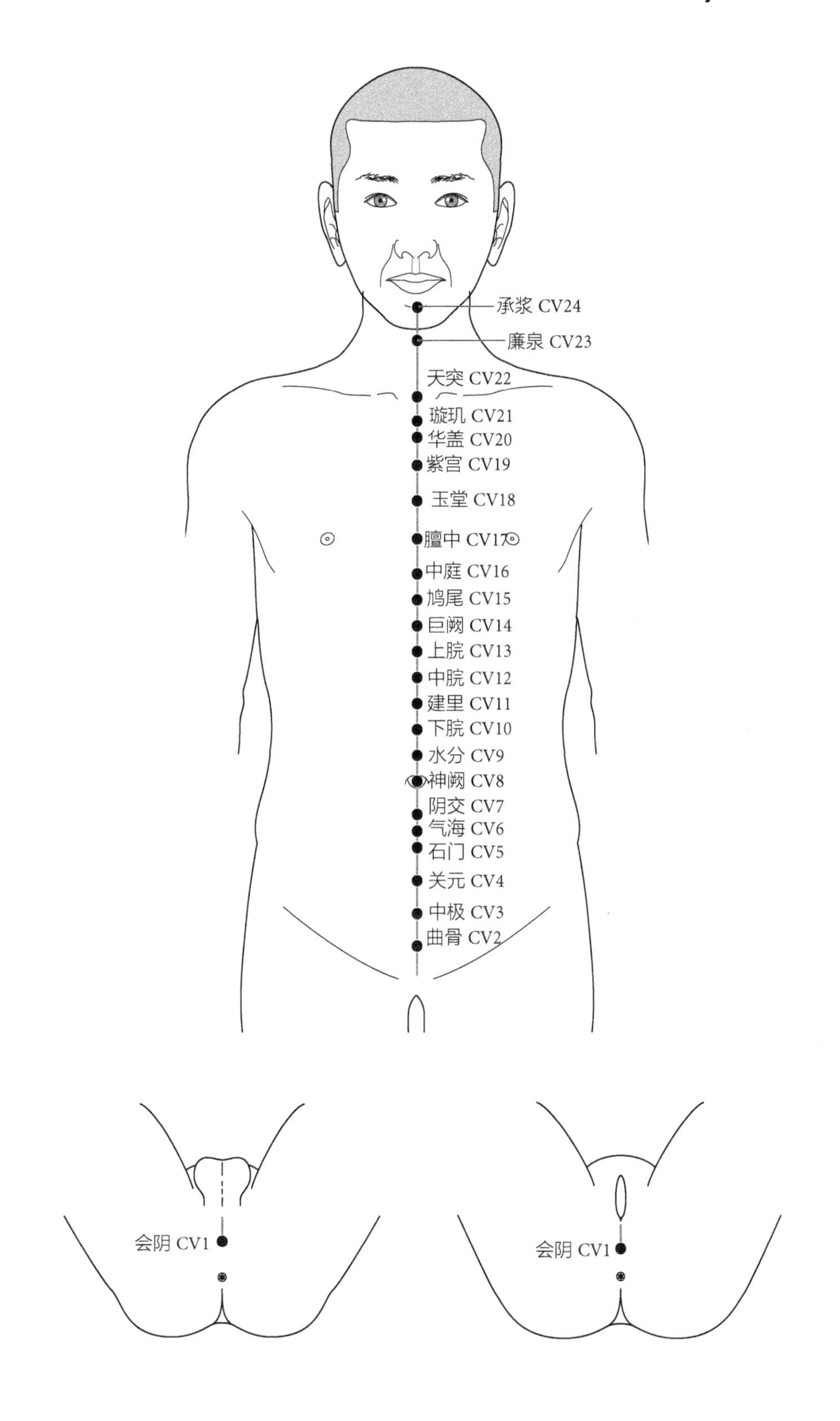

会阴 Huìyīn（CV1）

在会阴区，男性当阴囊根部与肛门连线的中点，女性当大阴唇后联合与肛门连线的中点。

注：胸膝位或侧卧位，在前后二阴中间。

Dans la région périnéale, au point médian de la ligne reliant l'anus et le rebord postérieur du scrotum chez l'homme ou la commissure postérieure des grandes lèvres chez la femme.

Note : CV1 se trouve à mi-chemin entre l'anus et l'organe génital, lorsque le sujet est en décubitus latéral ou dans une position genu-pectorale.

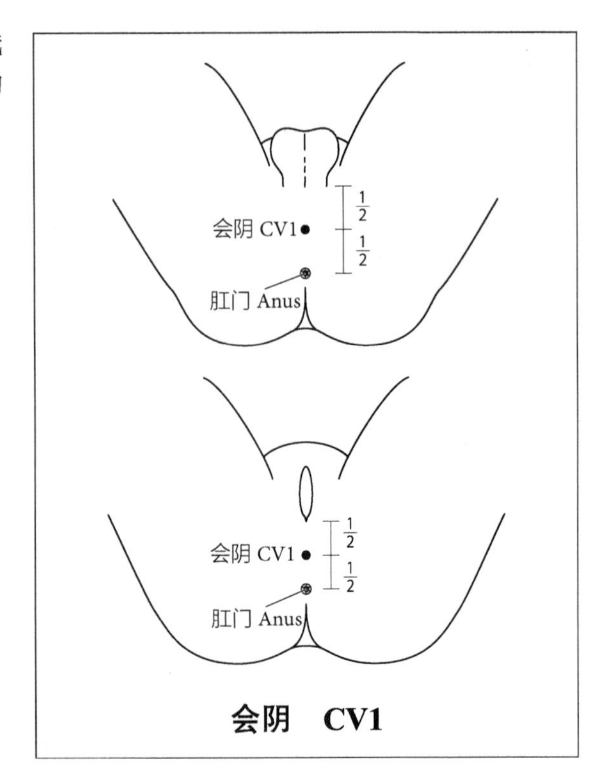

会阴 CV1

曲骨 Qūgǔ（CV2）

在下腹部，耻骨联合上缘，前正中线上。

Dans l'abdomen inférieur, supérieur à la symphyse pubienne, sur la ligne médiane antérieure.

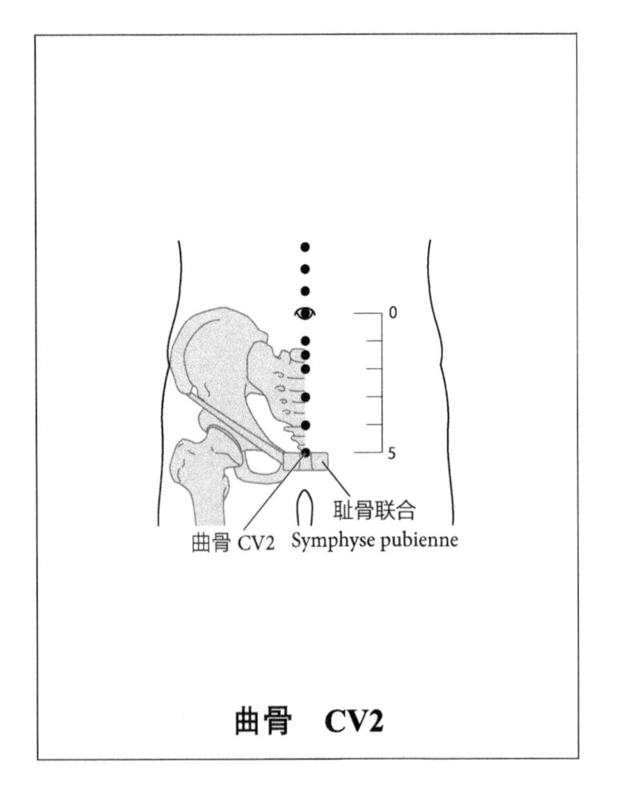

曲骨 CV2

中极 Zhōngjí（CV3）

在下腹部，脐中下 4 寸，前正中线上。

Dans l'abdomen inférieur, inférieur au centre de l'ombilic de 4 B-cun, sur la ligne médiane antérieure.

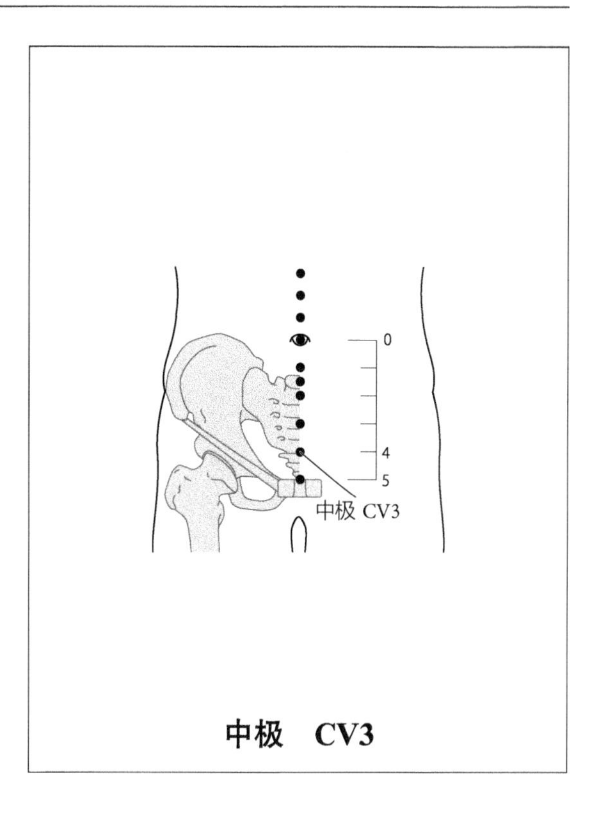

中极 CV3

关元 Guānyuán（CV4）

在下腹部，脐中下 3 寸，前正中线上。

Dans l'abdomen inférieur, inférieur au centre de l'ombilic de 3 B-cun, sur la ligne médiane antérieure.

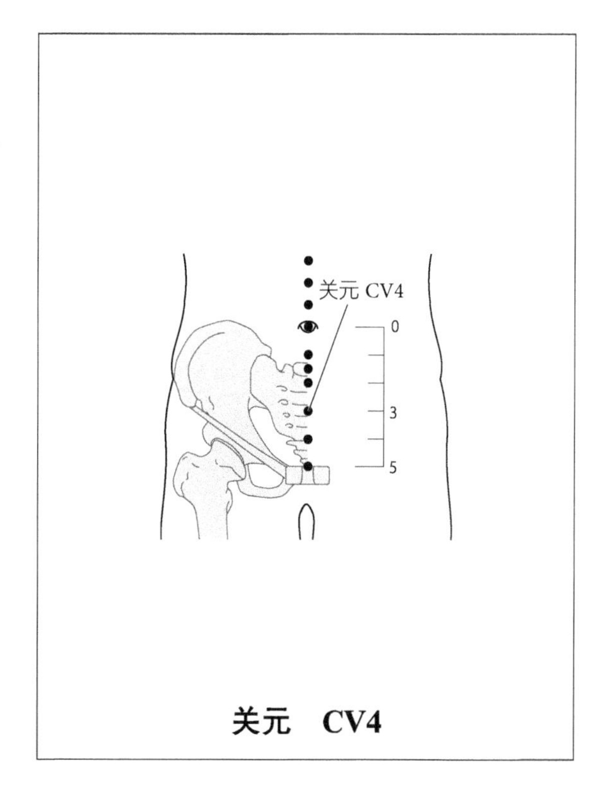

关元 CV4

石门 Shímén（CV5）

在下腹部，脐中下 2 寸，前正中线上。

Dans l'abdomen inférieur, inférieur au centre de l'ombilic de 2 B-cun, sur la ligne médiane antérieure.

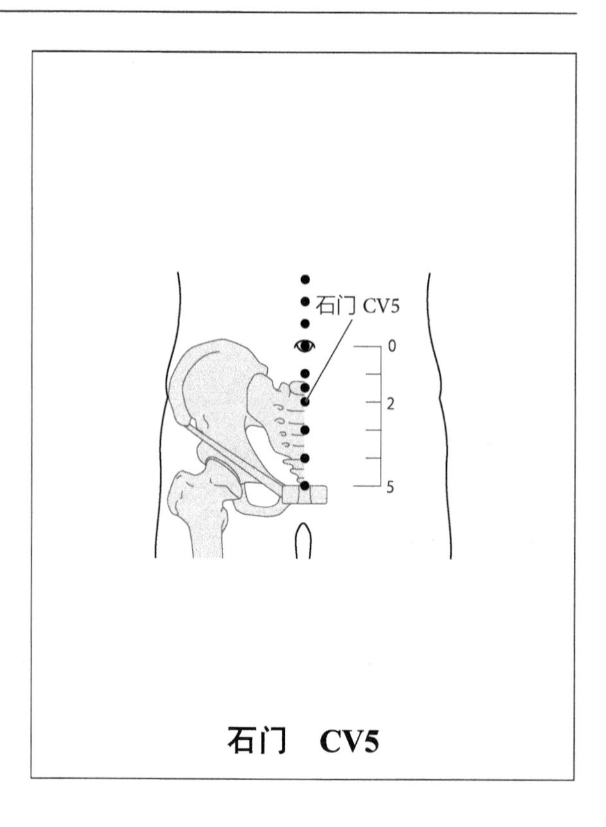

石门 CV5

气海 Qìhǎi（CV6）

在下腹部，脐中下 1.5 寸，前正中线上。

Dans l'abdomen inférieur, inférieur au centre de l'ombilic de 1,5 B-cun, sur la ligne médiane antérieure.

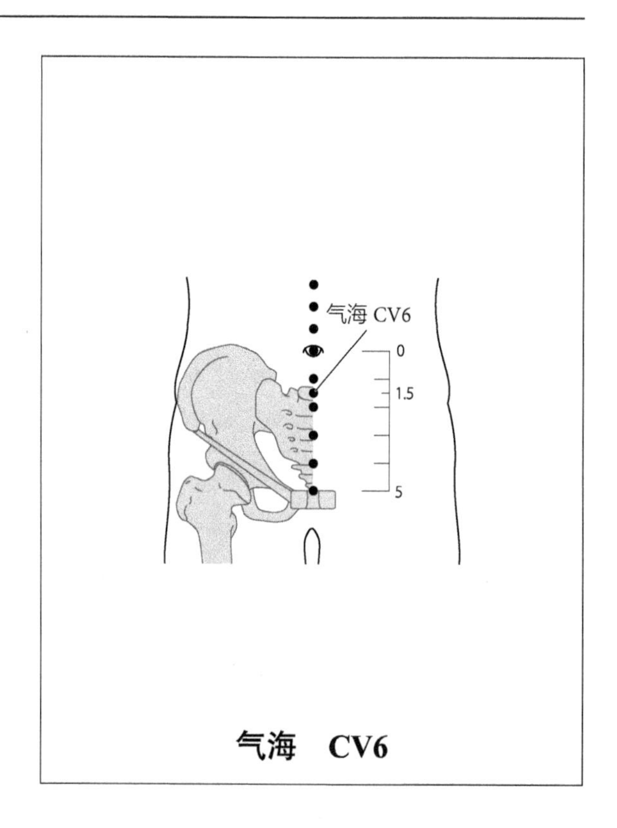

气海 CV6

阴交 Yīnjiāo（CV7）

在下腹部，脐中下 1 寸，前正中线上。

Dans l'abdomen inférieur, inférieur au centre de l'ombilic de 1 B-cun, sur la ligne médiane antérieure.

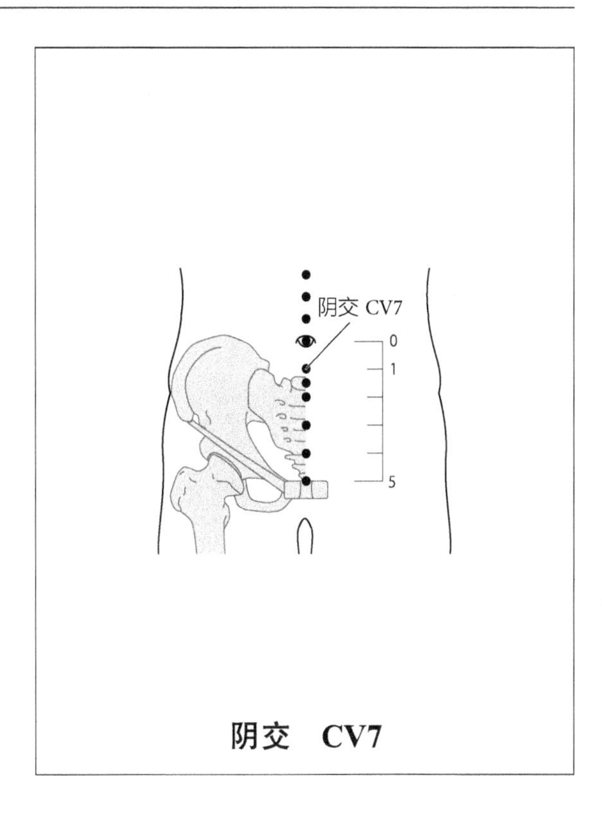

阴交 CV7

神阙 Shénquè（CV8）

在上腹部，脐中央。

Dans l'abdomen supérieur, au centre de l'ombilic.

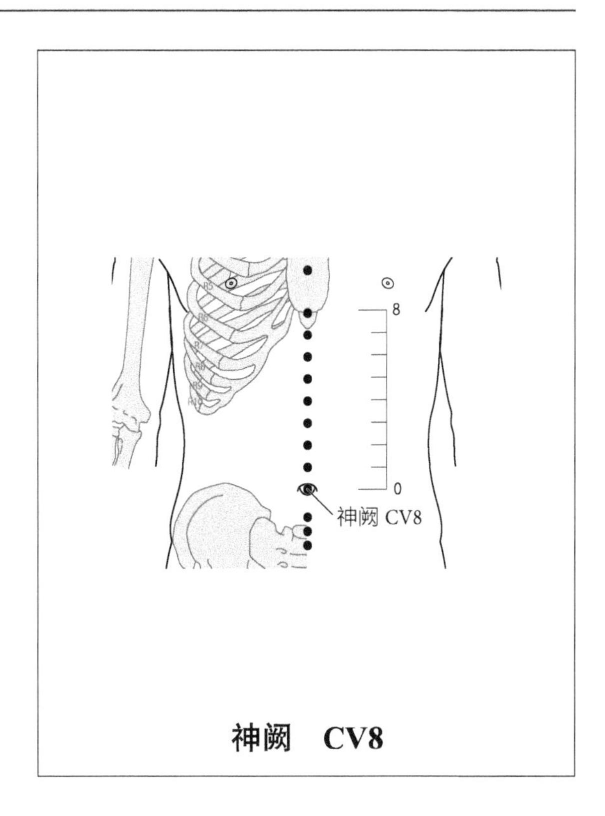

神阙 CV8

水分 Shuǐfēn（CV9）

在上腹部，脐中上1寸，前正中线上。

Dans l'abdomen supérieur, supérieur au centre de l'ombilic de 1 B-cun, sur la ligne médiane antérieure.

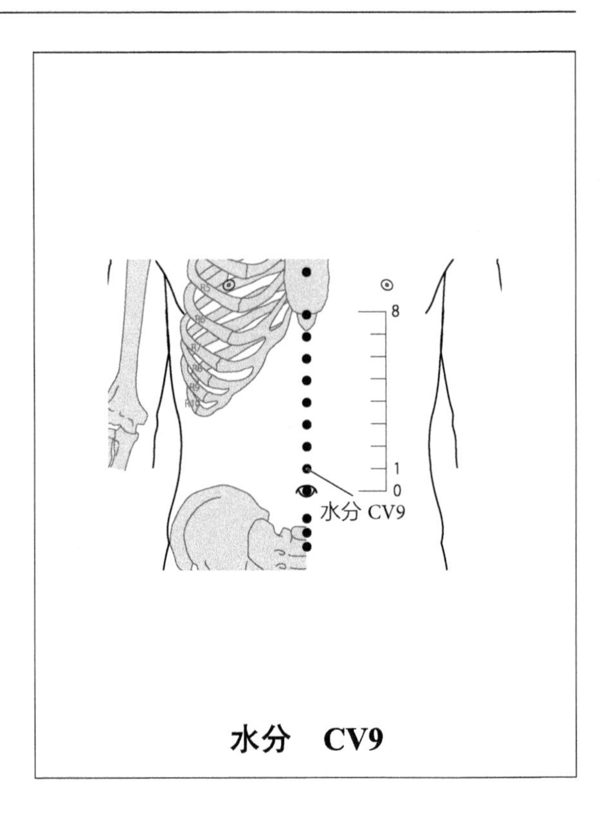

水分 CV9

下脘 Xiàwǎn（CV10）

在上腹部，脐中上2寸，前正中线上。

Dans l'abdomen supérieur, supérieur au centre de l'ombilic de 2 B-cun, sur la ligne médiane antérieure.

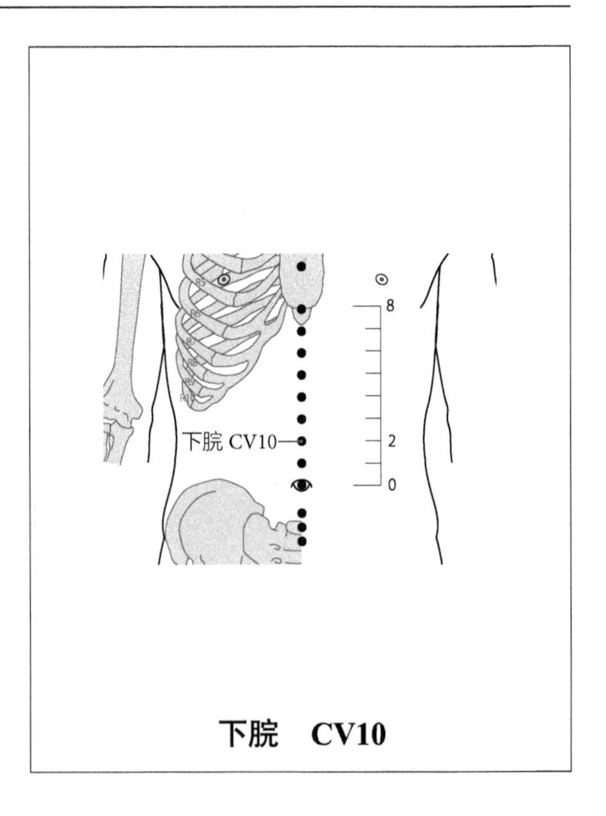

下脘 CV10

建里 Jiànlǐ（CV11）

在上腹部，脐中上 3 寸，前正中线上。

Dans l'abdomen supérieur, supérieur au centre de l'ombilic de 3 B-cun, sur la ligne médiane antérieure.

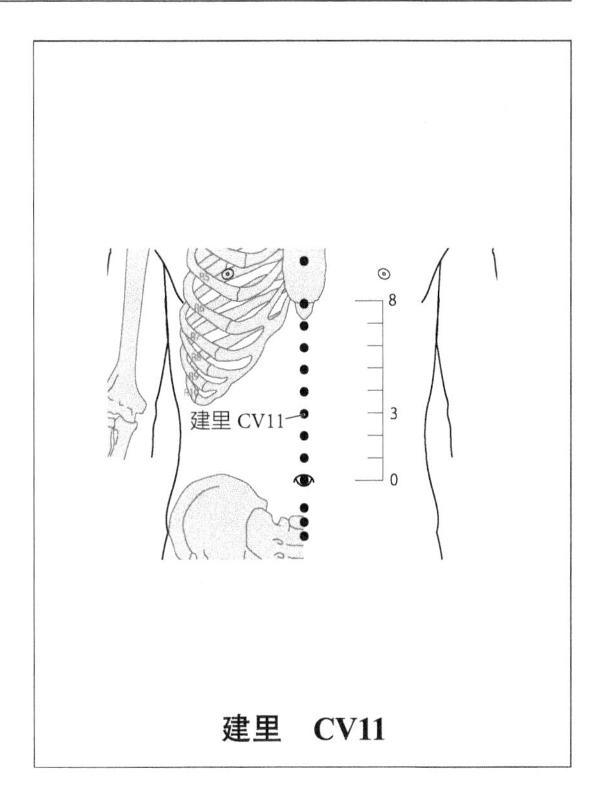

建里 CV11

中脘 Zhōngwǎn（CV12）

在上腹部，脐中上 4 寸，前正中线上。
注：剑胸结合与脐中连线的中点处。

Dans l'abdomen supérieur, supérieur au centre de l'ombilic de 4 B-cun, sur la ligne médiane antérieure.

Note : CV12 se trouve au point médian de la ligne reliant la jonction xipho-sternale et le centre de l'ombilic.

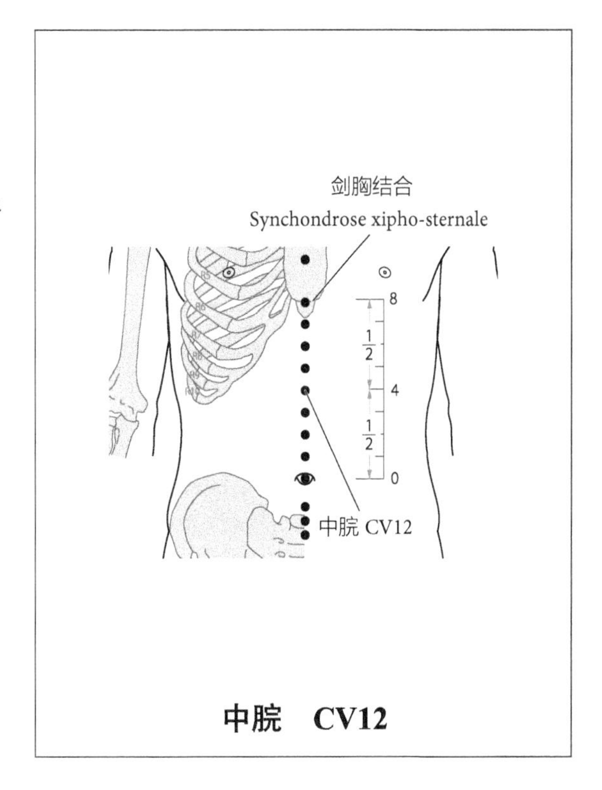

中脘 CV12

上脘 Shàngwǎn（CV13）

在上腹部，脐中上 5 寸，前正中线上。

Dans l'abdomen supérieur, supérieur au centre de l'ombilic de 5 B-cun, sur la ligne médiane antérieure.

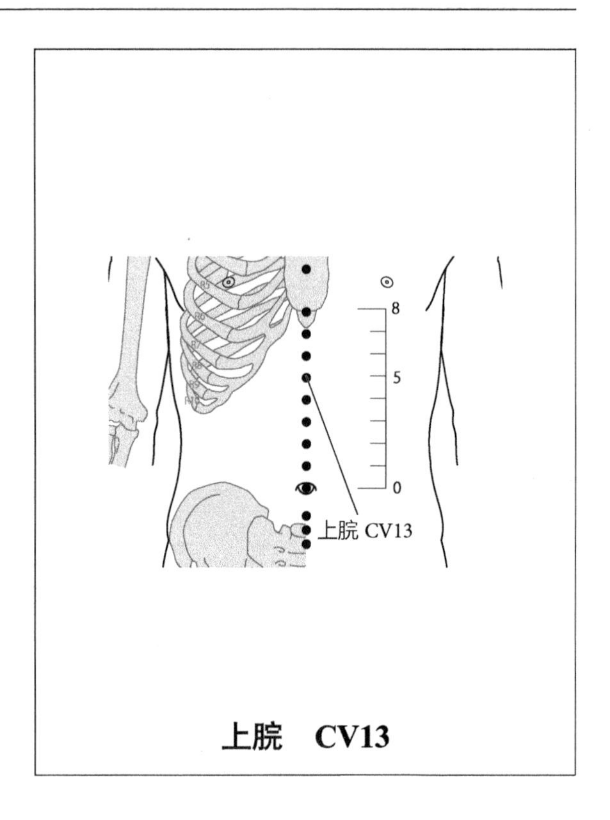

上脘 CV13

巨阙 Jùquè（CV14）

在上腹部，脐中上 6 寸，前正中线上。

Dans l'abdomen supérieur, supérieur au centre de l'ombilic de 6 B-cun, sur la ligne médiane antérieure.

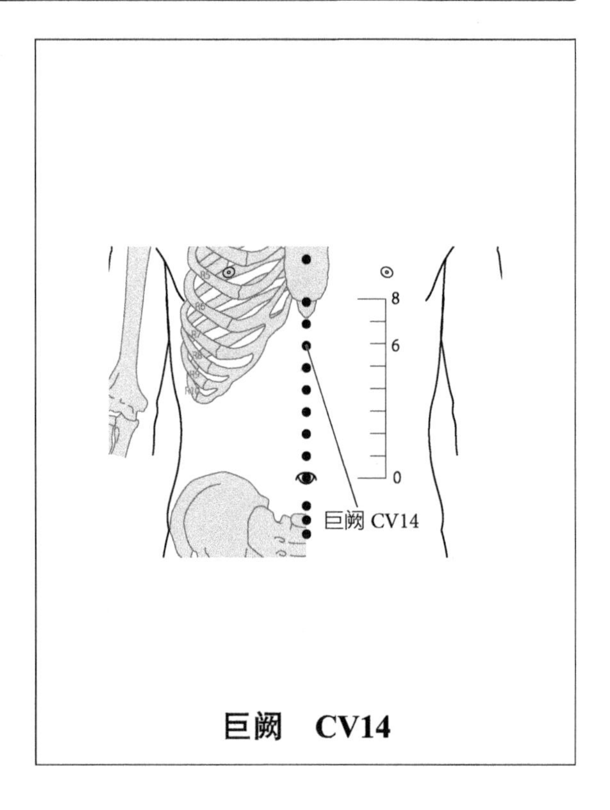

巨阙 CV14

鸠尾 Jiūwěi（CV15）

在上腹部，剑胸结合下 1 寸，前正中线上。

Dans l'abdomen supérieur, inférieur à la jonction xipho-sternale de 1 B-cun, sur la ligne médiane antérieure.

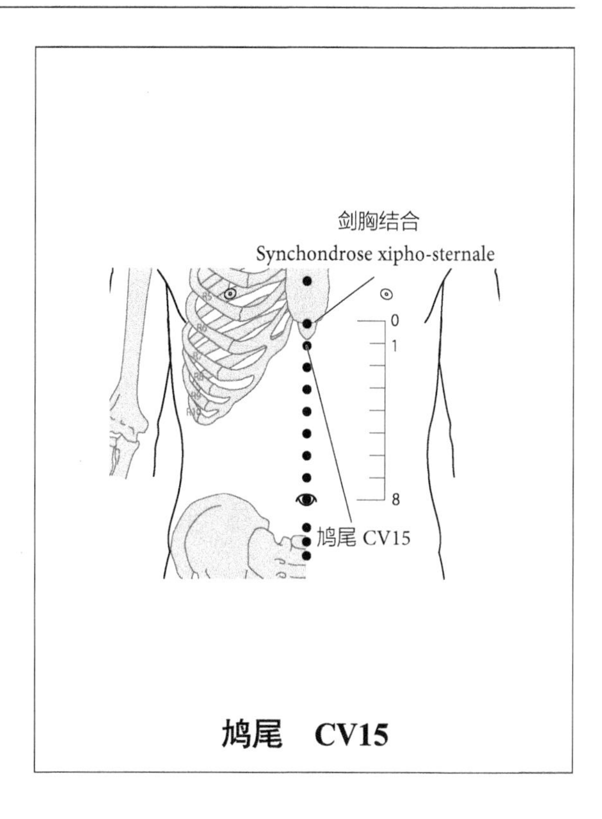

鸠尾 CV15

中庭 Zhōngtíng（CV16）

在前胸部，剑胸结合中点处，前正中线上。

Dans la région thoracique antérieure, au milieu de la jonction xipho-sternale, sur la ligne médiane antérieure.

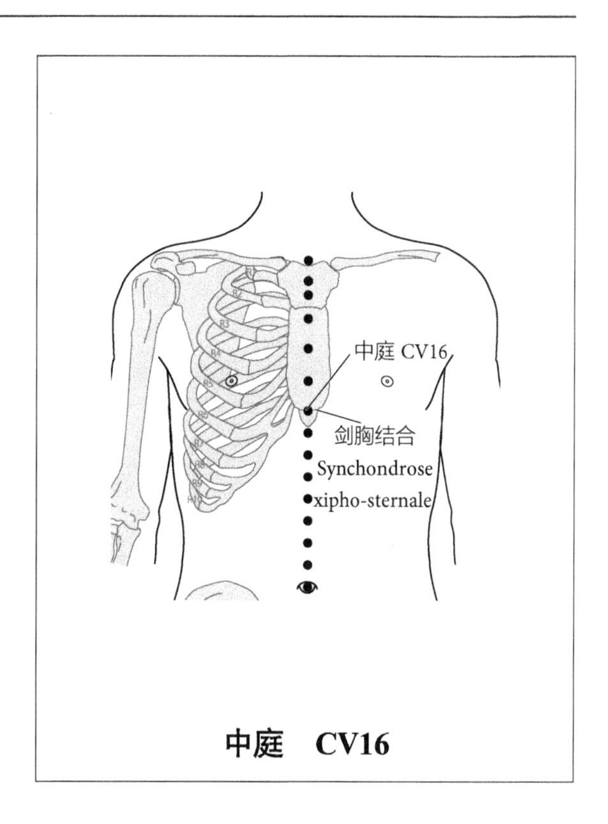

中庭 CV16

膻中 Dànzhōng（CV17）

在前胸部，横平第4肋间隙，前正中线上。

Dans la région thoracique antérieure, au même niveau que le quatrième espace intercostal, sur la ligne médiane antérieure.

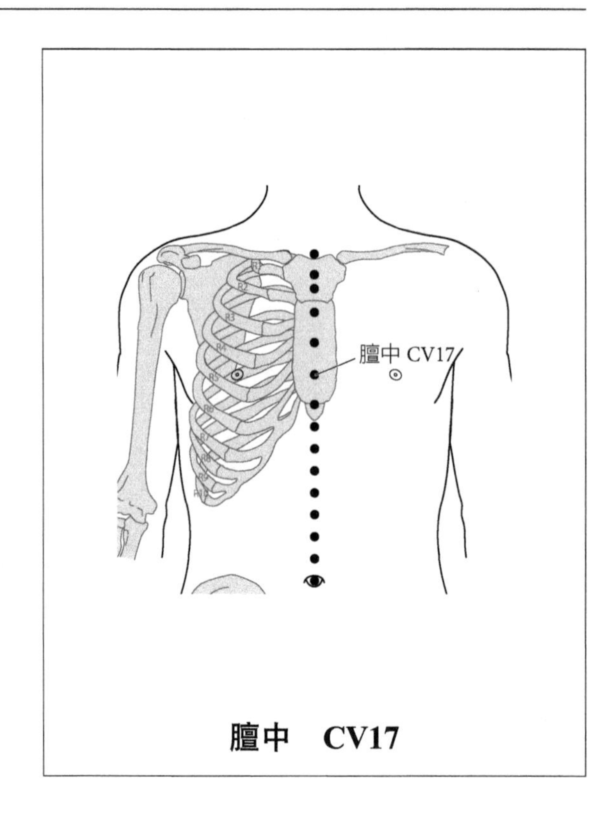

膻中 CV17

玉堂 Yùtáng（CV18）

在前胸部，横平第3肋间隙，前正中线上。

Dans la région thoracique antérieure, au même niveau que le troisième espace intercostal, sur la ligne médiane antérieure.

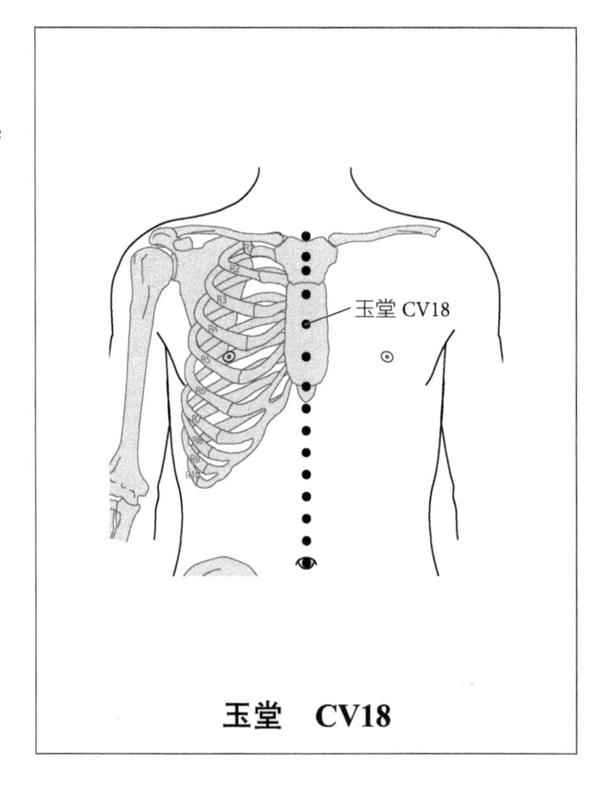

玉堂 CV18

紫宫 Zǐgōng（CV19）

在前胸部，横平第 2 肋间隙，前正中线上。

Dans la région thoracique antérieure, au même niveau que le seconde espace intercostal, sur la ligne médiane antérieure.

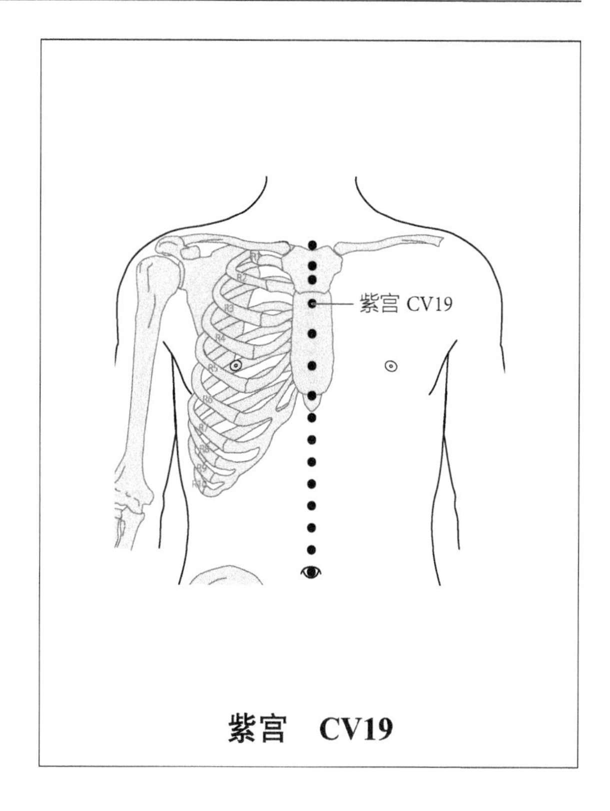

紫宫 CV19

华盖 Huágài（CV20）

在前胸部，横平第 1 肋间隙，前正中线上。

Dans la région thoracique antérieure, au même niveau que le premier espace intercostal, sur la ligne médiane antérieure.

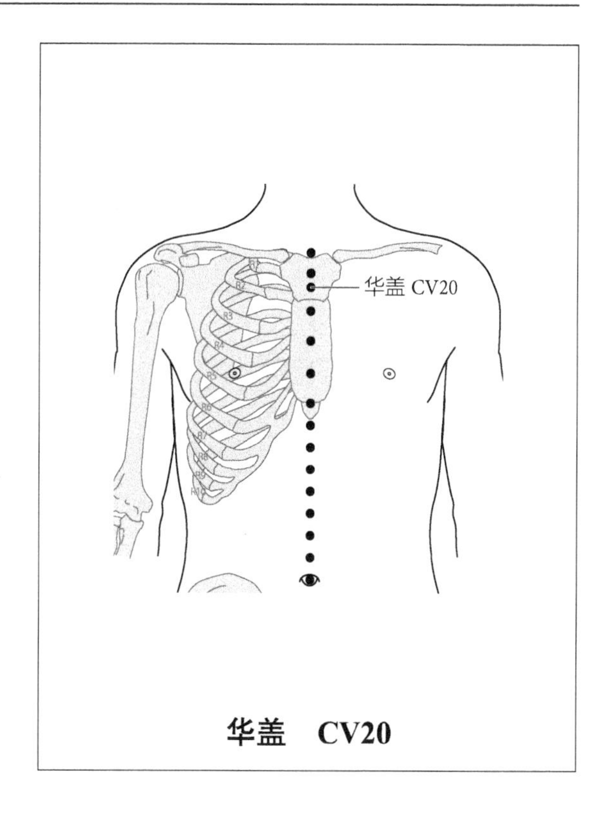

华盖 CV20

璇玑 Xuánjī（CV21）

在前胸部，胸骨上窝下 1 寸，前正中线上。

注：前正中线上，天突（CV22）下 1 寸。

Dans la région thoracique antérieure, inférieur à la fosse suprasternale de 1 B-cun, sur la ligne médiane antérieure.

Note : CV21 est inférieur à CV22 de 1 B-cun.

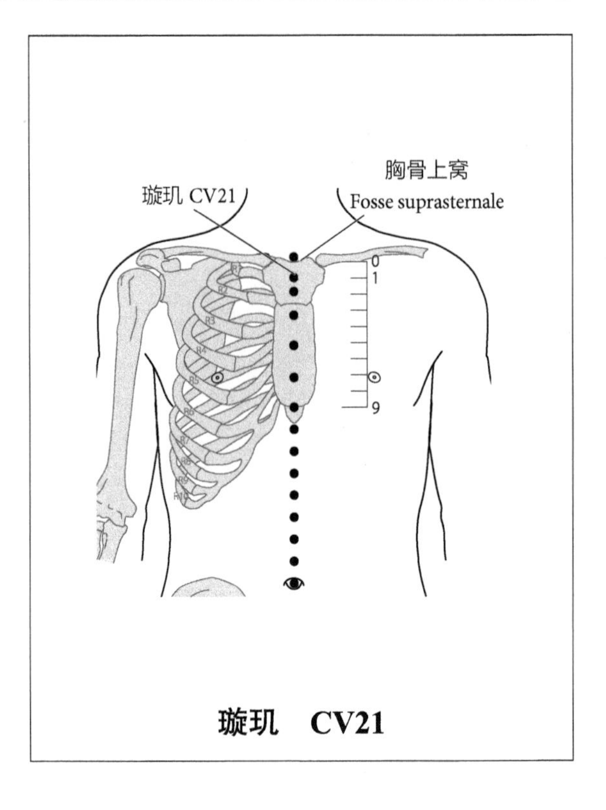

璇玑 CV21

天突 Tiāntū（CV22）

在颈前部，胸骨上窝中央，前正中线上。

注：两锁骨内侧端中间凹陷中。

Dans la région antérieure du cou, dans le centre de la fosse suprasternale, sur la ligne médiane antérieure.

Note : CV22 se trouve dans la dépression à mi-chemin entre les deux extrémités médiales de chaque clavicule.

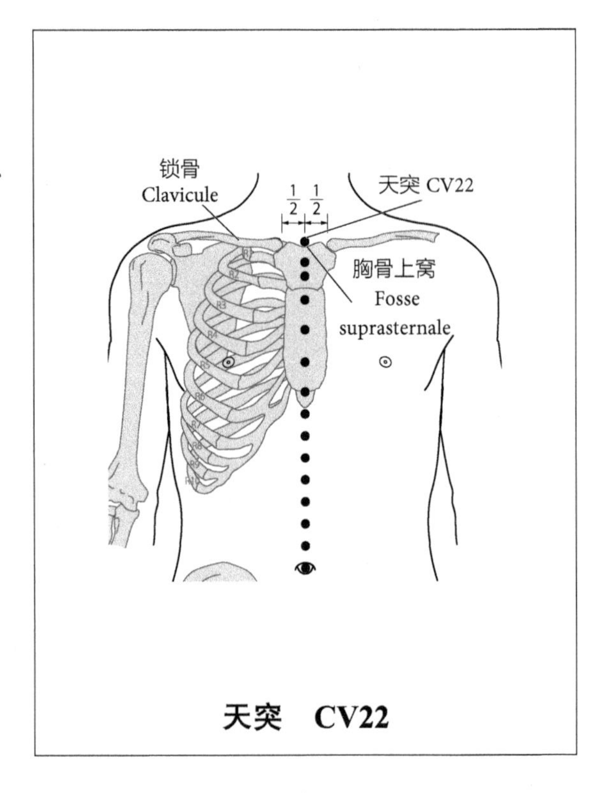

天突 CV22

廉泉 Liánquán（CV23）

在颈前部，甲状软骨上缘上方，舌骨上缘凹陷中，前正中线上。

注：稍仰头，在下颌骨与甲状软骨之间，可触及舌骨结节。

Dans la région antérieure du cou, supérieur au rebord supérieur du cartilage thyroïde, dans la dépression supérieure à l'os hyoïdien, sur la ligne médiane antérieure.

Note : lorsque la tête est en extension légère, le tubercule hyoïdien peut être palpé entre la mandibule et le cartilage thyroïde.

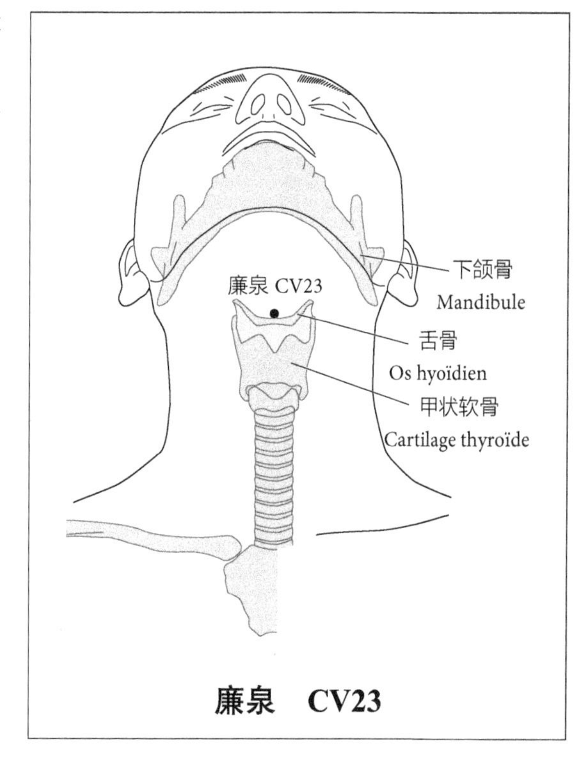

廉泉 CV23

承浆 Chéngjiāng（CV24）

在面部，颏唇沟的正中凹陷中。

Sur le visage, dans la dépression au centre du sillon mentolabial.

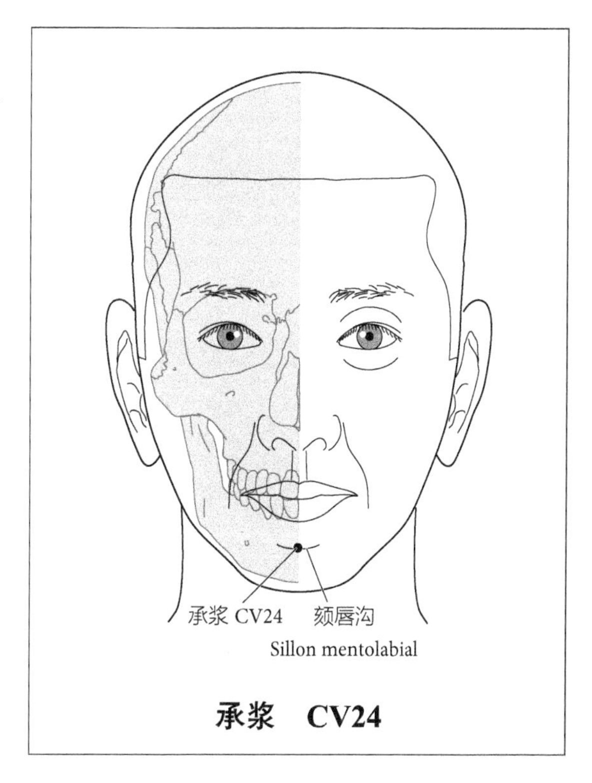

承浆 CV24

参考文献

Références

1. World Health Organization Regional Office for the Western Pacific，Standard Acupuncture Nomenclature，WPRO，Manila，Philippines，1991

2. World Health Organization Regional Office for the Western Pacific，Standard Acupuncture Nomenclature，2nd edition，WPRO，Manila，Philippines，1993

3. World Health Organization Regional Office for the Western Pacific，WHO International Standard Terminologies on Traditional Medicine in the Western Pacific Region，WPRO，Manila，Philippines，2007

4. 作者未详．黄帝内经灵枢．北京：人民卫生出版社影印，1956

5. 皇甫谧．针灸甲乙经．北京：华夏出版社，1996

6. 王怀隐等．太平圣惠方．北京：人民卫生出版社影印，1958

7. 王惟一．铜人腧穴针灸图经．北京：华夏出版社，1996

8. 作者未详．循经考穴编．上海：群联出版社影印，1955

9. 中华人民共和国国家标准．经穴部位（GB 12346-90）．北京：标准出版社，1990

10. The National Standard of the People's Republic of China，Locations of Points，Standards Press of China，Beijing，1990

11. State Standard of the People's Republic of China，THE LOCATION OF POINTS，Foreign Languages Press，Beijing，1990

12. 国家中医药管理局．经穴部位文献与解剖——中华人民共和国国家标准经穴部位的编制说明．北京：中国中医药出版社，1990

13. 中国解剖学会体质调查委员会．中国人解剖学数值．北京：人民卫生出版社，2002

14. 王德深．中国针灸穴位通鉴．青岛：青岛出版社，2004

15.（第 1 次）日本経穴委員会，標準経穴学，医歯薬出版社，東京，1989

16. 松元四郎平，孔穴類聚，績文堂，東京，1927（1998 年復刻）

17. 駒井一雄，経絡経穴学，績文堂，東京，1939（1976 年復刻）

18. 本間祥白，図解鍼灸実用経穴学，医道の日本社，横須賀，1955（1983 年復刻）

19. 山下詢，臨床経絡経穴図解，医歯薬出版社，東京，1972

20. 竹之内診佐夫 濱添圀弘，鍼灸医学，南山堂，東京，1977（2003 年復刻）

21. 森秀太郎，解剖経穴図，医道の日本社，横須賀，1984

22. 形井秀一編，山下詢著，テーアトテス取穴法，医歯薬出版社，東京，2000

23. 崔容泰 李秀鎬，精解鍼灸學，杏林书院，서울，1974

24. 崔容泰 外，鍼灸學（上），集文堂，서울，1988

25. 安榮基，鍼灸學叢書，成輔社，서울，1991

26. 全國韓醫科大學 经穴學教室，圖解经穴學，正文閣，서울，2003

27. Deadman P，Baker K，Al-khafaji M，A Manual of Acupuncture，Journal of Chinese Medicine Publication，California，1998

28. Drake RL，Vogl W，Mitchell AWM，Gray's Anatomy for Students，Elsevier Churchill Livingstone，2005

29. Federative Committee on Anatomical Terminology（FCAT），International Anatomical Terminology，George Thieme Verlag，1998

30. Hecker HU et al，Color Atlas of Acupuncture，Thieme，Stuttgart，2001

31. Lotan A，Acupoint Location Guide，Etsem，Misgav，2000

32. Lumley J，Surface Anatomy，3rd Edition，Elsevier Churchill Livingstone，2006

33. Tixa S，Atlas of Palpatory Anatomy of Limbs and Trunk，Icon Learning Systems，New Jersey，2003

附　　录
Annexes

附录 1

经穴定位国际标准制定第 1 次非正式会议
马尼拉，菲律宾，2003.10

临时（本次会议）顾问

中国：王雪苔教授
　　　黄龙祥教授
日本：黑须幸男博士
　　　矢野忠教授
韩国：姜成吉教授
　　　金容奭教授

观察员

日本：津谷喜一郎教授

负责官员

地区传统医学顾问：崔昇勳博士（世界卫生组织西太平洋地区办公室）
世界卫生组织南太平洋代表：陈恳博士（世界卫生组织西太平洋地区办公室）

议题：

- 确认制定 WHO/WPRO 经穴定位标准的意愿
- 讨论各国承担的任务
- 讨论古典文献
- 讨论标准单位
- 讨论经穴定位的表述方式

ANNEXE 1

PREMIÈRE CONSULTATION INFORMELLE SUR LE DÉVELOPPEMENT DU STANDARD INTERNATIONAL DES LOCALISATIONS DES POINTS D'ACUPUNCTURE, À MANILLE, PHILIPPINES, OCTOBRE 2003

CONSEILLERS TEMPORAIRES

CHINE	Prof. WANG Xuetai
	Prof. HUANG Longxiang
JAPON	Dr Yukio KUROSU
	Prof. Tadashi YANO
RÉPUBLIQUE DE CORÉE	Prof. KANG Sung-keel
	Prof. KIM Yong-suk

OBSERVATEURS

JAPON	Prof. Kiichiro TSUTANI

OFFICIERS RESPONSABLES

Dr CHOI Seung-hoon
Conseiller Régional en Médecine Traditionnelle
Bureau Régional du Paficique occidental de l'OMS
Dr CHEN Ken
Représentant de l'OMS dans le Pacifique sud
Bureau Régional du Paficique occidental de l'OMS

Délibération

- Confirmation de la volonté de développer un standard de l'OMS des localisations des points d'acupuncture
- Discussion à propos des efforts faits par chaque pays sur la standardisation des localisations des points d'acupuncture
- Discussion à propos des sources classiques
- Discussion à propos de la mesure standardisée
- Discussion à propos de la description des localisations des points standards

附录 2

经穴定位国际标准制定第 2 次非正式会议
北京，中国，2004.3

临时（本次会议）顾问

中国：王雪苔教授
李　鼎教授
黄龙祥教授
日本：形井秀一教授
小林健二博士
浦山久嗣博士
韩国：姜成吉教授
金容奭教授
李蕙娅教授

观察员

中国：晋志高教授
日本：筱原昭二教授

负责官员

地区传统医学顾问：崔昇勳博士（世界卫生组织西太平洋地区办公室）

议题：

- 确认经穴定位的原则和方法：
1. 体表解剖标志定位法
2. 骨度折量定位法
3. 经穴定位的表述方法

ANNEXE 2

SECONDE CONSULTATION INFORMELLE SUR LE DÉVELOPPEMENT DU STANDARD INTERNATIONAL SUR LES LOCALISATIONS DES POINTS D'ACUPUNCTURE, À PÉKIN, CHINE, MARS 2004

CONSEILLERS TEMPORAIRES

CHINE	Prof. WANG Xuetai
	Prof. LI Ding
	Prof. HUANG Longxiang
JAPON	Prof. Shuichi KATAI

	Dr Kenji KOBAYASHI
	Dr Hisatsuku URAYAMA
RÉPUBLIQUE DE CORÉE	Prof. KANG Sung-keel
	Prof. KIM Yong-suk
	Prof. LEE Hye-Jung

OBSERVATEURS

CHINE	Prof. JIN Zhigao
JAPON	Prof. Shoji SHINOHARA

OFFICIER RESPONSABLE

Dr CHOI Seung-hoon
Conseiller Régional en Médecine Traditionnelle
Bureau Régional du Paficique occidental de l'OMS

Délibération

- Confirmation des principes et méthodes pour la localisation des points d'acupuncture

1. Points de repère sur la surface corporelle pour la localisation des points d'acupuncture
2. Mesures proportionnelles
3. Méthodes de description des localisations des points standards

附录 3

经穴定位国际标准制定第 3 次非正式会议
京都，日本，2004.10

临时（本次会议）顾问

中国：王雪苔教授
黄龙祥教授
司徒稳女士
日本：形井秀一教授
小林健二博士
浦山久嗣博士
韩国：姜成吉教授
金容奭教授
李蕙炡教授
英国：魏迺杰教授

观察员

日本：筱原昭二教授
坂口俊二教授
河原保裕教授
韩国：任允卿教授

负责官员

地区传统医学顾问：崔昇勳博士（世界卫生组织西太平洋地区办公室）

议题：

- 确定 92 个定位有分歧腧穴
- 开始讨论 92 个定位有分歧腧穴的定位

ANNEXE 3

TROISIÈME CONSULTATION INFORMELLE SUR LE DÉVELOPPEMENT DU STANDARD INTERNATIONAL DES LOCALISATIONS DES POINTS D'ACUPUNCTURE, À KYOTO, JAPON, OCTOBRE 2004

CONSEILLERS TEMPORAIRES

CHINE	Prof. WANG Xuetai
	Prof. HUANG Longxiang
	Mme Wen SITU

JAPON	Prof. Shuichi KATAI
	Dr Kenji KOBAYASHI
	Dr Hisatsuku URAYAMA
RÉPUBLIQUE DE CORÉE	Prof. KANG Sung-keel
	Prof. KIM Yong-suk
	Prof. LEE Hye-Jung
ROYAUME-UNI	Prof. Nigel WISEMAN

OBSERVATEURS

JAPON	Prof. Shoji SHINOHARA
	Prof. Shunji SAKAGUCHI
	Prof. Yasuhiro KAWAHARA
RÉPUBLIQUE DE CORÉE	Prof. YIM Yun-kyoung

OFFICIER RESPONSABLE

Dr CHOI Seung-hoon
Conseiller Régional en Médecine Traditionnelle
Bureau Régional du Paficique occidental de l'OMS

Délibération

- Idenfication de 92 points d'acupuncture ayant une localisation différente parmi les États Membres
- Début de la révision des 92 points controversés

附录 4

经穴定位国际标准制定第 1 次特别工作组会议
北京，中国，2005.2

临时（本次会议）顾问

中国：黄龙祥教授
日本：形井秀一教授
韩国：金容奭教授

观察员

中国：王雪苔教授
晋志高教授

负责官员

地区传统医学顾问：崔昇勳博士（世界卫生组织西太平洋地区办公室）

议题：

- 复审京都会议确定的 269 个腧穴中 12 个有分歧的腧穴
- 确定了 92 个有分歧腧穴中 80 个腧穴的定位
- 复审了京都会议忽略的 18 个腧穴
- 复审了 8 个有分歧的腧穴

ANNEXE 4

PREMIÈRE RÉUNION DU GROUPE DE TRAVAIL SUR LE DÉVELOPPEMENT DU STANDARD INTERNATIONAL DES LOCALISATIONS DES POINTS D'ACUPUNCTURE, À PÉKIN, CHINE, FÉVRIER 2005

CONSEILLERS TEMPORAIRES

CHINE	Prof. HUANG Longxiang
JAPON	Prof. Shuichi KATAI
RÉPUBLIQUE DE CORÉE	Prof. KIM Yong-suk

OBSERVATEURS

CHINE	Prof. WANG Xuetai
	Prof. JIN Zhigao

OFFICIER RESPONSABLE

Dr CHOI Seung-hoon

Conseiller Régional en Médecine Traditionnelle
Bureau Régional du Paficique occidental de l'OMS

Délibération

- Révision de 12 points controversés parmi 269 points non controversés affirmés dans la rencontre de Kyoto
- Confirmation de 80 points des 92 points controversés examinés précédemment
- Révision de 18 points omis lors de la rencontre de Kyoto
- Révision de 8 points controversés restants

附录 5

经穴定位国际标准制定第 4 次非正式会议
大田，韩国，2005.4

临时（本次会议）顾问

中国：王雪苔教授
黄龙祥教授
晋志高教授
吴中朝教授
日本：形井秀一教授
小林健二博士
筱原昭二教授
浦山久嗣博士
韩国：姜成吉教授
金容奭教授
李蕙娫教授
具成泰博士

观察员

中国：谭源生博士
日本：坂口俊二教授
河原保裕教授
齐藤宗则博士
香取俊光先生
韩国：任允卿教授
朴喜俊教授
李尚勋教授
宋浩分教授

负责官员

地区传统医学顾问：崔昇勳博士（世界卫生组织西太平洋地区办公室）

议题：

- 复审了剩余有分歧经穴定位，其中 24 个由中国专家提出
- 讨论了图、文本和模型

ANNEXE 5

QUATRIÈME CONSULTATION INFORMELLE SUR LE DÉVELOPPEMENT DU STANDARD

INTERNATIONAL DES LOCALISATIONS DES POINTS D'ACUPUNCTURE, À DAEJON, RÉPUBLIQUE DE CORÉE, AVRIL 2005

CONSEILLERS TEMPORAIRES

CHINE	Prof. WANG Xuetai
	Prof. HUANG Longxiang
	Prof. JIN Zhigao
	Prof. WU Zhongchao
JAPON	Prof. Shuichi KATAI
	Dr Kenji KOBAYASHI
	Prof. Shoji SHINOHARA
	Dr Hisatsuku URAYAMA
RÉPUBLIQUE DE CORÉE	Prof. KANG Sung-keel
	Prof. KIM Yong-suk
	Prof. LEE Hye-Jung
	Dr KOO Sung-tae

OBSERVATEURS

CHINE	Dr TAN Yuansheng
JAPON	Prof. Yasuhiro KAWAHARA
	Prof. Shunji SAKAGUCHI
	Dr Munenori SAITOH
	M. Toshimitsu KATORI
RÉPUBLIQUE DE CORÉE	Prof. YIM Yun-kyoung
	Prof. PARK Hi-joon
	Prof. LEE Sang-Noon
	Prof. SONG Ho-sub

OFFICIER RESPONSABLE

Dr CHOI Seung-hoon
Conseiller Régional en Médecine Traditionnelle
Bureau Régional du Paficique occidental de l'OMS

Délibération

- Révision des points controversés restants, dont 24 suggérés par les experts chinois
- Discussion à propos des images, textes et modèles

附录 6

经穴定位国际标准制定第 2 次特别工作组会议
北京，中国，2005.8

临时（本次会议）顾问

中国：黄龙祥教授
日本：形井秀一教授
韩国：金容奭教授

观察员

中国：王雪苔教授

负责官员

地区传统医学顾问：崔昇勳博士 （世界卫生组织西太平洋地区办公室）

议题：

- 讨论了 269 个无分歧腧穴的表述方式

ANNEXE 6

SECONDE RÉUNION DU GROUPE DE TRAVAIL SUR LE DÉVELOPPEMENT DU STANDARD INTERNATIONAL DES LOCALISATIONS DES POINTS D'ACUPUNCTURE, À PÉKIN, CHINE, AOÛT 2005

CONSEILLERS TEMPORAIRES

CHINE	Prof. HUANG Longxiang
JAPON	Prof. Shuichi KATAI
RÉPUBLIQUE DE CORÉE	Prof. KIM Yong-suk

OBSERVATEUR

CHINE	Prof. WANG Xuetai

OFFICIER RESPONSABLE

Dr CHOI Seung-hoon
Conseiller Régional en Médecine Traditionnelle
Bureau Régional du Paficique occidental de l'OMS

Délibération

- Révision de l'expression de 269 points non controversés

附录 7

经穴定位国际标准制定第 5 次非正式会议
大阪，日本，2005.9

临时（本次会议）顾问

中国：王雪苔教授
黄龙祥教授
吴中朝教授
日本：形井秀一教授
筱原昭二教授
浦山久嗣博士
韩国：姜成吉教授
金容奭教授
具成泰博士

观察员

中国：谭源生博士
日本：小林健二博士
河原保裕教授
坂口俊二教授
齐藤宗则博士
金圣俊博士

负责官员

地区传统医学顾问：崔昇勳博士 （世界卫生组织西太平洋地区办公室）

议题：

- 确定了无分歧腧穴的表述方式
- 确定已复审的有分歧的腧穴
- 复审和确认 33 个尚未解决的有分歧腧穴
- 讨论图、文本和模型
- 讨论英文翻译原则
- 确定 2006 年地区会议的时间和地点
- 讨论成立国际经穴定位学会及其组织机构、目的及活动内容

ANNEXE 7

CINQUIÈME CONSULTATION INFORMELLE SUR LE DÉVELOPPEMENT DU STANDARD INTERNATIONAL DES LOCALISATIONS DES POINTS D'ACUPUNCTURE,

À OSAKA, JAPON, SEPTEMBRE 2005

CONSEILLERS TEMPORAIRES

CHINE	Prof. WANG Xuetai
	Prof. HUANG Longxiang
	Prof. WU Zhongchao
JAPON	Prof. Shuichi KATAI
	Prof. Shoji SHINOHARA
	Dr Hisatsuku URAYAMA
RÉPUBLIQUE DE CORÉE	Prof. KANG Sung-keel
	Prof. KIM Yong-suk
	Dr KOO Sung-tae

OBSERVATEURS

CHINE	Dr TAN Yuansheng
JAPON	Dr Kenji KOBAYASHI
	Prof. Yasuhiro KAWAHARA
	Prof. Shunji SAKAGUCHI
	Dr Munenori SAITOH
	Dr KIM Seong-joon

OFFICIER RESPONSABLE

Dr CHOI Seung-hoon
Conseiller Régional en Médecine Traditionnelle
Bureau Régional du Paficique occidental de l'OMS

Délibération

- Confirmation de l'expression des points non controversés
- Confirmation des points controversés déjà révisés
- Révision et confirmation de 33 points controversés en suspens
- Discussion à propos des images, textes et modèles
- Discussion à propos des principes de la traduction en langue anglaise
- Décision du lieu et de la date de la Réunion Régionale de 2006
- Discussion à propos de la fondation de la Société Internationale pour la Localisation des Points d'Acupuncture ainsi que sa structure d'organisation, son but et ses activités

附录 8

经穴定位国际标准制定第 6 次非正式会议
东京，日本，2006.3

临时（本次会议）顾问

中国：王雪苔教授
黄龙祥教授
赵京生教授
日本：形井秀一教授
筱原昭二教授
浦山久嗣博士
韩国：姜成吉教授
金容奭教授
具成泰博士

观察员

中国：吴中朝博士
日本：小林健二博士
河原保裕教授
坂口俊二教授
齐藤宗则博士

负责官员

地区传统医学顾问：崔昇勳博士（世界卫生组织西太平洋地区办公室）

议题：

- 再次确认经穴定位的原则
- 最终确定已确认经穴定位的表述方式
- 复审和确定 16 个尚有分歧的经穴定位
- 确定英文翻译原则

ANNEXE 8

SIXIÈME CONSULTATION INFORMELLE SUR LE DÉVELOPPEMENT DU STANDARD INTERNATIONAL DES LOCALISATIONS DES POINTS D'ACUPUNCTURE, À TOKYO, JAPON, MARS 2006

CONSEILLERS TEMPORAIRES

CHINE Prof.WANG Xuetai

	Prof. HUANG Longxiang
	Prof. ZHAO Jingsheng
JAPON	Prof. Shuichi KATAI
	Prof. Shoji SHINOHARA
	Dr Hisatsuku URAYAMA
RÉPUBLIQUE DE CORÉE	Prof. KANG Sung-keel
	Prof. KIM Yong-suk
	Dr KOO Sung-tae

OBSERVATEURS

CHINE	Dr WU Zhongchao
JAPON	Dr Kenji KOBAYASHI
	Prof. Yasuhiro KAWAHARA
	Prof. Shunji SAKAGUCHI
	Dr Munenori SAITOH

OFFICIER RESPONSABLE

Dr CHOI Seung-hoon
Conseiller Régional en Médecine Traditionnelle
Bureau Régional du Paficique occidental de l'OMS

Délibération

- Reconfirmation des principes de localisation des points d'acupuncture
- Finalisation de l'expression des points d'acupuncture déjà confirmés
- Révision et finalisation de 16 points controversés en suspens
- Confirmation des principes de la traduction en langue anglaise

附录 9

经穴定位国际标准制定第 3 次特别工作组会议
大田，韩国，2006.6

临时（本次会议）顾问

中国：黄龙祥教授
谭源生博士
日本：形井秀一教授
筱原昭二教授
韩国：金容奭教授
具成泰博士

负责官员

地区传统医学顾问：崔昇勳博士 （世界卫生组织西太平洋地区办公室）

议题：

- 复审 2006 年地区会议的草案
- 商讨了地区会议的议程
- 复议图、文本和模型

ANNEXE 9

TROISIÈME RÉUNION DU GROUPE DE TRAVAIL SUR LE DÉVELOPPEMENT DU STANDARD INTERNATIONAL DES LOCALISATIONS DES POINTS D'ACUPUNCTURE, À DAEJEON, RÉPUBLIQUE DE CORÉE, JUIN 2006

CONSEILLERS TEMPORAIRES

CHINE	Prof. HUANG Longxiang
	Dr TAN Yuansheng
JAPON	Prof. Shuichi KATAI
	Prof. Shoji SHINOHARA
RÉPUBLIQUE DE CORÉE	Prof. KIM Yong-suk
	Dr KOO Sung-tae

OFFICIER RESPONSABLE

Dr CHOI Seung-hoon
Conseiller Régional en Médecine Traditionnelle
Bureau Régional du Paficique occidental de l'OMS

Délibération

- Révision du brouillon concernant la Réunion Régionale de 2006
- Discussion à propos de l'agenda de la Réunion Régionale
- Révision des images, textes et modèles

附录 10

经穴定位国际标准制定 WHO 西太平洋地区扩大会议
筑波，日本，2006.10-11

临时（本次会议）顾问

澳大利亚：约翰•麦克唐纳教授
中国：沈志祥教授
黄龙祥教授
吴中朝教授
赵京生教授
日本：形井秀一教授
筱原昭二教授
浦山久嗣博士
坂口俊二教授
蒙古：吉娜•塞丽娜博士
韩国：姜成吉教授
金容奭教授
具成泰博士
任允卿教授
新加坡：李达梁教授
英国：瓦尔•霍普伍德博士
美国：布伦达•高利亚诺教授
康金妮博士
越南：阮才秋教授
世界针灸学会联合会：胡卫国教授

观察员

日本：小林健二博士
河原保裕教授
齐藤宗则博士
香取俊光先生
美国：玛丽莲•艾伦女士

负责官员

地区传统医学顾问：崔昇勳博士（世界卫生组织西太平洋地区办公室）

议题：

- 复议了 6 个有分歧经穴定位
- 确定了 WHO 经穴定位标准提案

- 起草了标准中的注文，包括推荐方案

ANNEXE 10

RÉUNION SUR LE DÉVELOPPEMENT DU STANDARD DE L'OMS DES LOCALISATIONS DES POINTS D'ACUPUNCTURE, À TSUKUBA, JAPON, OCTOBRE/NOVEMBRE 2006

CONSEILLERS TEMPORAIRES

AUSTRALIE	Prof. John McDONALD
CHINE	Prof. SHEN Zhixiang
	Prof. HUANG Longxiang
	Prof. WU Zhongchao
	Prof. ZHAO Jingsheng
ÉTATS-UNIS D'AMÉRIQUE	Prof. Brenda GOLIANU
	Dr Jeannie KANG
JAPON	Prof. Shuichi KATAI
	Prof. Shoji SHINOHARA
	Dr Hisatsuku URAYAMA
	Prof. Shunji SAKAGUCHI
MONGOLIE	Dr Zina SEREENEN
RÉPUBLIQUE DE CORÉE	Prof. KANG Sung-keel
	Prof. KIM Yong-suk
	Dr KOO Sung-tae
	Prof. YIM Yun-kyoung
ROYAUME-UNI	Dr Val HOPWOOD
SINGAPOUR	Prof. Tat Leang LEE
VIETNAM	Prof. Tai Thu NGUYEN
WFAS	Prof. HU Weiguo

OBSERVATEURS

JAPON	Dr Kenji KOBAYASHI
	Prof. Yasuhiro KAWAHARA
	Dr Munenori SAITOH
	M. Toshimitsu KATORI
ÉTATS-UNIS D'AMÉRIQUE	Mme Marilyn ALLEN

OFFICIER RESPONSABLE

Dr CHOI Seung-hoon
Conseiller Régional en Médecine Traditionnelle

Bureau Régional du Paficique occidental de l'OMS

Délibération

- Révision de 6 points controversés restants
- Finalisation de la proposition du Standard de l'OMS des Localisations des Points d'Acupuncture
- Rédaction des commentaires du Standard, y compris les recommandations

附录 11

经穴定位 WHO 标准制定第 4 次特别工作组会议
马尼拉，菲律宾，2008.1

临时（本次会议）顾问

中国：黄龙祥教授
谭源生博士
日本：形井秀一教授
筱原昭二教授
韩国：任允卿教授
李承德教授

观察员

日本：坂口俊二教授

负责官员

地区传统医学顾问：崔昇勳博士（世界卫生组织西太平洋地区办公室）

议题：

- 确定了 WHO 经穴定位标准的插图

ANNEXE 11

QUATRIÈME RÉUNION DU GROUPE DE TRAVAIL SUR LE DÉVELOPPEMENT DU STANDARD DE L'OMS DES LOCALISATIONS DES POINTS D'ACUPUNCTURE, À MANILLE, PHILIPPINES, JANVIER 2008

CONSEILLERS TEMPORAIRES

CHINE	Prof. HUANG Longxiang
	Dr TAN Yuansheng
JAPON	Prof. Shuichi KATAI
	Prof. Shoji SHINOHARA
RÉPUBLIQUE DE CORÉE	Prof. YIM Yun-kyoung
	Prof. LEE Seung-deok

OBSERVATEURS

JAPON	Prof. Shunji SAKAGUCHI

OFFICIER RESPONSABLE

Dr CHOI Seung-hoon
Conseiller Régional en Médecine Traditionnelle
Bureau Régional du Paficique occidental de l'OMS

Délibération

- Finalisation des illustrations du Standard de l'OMS des Localisations des Points d'Acupuncture

本书由人民卫生出版社和国际传统医学文化与健康管理研究院（瑞士）合作出版

图书在版编目（CIP）数据

世界卫生组织标准针灸经穴定位．西太平洋地区：汉法对照／黄龙祥审订；胡卫国，胡骁维译．—北京：人民卫生出版社，2017

ISBN 978-7-117-25339-0

Ⅰ．①世…　Ⅱ．①黄…②胡…③胡…　Ⅲ．①针灸疗法-经络-汉、法②针灸疗法-穴位-汉、法　Ⅳ．① R224

中国版本图书馆 CIP 数据核字（2017）第 258214 号

世界卫生组织标准针灸经穴定位（西太平洋地区）
（汉法对照）

审　　订：黄龙祥
译　　者：胡卫国　胡骁维
出版发行：人民卫生出版社（中继线 010-59780011）
地　　址：中国北京市朝阳区潘家园南里 19 号
邮　　编：100021
网　　址：http://www.pmph.com
E - mail：pmph @ pmph.com
购书热线：010-59787592　010-59787584　010-65264830
印　　刷：北京虎彩文化传播有限公司
经　　销：新华书店
开　　本：787 × 1092　1/16　　印张：18
字　　数：472 千字
版　　次：2017 年 12 月第 1 版　2024 年 8 月第 1 版第 3 次印刷
标准书号：ISBN 978-7-117-25339-0/R・25340
定　　价：138.00 元
打击盗版举报电话：010-59787491　E-mail：WQ @ pmph.com
（凡属印装质量问题请与本社市场营销中心联系退换）